"说中医药文化"系列丛书

医药管理局专题委托项目

诗说
中医药文化

李良松　主编

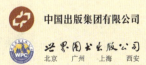

中国出版集团有限公司

世界图书出版公司
北京　广州　上海　西安

图书在版编目（CIP）数据

　　诗说中医药文化 / 李良松主编. -- 北京：世界图
书出版有限公司北京分公司，2024. 12. -- ISBN 978-7
-5232-1533-3

　　Ⅰ．R2-05

　中国国家版本馆 CIP 数据核字第 20246Y9K54 号

书　　　名　诗说中医药文化
　　　　　　SHI SHUO ZHONGYIYAO WENHUA

主　　　编　李良松
总 策 划　吴　迪
选题策划　吴兰平
责任编辑　梁沁宁
特约编辑　韩　捷　张玲玲

出版发行　世界图书出版有限公司北京分公司
地　　　址　北京市东城区朝内大街 137 号
邮　　　编　100010
电　　　话　010-64033507（总编室）　0431-80787855　13894825720（售后）
网　　　址　http://www.wpcbj.com.cn
邮　　　箱　wpcbjst@vip.163.com
销　　　售　新华书店及各大平台
印　　　刷　长春市印尚印务有限公司
开　　　本　787 mm×1092 mm　1/16
印　　　张　28.5
字　　　数　382 千字
版　　　次　2024 年 12 月第 1 版
印　　　次　2024 年 12 月第 1 次印刷
国际书号　ISBN 978-7-5232-1533-3
定　　　价　148.00 元

目录

1

上善若水弘大道

　　中医药学是中华文化的重要组成部分，是打开中华文明宝藏的钥匙。古往今来，中医药学为中华民族的繁衍昌盛作出了巨大贡献。当下，中医药文化的研究者们应当担负起时代责任和历史使命，正本清源，守正创新，厘清中医药文化的历史脉络，促进中医药事业的科学发展，推进中医药走向世界，为人类健康贡献中国力量。

　　作为中医药文化研究专家，李良松教授曾多次参加国家中医药文化项目的论证工作，对中医药文化的研究、传播与推广都有较为全面的了解。他承接了国家中医药管理局"中医药文化精神标识研究"特别委托项目，并在此基础上主持编写了"图说中医药文化"系列丛书，通过《图说中医药文化史》《诗说中医药文化》《典故里的中医药文化》三部著作，从不同视角来阐述中医药文化，史料翔实、文笔流畅、脉络清晰。同时该系列丛书引经据典、纵论古今、图文并茂，将博大精深的中医药文化历史长卷展现在世人面前，对中医药文化事业的传承与发展颇有助益。

　　事实上，中医药文化与中国传统文化有着密切的关系。一方面，中国传统文化是中医药文化传承几千年的思想基础，中医药文化在其理论与实践的各个方面，均大量吸收和借鉴了中国传统文化的内涵和内容，并渗透到藏象、治则、理法方药、临床各科疾病等各个领域。另一方面，中医药文化是中国传统文化的重要组成部分，在中国传统文化中占有极其重要的地位，并对中国传统文化的各个方面产生了重要影响。可以说，中医药文化与中国传统文化之间相互渗透、相互融合，大大丰富和发展了中国传统文化的内容和内涵。中医药文化在发展与传承过程中，受到了中华文明各个学派、流派的影响，最显著的特征主要体现在医与道、医与儒和医与易等多个层面上。

在医道相通方面，主要体现在中医药理与哲理相通。作为"道"学的中国哲学对中医药理论体系的建立和发展具有十分重要的影响。中医药是以中国古代哲学"形而上之道"指导临床"形而下之术"的，即所谓"医乃道之绪余"。代表中医药理论形成的《黄帝内经》，其基本思想即以"道"为主。一者认为道即宇宙自然清静之气；一者认为道即阴阳二气消长之理，为万物之本原，事物变化之根由。《黄帝内经》以太虚之气阴阳之道为基础，具体落实到天地日月四时，人体上下内外，脏腑经络气血，生理病理变化，以及药物气味、厚薄等内容，以此指导医生临床诊治、养生康复等所有实践。此外，医道相通还体现在医家与道家相通。无论是理论体系的构建，还是中医临床与养生实践，处处都体现出中医药学与道家的密切关系。《黄帝内经》中有大量的内容体现了道家的理论，它是中医药学的重要学术根底。

在医儒相通方面，形成了"医乃仁术"的伦理道德观。中医学的文化特征之所以突出，与儒医传统的形成有十分密切的关系。儒学在很大程度上代表了中国传统文化主流，所谓医儒相通，也可以说是医文相通，即医学与中国文化相通。儒医是推动中医学术发展的重要力量。儒医大多精通经典，熟悉传统文化内涵，他们能援儒入医，融会贯通，为中医理论赋予

格物致知仁者心

中医药文化源远流长、博大精深，为我们留下了丰富的文化传统和典籍文献，对中华民族的历史赓续与繁衍昌盛作出了巨大的贡献。早在 1990 年 5 月，我与郭洪涛先生共同编写出版了我国第一部中医文化专著《中国传统文化与医学》，并由此走上了长达 30 多年的中医药文化研究之路。2020 年 8 月，我承担了国家中医药管理局研究项目"中医药文化的精神标识研究"，并在此基础上组织编写"图说中医药文化"系列丛书，包括《图说中医药文化史》《诗说中医药文化》《典故里的中医药文化》三部著作。

精神标识是指铭刻在灵魂深处，烙印在文化本色，能够体现人文精神，反映品牌理念，规范道德准则，并得到广泛认可、高度凝练、具有思想高度的图文标记。中医药文化精神标识可分为图像标识和文字标识，并秉承历史传承、精神升华和群体共识三大原则。

中医药文化的精神标识主要体现为五大基本观念：第一是"道德观"，这一基本观念的指向是服务宗旨，就是"大医精诚，济世活人"；第二是"整体观"，这一基本观念的指向是核心理念，就是"天人合一，形与神俱"；第三是"思辨观"，这一基本观念的指向是诊断思维，就是"四诊合参，求因明机"；第四是"未病观"，这一基本观念的指向是预防关键，就是"正气存内，邪不可干"；第五是"中和观"，这一基本观念的指向是治疗模式，就是"扶正祛邪，阴阳平衡"。

我们在众多的关键词汇中，将最能体现中医药文化的精神标识的词汇归纳为：天人相应、勤求博采、慈怀济世、大医精诚、调和阴阳、颐养正气、扶正祛邪、治病求本、发掘宝库、守正创新。

在以上 10 个重点词汇的基础上，浓缩为慈怀济世、调和阴阳、治病求本和守正创新四个维度，主要表达了体与用、道与术、神与形三大方面的关系。慈怀济世，重在伦理维度；调和阴阳，重在哲学维度；治病求本，重在诊疗维度；守正创新，重在法则维度。

因此，中医药文化的精神标识，可以从伦理、哲学、诊疗和法则四个维度进行阐述。

1. 慈怀济世之伦理维度

慈怀，本意是指帝王悲悯天下的胸襟与气量；济世，本意是指臣子利济众生的理想和抱负。后世将"慈怀济世"泛指以慈悲之心救济天下苍生，多指医学圣贤的高尚道德、博大胸襟、宏深愿力与高超艺术。关于慈怀，《宋书》："先帝慈怀内发，愍及戎荒。"《续资治通鉴长编》："上体慈怀，至仁不杀。"《世宗宪皇帝朱批谕旨》："皇上慈怀周挚，至论精微。"关于济世，《周易口义·系辞上》："义曰：夫君子之人，怀才抱道，有经邦济世之才。若遇其时，遇其君，则进登王者之朝，以济天下之民。"《易小传·卷二下》："惟以诚信存心，志在接物，道援

文化润医正扬帆

中医药文化是对中华民族数千年与疾病抗争的实践经验的总结，是中华民族的瑰宝，不仅对中华民族的繁衍昌盛作出了卓越贡献，而且对世界健康事业发展也产生了积极影响。为了让更多的人认识和了解中医药文化，我校长期致力于中医药文化研究的国学院院长李良松教授主持编撰了"图说中医药文化"系列丛书。

"图说中医药文化"系列丛书包括《图说中医药文化史》《诗说中医药文化》《典故里的中医药文化》三本著作。该系列丛书以图文并茂的形式，详细生动地展示了中医药文化的发展历程。其内容既有严谨的医学理论，又有生动的历史故事；既有高深的医术技巧，又有实用的养生方法。《图说中医药文化史》从远古时期的原始医疗活动，到春秋战国时期的医家争鸣，再到唐宋时期的繁荣昌盛，以及明清以来中医药学蓬勃发展的现状，详细地介绍了中医药学的起源、发展、演变和创新。通过这些医史事件，我们可以更好地理解中医药文化的深厚历史底蕴和独特医疗魅力。《诗说中医药文化》以诗文相融的形式，表现传统古典诗歌中的医史医事。诗词和中医药文化紧密相连，诗中蕴医理，词中藉医趣，共同呈现了中华文化的瑰丽。通过对涉医古诗词的学习和欣赏，我们可以更好地了解中医药文化的人文价值。《典故里的中医药文化》集中整理了中医药相关的典故，这些典故脍炙人口，以生动的情节和形象的人物展示了中医药的历史、理论、技术、经验和文化内涵。

中医药文化源远流长，博大精深。它不仅包括了医学理论，还涵盖了哲学、生物、化学、天文、地理、气象等诸多领域。中医药文化是中华民族智慧的结晶，是中华民族文化的重要组成部分。它强调人与自然的和谐共生，强调整体观念和个体差异，倡导预防为主，主张治未病，这些都是我们现代社会亟须的健康理念。中医药文化的价值，不仅体现在医学领域，还渗透到文学、艺术、哲学等多个领域。历史上，许多中医药学家都是文学家、艺术家、哲学家，他们的作品和思想，为中医药文化的传承和发展提供了丰富的营养。同时，中医药文化也为其他学科的发展提供了有益的启示和借鉴。我们有责任也有义务去保护和传承中医药文化，让它在新的时代里焕发出新的生机和活力。

可以说，了解中医药文化，就是了解中华民族的历史和文化。相信通过阅读本系列丛书，读者能够进一步认识到中医不仅仅是一种医学，更是一种文化，一种哲学，一种生活方式。

北京中医药大学是我国中医药文化的传承创新之地，代表了海内外中医药文化研究的水平。李良松教授编写出版了我国第一部中医药文化研究专著，张其成教授主编了我国第一部中医药文化本科教材和研究生教材，北京中医药大学国学院建立了全国第一个中医药文化重点学科，也是全国第一家建立中医药文化博士点及博士后流动站的重点高校。在海内外中医药文化的研究与传播领域中，北京中医药大学起到引领与示范作用。"图说中医药文化"系列丛书是李良松教授主编的中医药文化力作，必将在海内外产生积极的影响。

最后，我们希望这套系列丛书能够成为读者认识和了解中医药文化的一扇窗口。通过阅读这套图书，读者不仅可以了解中医药发展的历史和文化，还能学到一些实用的中医治疗方法。我们相信，中医药文化一定会在未来的日子里，继续为人类的健康事业发挥更大的作用。

徐安龙

癸卯年孟冬

于北京中医药大学燕地湖畔

天下，以明济世之功，则何咎之有？"《周易经传集解》："人臣之济世，以功成名遂，奉身而退，然后为克终也。"

2. 调和阴阳之哲学维度

调，调适、调理；和，和谐、和合。调和，调理使之和谐之义；调和阴阳，即经过名家的调理使得阴阳更加和谐。《周礼全经释原·卷一》："天子调和天地，大臣调和阴阳，医师调和身体。故凡调和燮理之事，医师皆掌之。"意思是说，帝王调节天地之和谐；大臣调节阴阳之和谐；医师调节身体之和谐。因此，大凡各个方面调和燮理的事宜，都由医师掌管负责。可见，当时医师的权限是非常大的。《周易集解·卷十》："上则调和阴阳，下而抚毓百姓。"《韩诗外传》："调和阴阳，顺万物之宜也。"

3. 治病求本之诊疗维度

"治病求本"语出《黄帝内经》，即治疗疾病必须探寻本质之所在，然后据此诊断诊疗。《素问·阴阳应象大论》曰："治病必求于本。"《类经·论治类》云："治病必求于本。万事万变既皆本于阴阳，而病机、药性、脉息、论治则最切于此，故凡治病者在必求于本，或本于阴或本于阳，求得其本，然后可以施治。"

4. 守正创新之法则维度

守正是指恪守正道，胸怀正气，行事正当，追求心正、法正、行正；创新是指勇于开拓，善于创造，懂得变通，不断推陈出新。

守正与创新共生互补，辩证统一。守正是创新的根基，发挥主导作用；创新是守正的补充，与守正相辅相成。守正，语出《汉书·刘向传》："君子独处守正，不桡众枉。"《子夏易传》云："九二贞，吉。象曰：九二贞，吉，以中也。守正处卑，得中之道，全其壮也，故贞吉矣。""居而守正，获其吉也""守正，和人也"。正，即正气，它代表着一种正义的精神和堂堂正正、至大至刚的人格力量；守正，恪守正道，不屈从。创新，革除旧弊、推陈出新。《魏书·卷六十二》："革弊创新者，先皇之志也。"《北史·卷二十三》："创新改旧，咸得其要害。"

"图说中医药文化"系列丛书，重点体现上述理念和特色，图文并茂、意境深远。

"图说中医药文化"系列丛书有以下五个特点：一是以图叙史，通过大量的图片来展示中医药文化的辉煌历史；二是医文融合，深入挖掘古代诗词文化中的医学思想，以诗人特有的文笔来诠释中医药文化的精神实质；三是发掘典故中的中医药文化，将耳熟能详的成语典故赋予新的时代意义，拓展了中医药文化的深度和广度；四是从纵向与横向的维度来探讨中医药文化，将研究的触角拓展到中华文化的各个门类；五是对重大的中医文化事件进行全面梳理，起到纲举目张、画龙点睛的效果。

《图说中医药文化史》以图文并茂的形式来编写中医药文化通史。从文化的视角来研究中医历史，总结中医文明，发掘丰富的文化内涵，对提高中医理论水平起到了重要作用。儒家重传承、重流派、重积累，这也对中医药的理论发展、价值取向、传承教育产生了重要影响。

在医易相通方面，形成了医理与易理相互贯通的思想基础。唐代医家孙思邈曾说："不知易，不足以言大医。"作为传统文化源头的《周易》，其阴阳和合的思维方式和取象运数的思维方法对中医学理论体系的形成具有深刻的影响，后人将这种影响概括为医易相通。中医药学通过取象运数来阐述生命，强调从总体上、从运动过程中来把握对象的特质，与易学一脉相承。中医的藏象模型的认识论直接源于易之象数模型的认识论，而医又很好地实践了易之象数思维，所以说易对医影响深远。

综上所述，中医药文化植根于中华文明，汲取儒、释、道等中华优秀传统文化的核心价值理念并将其应用于医学实践，是我国传统文化的重要精神财富和物质形态。因此，讲好中医药文化历史故事，不仅是推进中医药保护、传承与利用的必然之措，更是弘扬中华优秀文化的必要之举，"图说中医药文化"系列丛书较好地完成了这项工作，这是令人十分欣慰的。

中医药文化，在数千年的发展历程中与其他优秀中华传统文化彼此交融促进。中医药学的科学性，使它成为世界文化界最科学的文明之一；中医药学的文化性，使它成为世界科学界最有文化的文明之一。这两种文明属性的叠加，造就了中医药学这枚在世界文明宝库中熠熠生辉数千年不衰的文化瑰宝。

将五千年中国传统文化中与中医药相关的历史和文化图文并茂地呈现出来，是这套系列丛书的鲜明特点，也是本系列丛书与中医学史的区别所在。《图说中医药文化史》纵横古史，《诗说中医药文化》文采飘逸，《典故里的中医药文化》妙趣横生，均是图说类中医药文化著作中的优秀作品，读之受益，品如醍醐。今略赘数言而为之序。

陈可冀

中国中医科学院首席专家　中国科学院院士

2024 年 1 月于北京

中医人文精神，这与传统的中国医学史有很大的不同。本书共分上、下两编，上编 2 章从横向的视角展开论述，将文学、哲学、史学、儒学、宗教、艺术等与中医药文化的关系进行全面整理和研究。下编各论 11 章，按照历史朝代的先后纵向展开论述，根据每个历史时期的文化背景，从文献、典籍、人物、宫廷医药、医学人文等方面进行阐述和研究。这本书以国家中医药管理局特别委托项目为依托，对中医药文化的概念、定义、内涵、外延等做了全面系统的诠释，同时通过大量的考古、文物、书画等珍贵图片，与文字表述相得益彰。这在中医药文化通史的编撰上独树一帜，具有积极的现实价值和历史意义。

《诗说中医药文化》共 5 编 27 章，主要从诗词的视角来理解、阐释与论述中医文化，所论述的诗词曲赋都是大家耳熟能详的经典，所涉及的诗人都是千古以来的风流人物，以他们知医、论医、行医、养生、采药、种药、卖药等传奇的人生经历为主线，从崭新的视角来诠释中医药文化，同时配上与古代诗词曲赋及诗人相关的书法绘画以衬托灿烂多彩的中医药文化史诗，图文并茂、雅俗共赏，具有知识性、代表性和可读性，让人开阔视野、耳目一新。

《典故里的中医药文化》共选择 115 则涉及中医药学内容的成语典故，并从典故的来源、诠释、解读和应用等方面展开论述，旨在从文化的视角理解中医，从中医的视界认识文化。其中既有伏羲制针、上医医国、杏林春暖、悬壶济世、魏晋风骨、大医精诚等耳熟能详的历史典故，也有病入膏肓、肝胆相照、刮骨疗伤等成语故事。一个典故就是一段动人的医学历史，一个成语就有一句中医警世名言。古代的成语典故具有特殊的感染力、影响力和公信力，具有传播远、应用广、视域宽等特点，相信应用成语典故来推广中医药文化，必将在中医文化领域产生积极的影响。

"图说中医药文化"系列丛书在形式上重中医学史，重中医事实，重图文并茂，重医文融合，重博关经典；在思想上深刻探讨中医药文化的历史内涵，大力挖掘优秀中医药文化的精神宝藏。希望此系列丛书的出版对我们探索中医药文化精髓，廓清中医药文化发展历史，阐明中医药学的思想体系作出应有的贡献。

我于 1985 年有幸进入中国中医研究院学习中医文献，在求学期间，得到了陈可冀、余瀛鳌、王琦、李经纬、蔡景峰、马堪温、陶广正、王致谱等名家指导，并从此在中医医史文献和中医药文化方面不断耕耘着。2022 年 5 月，我们开始组织编写这套"图说中医药文化"系列丛书，在全体参编人员的共同努力下，陆续完成三部著作的编写任务。由于参编人员多，稿件行文颇有不同，致使后期统稿和编辑加工颇费心力。在此，向所有编写、修改、统稿、编辑的人员表示最衷心的感谢！

李良松

北京中医药大学国学院

2024 年 1 月于北京

第一编
先秦两汉时期

中国之诗歌，以《诗经》为源。《诗经》，原名《诗》，或称"诗三百"，共有305篇，其书主要收集了周初至春秋中的诗歌作品，内容多在于"饥者歌其时，劳者歌其事"，因此《诗经》中有许多记载观药、采药、食药、心疾、身疾等内容的涉医诗歌。"楚辞"之名，始现于西汉武帝之时，至汉末刘向乃编辑成集。《楚辞》一书以收录战国时期屈原作品为主，其余所录宋玉、唐勒所作各篇也是承袭屈赋的形式。因其多以楚国地方特色的语言、名物、乐调创作而成，故称《楚辞》。《楚辞》是我国第一部浪漫主义诗歌总集，和《诗经》共同构成了中国诗歌史的源头。两汉之诗歌，以汉乐府为其代表。《汉书·艺文志》著录西汉诗歌28家，314篇，基本都为乐府诗。汉代乐府具有"感于哀乐，缘事而发"的特点，其作者上至帝王，下至平民，其主题有"孝德"思想，有"诗教"思想，但最为突出的是享乐人生的生命意识。此外，以《古诗十九首》等为代表的东汉文人诗也是汉代诗歌的重要组成部分，但由于汉乐府及东汉文人诗中的医药学内容较少，难以独立成章，故本编主体上以《诗经》和《楚辞》为主。

第一章
鹿鸣呦呦拾艾蒿：《诗经》中的医药文化

呦呦鹿鸣，食野之蒿。我有嘉宾，德音孔昭。

呦呦鹿鸣，食野之芩。我有嘉宾，鼓瑟鼓琴。

——《诗经·小雅·鹿鸣》

《诗经》是我国最早的一部诗歌总集，也可以说是反映上古社会生活的一部百科全书。整部《诗经》由《风》《雅》《颂》三个部分组成，共有诗歌 305 首，反映了从西周至春秋大约 600 年间的风土人情和社会风貌，是研究当时政治、经济、科学、文化等方面的重要参考资料。《诗经》不仅具有重要的文学价值和史料价值，而且还具有较高的医学文献价值，载录了丰富的药物内容和心理思想，对疾病与医理也间有述及，为研究上古时期的医药学发展历史提供了珍贵的原始素材。

一、投我木桃，报之琼瑶

《诗经》中的食疗思想主要有三个方面：一是论述水果与健康，二是论述主食与养身，三是论述蔬菜与养生。

(一) 水果与健康

　　《诗经》中记载了木瓜、木桃、红枣、柚子、葡萄、李子、板栗等水果与干果，对其作用与功效都有一定的描述。

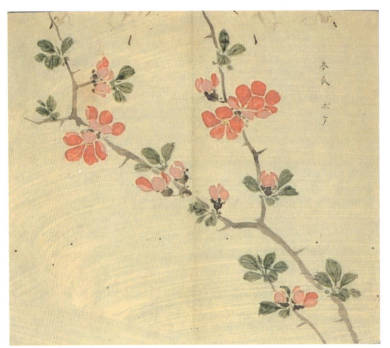

《诗经名物图解·木瓜》 日本·细井徇

木瓜，青年男女表达爱慕之情的互赠之物。

　　　　诗曰：
　　　　　投我以木瓜，报之以琼琚。匪报也，永以为好也！
　　　　　投我以木桃，报之以琼瑶。匪报也，永以为好也！
　　　　　投我以木李，报之以琼玖。匪报也，永以为好也！
　　　　　　　　　　　　　　　　　——《诗经·卫风·木瓜》

　　本诗描写的是男子与钟爱的女子互赠信物以订同心之约的场景，语言朴实，一咏三叹，余音袅袅，不绝如缕。当人们身心沉浸在幸福、愉悦之中时，情志调达，自然有利于健康。诗中的木瓜、木桃、木李都是水果的名称，琼琚、琼瑶、琼玖都是指佩玉。他送我水果，我以佩玉还报他。其中的意思并不真是为了还报，而是表示永远与他相好。后人常用"投我以木桃，报之以琼瑶"两句诗来表达自己对他人盛情的回报。其实，木瓜、木桃、木李在这里不仅是传递爱情的信物，还都是食药两用的水果。如木瓜，性温味酸，有祛风清热、消食、驱虫作用，用于消化不良、湿疹、胃痛等病症。木桃，即榠楂，酸涩，性平，可入药，具有收敛止泻、和胃止吐的功效。木李，即榠楂，性温，酸涩，主治风湿痹痛、菌痢、吐泻，有舒筋活络、和胃化湿的功效。以上三种水果在《本草经集注》《食疗本草》《本草纲目》等历代医药学著作中都有记载。

（二）主食与养身

《诗经》中记载了稷、黍、小麦、大麦、稻谷、高粱、黄豆等粮食作物，并对其调养身体的功用作了论述。

> 诗曰：
> 彼黍离离，彼稷之苗。行迈靡靡，中心摇摇。
> 知我者，谓我心忧；不知我者，谓我何求。
> 悠悠苍天！此何人哉？
>
> ——《诗经·王风·黍离》节选

周时，黍、稷是黄河流域一带广泛种植的主要粮食作物。《诗经·小雅·出车》中也写道："昔我往矣，黍稷方华。今我来思，雨雪载途。"《诗经·王风·黍离》中"知我者，谓我心忧；不知我者，谓我何求"乃千古传颂之名句。黍，与稻类相似，去皮后叫黄米，煮熟后有黏性。《饮膳正要》等医药古籍都有记载，黍味甘，性温，无毒，具有补中益气的作用，可以调治气虚乏力、脾胃虚弱一类的病症。另外，黍茎、黍根也都入药，用于治疗小便不利、水肿、妊娠血尿等。稷，即谷子，去皮后叫小米，"稷与黍一类二种也，黏者为黍，不黏者为稷，稷可做饭，黍可酿酒，犹稻之有粳与糯也"（《本草纲目》）。其味甘，性平或热，无毒，有宽中、下气、消食积等作用。

　　本诗写远行者经过西周镐京，见宗庙宫室遗址、黍稷离离，内心忧伤。忧思伤脾，黍稷既是作者此时心境的表达，也是作者身体健康的需求。因黍、稷具有健脾养胃、宽中行气之功。

（三）蔬菜与养生

　　《诗经》中记载了苋菜、羊蹄菜、荇菜、竹笋、蕨菜、芹菜、韭菜、葫芦、苦菜等蔬菜。

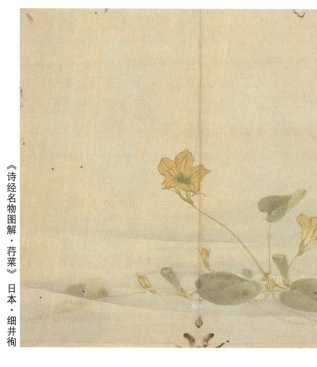

荇菜漂浮于水面，柔软多分枝，开鲜黄色花朵，与诗中柔美的淑女相映相合。

《诗经名物图解·荇菜》日本·细井徇

诗曰：

参差荇菜，左右采之。窈窕淑女，琴瑟友之。

参差荇菜，左右芼之。窈窕淑女，钟鼓乐之。

——《诗经·周南·关雎》节选

这是《诗经》中的第一首诗，通常被认为是一首描写男女恋爱的情歌。以下各章，又以采荇菜这一行为兴起主人公对女子疯狂地相思与追求。荇菜，一名凫葵，见唐朝《新修本草》。"荇菜生水中……江南人多食之"（《新修本草》），亦可入药。其性味甘寒，无毒，具有清热解毒、利尿消肿之功，用于痈肿疮毒、热淋、小便涩痛等病症。

《诗经·豳风·七月》亦云："二之日凿冰冲冲，三之日纳于凌阴。四之日其蚤，献羔祭韭。"这是国风中最长的一首诗，记录全年的农耕稼穑情况。这两句诗说：十二月，凿冰响通通；正月正，把它藏进冰窖中；二月初，大清早，羊羔嫩韭祭寝庙。韭，韭菜，性温，味辛、甘，有补肾健胃、提神、止汗固涩的作用。通常韭菜的叶、花葶和花作蔬菜食用，种子和根入药，韭菜籽是临床上常用的温补肾阳药物。

（四）其他方面

《诗经》中记载了酒、饴、糇粮、泉水等食物。饴，即饴糖，指麦芽糖；糇粮，指干粮。

诗曰：

冽彼下泉，浸彼苞稂。忾我寤叹，念彼周京。

冽彼下泉，浸彼苞萧。忾我寤叹，念彼京周。

冽彼下泉，浸彼苞蓍。忾我寤叹，念彼京师。

芃芃黍苗，阴雨膏之。四国有王，郇伯劳之。

——《诗经·曹风·下泉》

下泉，指奔流而下的山泉。泉水作为药物，首载于《本草拾遗》。据《本草纲目》记载："此山岩土石间所出泉，流为溪涧者也。……其泉源远清冷，或山有玉石美草木者为良；其山有黑土毒石恶草者不可用。"认为新汲的、未被污染的泉水药效最好。泉水性味甘、凉，平，无毒，具有益五脏、清肺胃、生津止渴、养阴利尿的作用，可消渴，治疗反胃、热痢、淋证、小便赤涩、脾胃火邪、口燥口苦等病症。

此诗兴中有比，开头以寒泉水冷，浸淹野草起兴，喻周室的内乱与衰微，写出了王子匄触景生出的悲情。

《诗经》对饮食调养也有所述及。《诗·大雅·行苇》云："醓醢以荐，或燔或炙。嘉殽脾臄，或歌或咢。"（送上肉酱请客尝，烧肉烤肉滋味好。牛胃牛舌也煮食，唱歌击鼓人欢笑。）《诗·大雅·凫鹥》亦云："旨酒欣欣，燔炙芬芬。"（美酒饮来欣欣乐，烧肉烤肉香喷喷。）醓、醢，指肉酱；燔、炙，指烧烤。围绕着篝火，烧烤肉酱，载歌载舞，配以美酒佳肴，这是何等的惬意！在上古时期，烧烤腌制的野味，被视为上等之餐，只有在丰收、喜庆之时，方才举族共享。当然，适当进食炙燔美味，能够很好地均衡营养。

二、蒹葭苍苍，白露为霜

在《诗经》中，共载录了药用植物、动物、矿物等 291 种，其中草部 102 种、木部 65 种、鸟部 46 种、兽部 28 种、虫部 26 种、鱼部 19 种，以及其他 5 种。现分述如次。

（一）草本中药的记载

《诗经》中记载了艾、葛、椒、车前草、白薇、白茅草、芦苇、蔓菁、甘草、白蒺藜、菟丝子、贝母、萹竹、合欢花、益母草、荷花、马蓼、茜草、佩兰、芍药、狗尾草、泽泻、锦葵花、苎麻、凌霄花、箍草、瓜蒌、浮萍、青蒿、黄芩、莎草、萝蒿、牛蒡、茺蔚、乌头、紫花地丁等草本植物，有近半数尚未被《神农本草经》所记载，可见，《诗经》收录的草本中药植物是比较丰富的。

另外，《诗经》对所收录的部分药物功用也有一定的描述。如，《诗经·卫风·伯兮》:“焉得谖草？言树之背。愿言思伯，使我心痗。”谖草，萱草，根、花和嫩苗均可入药，古人认为萱草蠲忧，故又名“忘忧草”。心痗，即心病，指忧思所致的心病。因此诗中讲要用萱草来治疗这种心病。

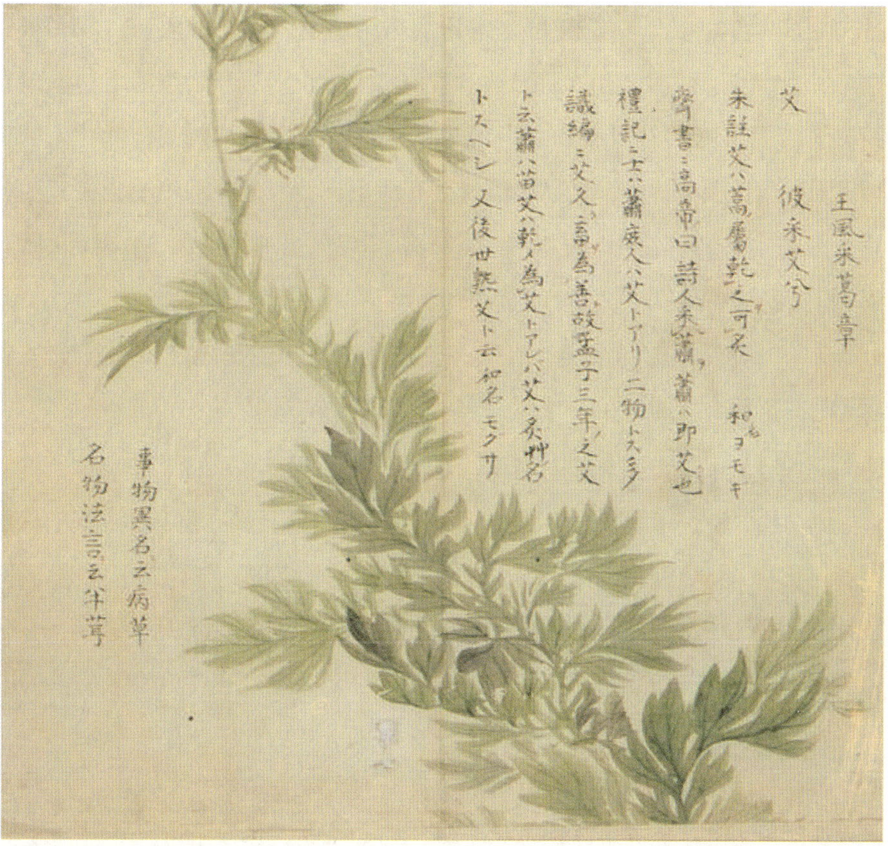

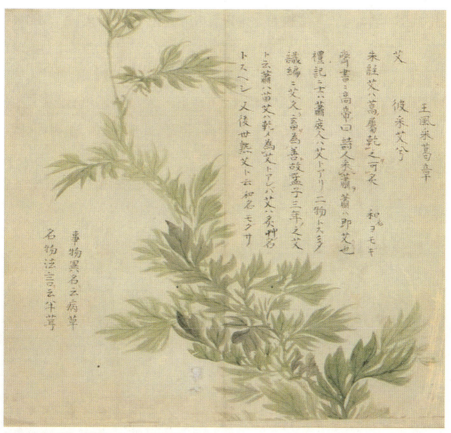

《诗经名物图解·艾蒿》 日本·细井徇

蒿，指青蒿，茎叶入药；艾，叶片入药，叫艾叶。

诗曰：

彼采葛兮，一日不见，如三月兮。

彼采萧兮，一日不见，如三秋兮。

彼采艾兮，一日不见，如三岁兮。

——《诗经·王风·采葛》

采葛、采萧、采艾及采集其他植物，最主要还是为了药用。像艾、甘草、白蒺藜、菟丝子、贝母、益母草、芍药、青蒿、黄芩、乌头、紫花地丁等中药很少被食用，特别是黄芩味苦、乌头有毒，只能药用。《采葛》这首诗中所写到的葛、萧、艾都是常用的药用植物。葛，根入药，叫葛根。葛根味甘、辛，性凉，有解肌退热、透疹、生津止渴、升阳止泻之功。萧，指具有芳香气味的蒿属植物，一说为艾蒿，一说为白蒿。艾，叶片入药，即艾叶，与艾蒿在来源、性状、功效上有所不同，是中医常用的止血要药，具有温通十二经的作用，可以温经、祛湿、散寒、止血、消炎、平喘、止咳、安胎、抗过敏等，也是妇科的常用药。

（二）木本中药的记载

《诗经》中记载了牡荆、杜梨、唐棣、柏、酸枣树、榛、栗、梓、桐、漆、桑、桧、松、蒲柳、枸杞、檀、木槿花、榆、菩提树、野梨树、杨、栎、白榆、郁李、樗、枳椇、柞、朴、柘、梧桐等木本植物，有不少亦未被《神农本草经》记载。

诗曰：

山有枢，隰有榆。子有衣裳，弗曳弗娄。

子有车马，弗驰弗驱。宛其死矣，他人是愉。

山有栲，隰有杻。子有廷内，弗洒弗扫。

子有钟鼓，弗鼓弗考。宛其死矣，他人是保。

山有漆，隰有栗。子有酒食，何不日鼓瑟？

且以喜乐，且以永日。宛其死矣，他人入室。

——《诗经·唐风·山有枢》

枢、榆、栲、杻等，皆为树木名。隰，指低湿的地方。枢，即刺榆，其根皮、树皮或嫩叶入药，可以治痈肿、水肿。榆，指白榆，其皮入药，性味甘、平，具有利尿通淋、消肿、凉血止血的功效。栲，即臭椿树，根皮、茎和种子供药用，具有收敛止痢、清热利湿等作用。杻，即菩提树，其叶、花可供药用，花有发汗解热、镇痛之效，而叶子常被用于治疗多种心脏疾病。漆树，其种子、皮、根可作药用，有毒，有通经、驱虫、镇咳等功效。榛，即榛树，其种仁可食用，亦可入药，具有补益脾胃、滋养气血、明目的功效，用于治疗饮食减少、体倦乏力、眼花、肌体消瘦等病症。

（三）动物中药的记载

《诗经》中记载了鸟部、兽部、虫部和鱼部等方面的动物名称计119种，有不少动物药至今仍在临床上被广泛应用，如雁、雀、鸡、鹰、鹿、马、牛、羊、鼠、兔、蚕、蛇、鲤、鳟、鳖、龟等。

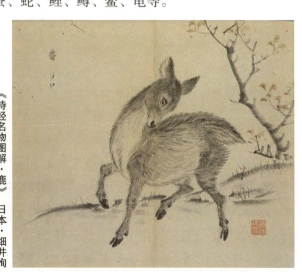

鹿在古代被视为神物，是吉祥幸福和长寿的象征，也象征着显赫地位。

《诗经名物图解·鹿》 日本·细井徇

诗曰：

呦呦鹿鸣，食野之苹。我有嘉宾，鼓瑟吹笙。

吹笙鼓簧，承筐是将。人之好我，示我周行。

呦呦鹿鸣，食野之蒿。我有嘉宾，德音孔昭。

视民不恌，君子是则是效。我有旨酒，嘉宾式燕以敖。

呦呦鹿鸣，食野之芩。我有嘉宾，鼓瑟鼓琴。

鼓瑟鼓琴，和乐且湛。我有旨酒，以燕乐嘉宾之心。

——《诗经·小雅·鹿鸣》

诗的开头皆以鹿鸣起兴，在空旷的原野上，一群野鹿悠闲地吃着野草，不时发出呦呦的鸣声，此起彼应，十分和谐悦耳。诗以此起兴，便给与会嘉宾营造了一个热烈而又和谐的氛围。

鹿的种类很多，作为药用的为梅花鹿和马鹿，其全身几乎都可入药，其中最珍贵的是鹿茸。鹿茸是尚未骨化的嫩角，为壮元阳、补气血、益精髓、强筋骨之佳品。

(四) 其他中药的记载

《诗经》中记载了赭（赭石）、丹（朱砂）等矿物质药物。

诗曰：

终南何有？有条有梅。君子至止，锦衣狐裘。颜如渥丹，其君也哉！

终南何有？有纪有堂。君子至止，黻衣绣裳。佩玉将将，寿考不忘！

——《诗经·秦风·终南》

第一节中的"渥丹"，指润泽光艳的朱砂，在本诗中，形容面色红润，如用朱砂点染一般。这说明，朱砂在当时已经被广泛应用于美容化妆。另外，朱砂也是一种临床上应用广泛的常用中药，具有重镇安神的功效，可治疗心火旺引起的失眠；但有毒，作用力强，因而使用时要注意量的把握，一定要在医生的指导下使用。

三、温温恭人，维德之基

《诗经》中的论医内容可分为医理与心理两个部分，载述医理少而精要，涉论心理博而丰盈。

（一）诉说个人的心理感受

《诗经》是心灵的呐喊与灵魂的颂歌，既有论忧，也有述愁，还有议情思之境、申别离之苦。人心至理，跃然纸上。

> 诗曰：
> 遵彼汝坟，伐其条枚。未见君子，惄如调饥。
>
> ——《诗经·周南·汝坟》节选

惄，这里指忧思、忧伤。为什么忧伤到茶饭不思呢？因为见不到心上人。

> 诗曰：
> 陟彼南山，言采其蕨。未见君子，忧心惙惙。
> 亦既见止，亦既觏止，我心则说。
> 陟彼南山，言采其薇。未见君子，我心伤悲。
> 亦既见止，亦既觏止，我心则夷。
>
> ——《诗经·召南·草虫》节选

这几句诗还是说，未见到心上人，心里感到忧愁、伤感；而见到心爱的人时，则神情飞扬、心中喜悦。惙惙，指忧愁。《尔雅·释训》："惙惙，忧也。"觏，即遇见；说，同悦；夷，即平，此处指心情平静。

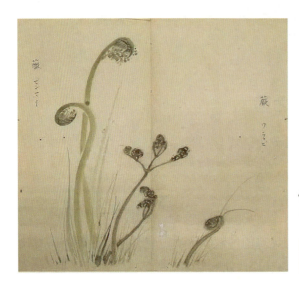

《诗经名物图解·薇·蕨》
日本·细井徇

薇和蕨，嫩叶皆可作蔬，为贫苦者所常食。

诗曰：

忧心悄悄，愠于群小。觏闵既多，受侮不少。静言思之，寤辟有摽。

日居月诸，胡迭而微？心之忧矣，如匪浣衣！静言思之，不能奋飞。

——《诗经·邶风·柏舟》节选

　　这首诗写的是一位单相思少女的心境。她与意中人矢志相爱，渴望结成佳偶，白首偕老，但却遭父母兄弟的干涉阻挠，难以实现她那美好的愿望。可思恋之情见面时又无法表达，只能悄悄地想，静静地思，一幅劳思伤神的少女形象跃然纸上。

　　《诗经·邶风·绿衣》载："心之忧矣，曷维其已？"意即心里的忧愁，何时才能消散呢？由此可以看出，当时的人们对心理与健康的关系已有一定的认识。《诗经·邶风·击鼓》云："忧心有忡。"意即过忧可致"怔忡"。怔忡，病证名，即心悸。《诗经·邶风·泉水》："驾言出游，以写我忧。"《诗经·小雅·蓼萧》："蓼彼萧斯，零露湑兮。既见君子，我心写兮。燕笑语兮，是以有誉处兮。"意思是说，蒿草长得高又长，叶上露珠晶晶亮。既已见到周天子，我的心情真舒畅。边宴饮来边谈笑，因此大家喜洋洋。朝见君王的愉悦心情跃然纸上。零，滴落。湑，湑然，指叶子上沾着水珠。写，即舒畅。燕，通"宴"，即宴饮。誉处，指安乐愉悦。

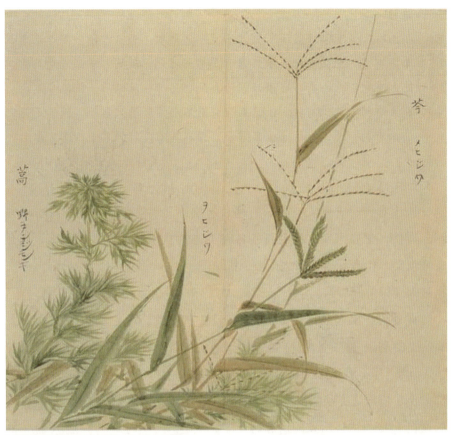

《诗经名物图解·蒿·芩》 日本·细井徇

蒿，二年生草本植物，叶如丝状，有特殊的气味，开黄绿色小花，可入药。芩，多年生草本植物，叶对生，披针形，开萱花，根肥大，黄色，可入药。

（二）描绘社会的心理现象

《诗经·小雅·巧言》写道："荏染柔木，君子树之。往来行言，心焉数之。蛇蛇硕言，出自口矣。巧言如簧，颜之厚矣。"这段诗的大意是：娇柔袅娜好树木，君子自己所栽培。往来流传那谣言，心中辨别识真伪。夸夸其谈说大话，口中吐出力不费。巧言动听如鼓簧，厚颜无耻行为卑。这对社会心理的描述十分生动和到位，可谓入木三分。

诗曰：

南山有台，北山有莱。乐只君子，邦家之基。乐只君子，万寿无期。
南山有桑，北山有杨。乐只君子，邦家之光。乐只君子，万寿无疆。
南山有杞，北山有李。乐只君子，民之父母。乐只君子，德音不已。
南山有栲，北山有杻。乐只君子，遐不眉寿。乐只君子，德音是茂。
南山有枸，北山有楰。乐只君子，遐不黄耇。乐只君子，保艾尔后。

——《诗经·小雅·南山有台》

南山有台、有桑、有杞、有栲、有枸，北山有莱、有杨、有李、有杻、有楰，正如国家之拥有具备各种美德的君子贤人。兴中有比，富有象征意义。作为宴享通用之乐歌，其娱乐、祝愿、歌颂、庆贺的社会心理，也被表现得淋漓尽致。

此外，在疾病的论述方面，《诗经》中载录了狂（癫狂）、首疾（头痛一类的病）、忡（怔忡）、痗（忧思造成的心理疾病）、瘨（忧郁所致的情志病）、痒（以瘙痒为特征的一类皮肤病）、愈（病的通指）、疾首（头部创伤、疮痈之类疾病）、尰（脚肿）、盱（忧伤所致的情志病）、瘼（病的通指）、疧（忧愁所致的情志病）、烈假（急疫——急性传染病）、瞖（目疾）、瘅（多种病的通指）等 15 种疾病。由此可看出，《诗经》在字里行间融入许多医药学知识。

《诗经》还有以治病为喻来说明社会问题的诗句，如《诗经·大雅·板》谓："多将熇熇，不可救药。"意思是多行不义事难收场，不可救药病入膏肓。司马迁在《报任少卿书》中说："《诗》三百篇，大抵圣贤发愤之所为作也。"诗以言志，《诗经》的作者们把内心复杂的心情全部寄托在这名目繁多、寓情丰富的本草之中，感人肺腑、影响至深。

诚然，《诗经》是一部文学作品，并无专论医药的篇幅，但其中所载录的医理和药名对后世还是具有较深影响的，特别是其中所涉论的 291 种上古本草名称，在祖国医学的药物发展史上具有不容低估的学术价值。

第二章

朝饮木兰坠露兮：屈原诗赋中的医药文化

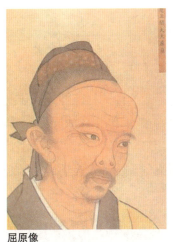
屈原像

览椒兰其若兹兮，又况揭车与江离。
惟兹佩之可贵兮，委厥美而历兹。

——屈原《离骚》

在中国诗歌发展史上，《离骚》是记载香草最多、医药内容最丰富的单篇诗作。

诗曰：

余既滋兰之九畹兮，又树蕙之百亩。
畦留夷与揭车兮，杂杜衡与芳芷。

冀枝叶之峻茂兮，愿俟时乎吾将刈。虽萎绝其亦何伤兮，哀众芳之芜秽。

——屈原《离骚》

诗人以众芳芜秽于杂草之间来表达自己报国无门，理想与壮志得不到舒展的忧愤心情，也是屈原内心最真实的写照。

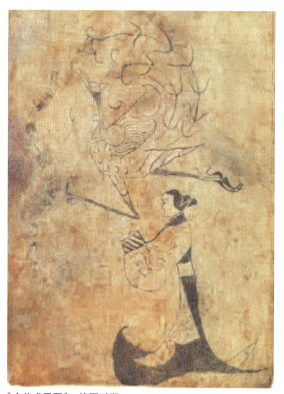

《人物龙凤图》 战国时期

此图妇人头顶上有一只腾空飞舞的凤鸟，尾羽向上卷起。左侧是一条体态扭曲的龙，正向上升腾。凤是善灵的象征，是楚文化的标识。楚文化对凤的崇拜也对塑造屈原高洁品格有所裨益。

屈原是战国时期著名的爱国主义诗人，以他诗歌作品为主体的《楚辞》，是继《诗经》之后的诗坛丰碑。汉人刘向以《楚辞》奠基人屈原、宋玉的作品为主，加上时人的仿作，结集为《楚辞》。因后来的《楚辞》注本甚多，且篇目增损不一，本文仅以王夫之《楚辞通释》为准。在《楚辞》中，屈原的作品占相当的比重，从医学角度来看亦是如此，故将屈原作为讨论研究的中心。

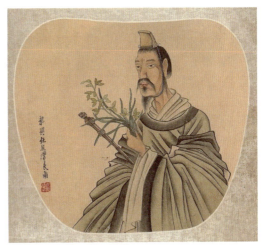

《屈原问天图》 清·任熊

　　屈原生于楚宣王三十年（约前340），卒于楚顷襄王二十一年（前278），享年六十有二。屈原官左徒、三闾大夫之职，辅佐怀王，曾得到重用，主张彰明法度，举贤任能，改革政治，联齐抗秦。后因其遭谗被流徙，历尽艰难，而爱国忧民情怀始终不变。后楚国国都为秦所陷，屈原自沉汨罗江殉国。

　　屈原不仅是战国时期的伟大诗人，他对医药学也有较深的认识，在他的作品中，有许多医药学方面的记载，并对多种药物的植物形态、栽培、采集、性味及功用进行了生动的描述。

一、千秋医韵，药话《离骚》

　　在屈原的作品中，涉及药物学的诗歌有19首，仅植物类就达50种，重复出现过238次，约190句之多，其中以《离骚》最为丰富。借用药草，表达了真实的情感；借用药草，反映了世态的炎凉；借用药草，放飞了人生的梦想。在这些本草植物中，以芳香类居多。如：江蓠（《本草纲目》作蘼芜）、芷（白芷）、秋兰（泽兰）、香蕙（佩兰）、椒（又作申椒，香椒的一种）、菌桂（肉桂）、木兰（辛夷）、薜荔（木莲）、胡绳、芰荷（菱花）、芙蓉（水芙蓉）、茨（蒺藜）、茝（菤草）、葹（葹草）、蕒茅（旋花）、艾（艾叶）、萧（野蒿草）、椒（茱萸）、揭车等。

（一）药草的采集

诗曰：

朝搴阰之木兰兮，夕揽洲之宿莽。

——屈原《离骚》

意思是：早晨我在大坡采集木兰，傍晚在小洲中摘取宿莽。木兰，即治疗鼻渊头疼要药辛夷，《神农本草经》称其为"林兰"，《名医别录》称其为"杜兰"。《本草纲目》："肺开窍于鼻，而阳明胃脉环鼻而上行，脑为元神之府，鼻为命门之窍；人之中气不足，清阳不升，则头为之倾，九窍为之不利。辛夷之辛温走气而入肺，能助胃中清阳上行通于天，所以能温中治头面目鼻之病。"头为诸阳之会，为人体之天，天朗气清，眼耳鼻等头面诸窍的功能才能正常发挥，所以头面诸窍又称为清窍；阳化气，阴成形，如果人体阳气不足，清阳不升，就会导致云雾不精，头面诸清窍堵塞而失去正常的功能。辛夷不仅花朵艳丽怡人，芳香淡雅，让人心旷神怡，且辛温走气入肺，肺开窍于鼻，为五脏六腑之天，加之外形有笔直上冲之势，取类比象，所以能帮助胃中清阳上行于人体头部，清阳一升，云消雾散，鼻窍恢复轻清状态则能呼吸、知香臭。宿莽，又名"卷葹"，是一种可以杀虫蛊的植物，叶子有香气。

（二）药草的应用

药草的应用，在屈原诗赋中比较常见，主要有食用、佩戴、制药、占卜等作用。

1. 食用

诗曰：

朝饮木兰之坠露兮，夕餐秋菊之落英。

——屈原《离骚》

意思是说：早晨我饮木兰上的露滴，晚上我用菊花残瓣充饥。菊花，被称为"花中隐士"，常用来表达品行高洁、不与世俗同流合污的精神。菊花也是一味常用中药，秋天开放，得阳明燥金之气，制风木之火热，所以可清肝明目；加上花都是向阳生长，质轻，位于植物的顶端，取象比类，"诸花皆升"，多具宣泄疏散之功，有清热解毒、疏散风热的作用。黄菊花味甘苦，性微寒，多用于疏散风热；白菊花味甘微苦，性凉，多用于清肝明目；野菊花性味苦寒，多用于清热解毒。《神农本草经》有载，称菊花为节华，并认为久服可以轻身延年，故后来菊花既做药用也做食用。

2. 佩戴

诗曰：

户服艾以盈要兮，谓幽兰其不可佩。

——屈原《离骚》

意思是说：人人都把艾草挂满腰间，但是幽兰不可佩戴。

上文提到艾草的药用价值，不仅如此，艾草还是中医外治的常用药物。将艾叶晒干，捣碎成艾绒，做成艾条供艾灸用，具有温中散寒、行气通络、扶阳固脱、升阳举陷等作用，应用范围广，有"艾叶能灸百病"之说。另外艾叶芳香，还有驱邪避毒的作用，尤其以端午节采摘的艾叶为好。因而端午节有家家户户门口悬挂或插艾草的风俗，甚至用艾叶煮水洗澡，以防治皮肤病，"洗了艾草浴，一年身上好"。幽兰，即兰花。兰花全草均可入药，其性平，味辛、甘，无毒，有调气和中、止咳、明目等功效。

诗曰：

扈江离与辟芷兮，纫秋兰以为佩。

——屈原《离骚》

意思是说：我把江离和白芷披在肩上，把秋兰结成索佩挂在身旁。

江离，即江蓠，《本草纲目》作蘼芜；芷，即白芷；秋兰，即泽兰。以上均入药。白芷和泽兰是现在临床上的常用药，气味芳香，都是传统香囊里的常用配方。白芷以根入药，气味辛温，芳香上达，通窍行表散寒，可以治疗头面的疾病。泽兰全草可入药，生活于沼泽地、水边等潮湿的地方，味苦、辛，性微温，归肝脾经，可以活血调经，利水消肿，祛瘀消痈。

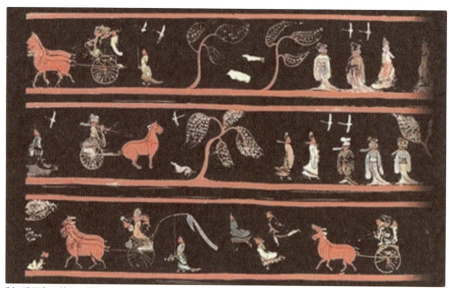

《舞乐图》 战国时期

此图描绘了贵族的家居宴乐生活，可见图中人物皆佩戴香囊。

3. 制物

诗曰：

擥木根以结茝兮，贯薜荔之落蕊；矫菌桂以纫蕙兮，索胡绳之纚纚。

——屈原《离骚》

意思是说：我用树木的根编结茝草，再把薜荔花蕊穿在一起。我拿菌桂枝条联结蕙草，胡绳搓成绳索又长又好。

茝，即蒗草，全草可入药，有利尿、消炎、止泻等作用。薜荔，茎、叶可供药用，有祛风除湿、活血通络作用。菌桂，即肉桂，是常用的温阳散寒的一味中药。蕙草是古代著名的香草，因多产于湖南零陵地区，故又有零陵香之称。此药常用以治疗心腹恶气、齿痛、鼻塞等症。

又曰：

制芰荷以为衣兮，集芙蓉以为裳。

——屈原《离骚》

意思是说：我要把菱叶裁剪成上衣，并用荷花把下裳织就。

芰荷，即菱花；菱的果肉可食用，亦可药用；其叶也入药。芙蓉，指水芙蓉，即荷花，可作药用，《本草纲目》载荷花能"镇心益色，驻颜轻身"。荷花一身都是宝，荷花、莲子、莲衣、莲房、莲须、莲子心、荷叶、荷梗、藕节等均可药用，但药用部位不一样，其作用功效亦有差别。

4. 占卜

诗曰：

索藑茅以筳篿兮，命灵氛为余占之。

——屈原《离骚》

意思是说：我找来了旋花和细竹片，请求神巫灵氛为我占卜。薲茅，又称旋花，根茎可食用，全草亦可入药。《神农本草经》称其为"筋根"。其味甘，性温，归肺、胃经，具有益气、养颜、涩精之功。

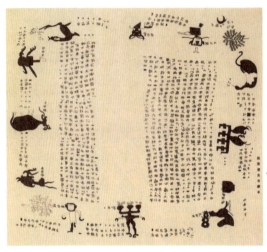

《楚帛书》摹本　战国

此图内容包含天象、灾变、四时运转和月令禁忌，用以占卜和论述天象与灾异的联系。

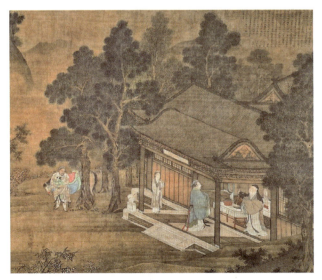

《屈原卜居图》 清·黄应谌

此图描绘屈原被谗放逐，往见太卜郑詹尹，问卜自处之道的故事。河北博物院藏。

5. 其他

诗曰：

揽茹蕙以掩涕兮，沾余襟之浪浪。

——屈原《离骚》

意思是说：拿着柔软蕙草揩抹眼泪，热泪滚滚沾湿我的衣裳。

蕙，指佩兰，常用中药。蕙，亦指蕙兰，也可入药。蕙兰飒爽挺秀、刚柔兼备、气质优雅、清香怡人，在屈原心目中是具有完美人格的君子，常可给人心理上的抚慰。

（三）药草与人性

诗曰：

杂申椒与菌桂兮，岂惟纫夫蕙茝。

——屈原《离骚》

意思是说：杂聚申椒、菌桂似的人物，岂能跟优秀的香茝与佩兰相比。

申椒，指花椒，在《离骚》中也简称为"椒"，是一味温中散寒的常用中药。香茝，指菉草。

又曰：

椒专佞以慢慆兮，樧又欲充夫佩帏。

……

览椒兰其若兹兮，又况揭车与江离。

——屈原《离骚》

意思是说：花椒专横谄媚十分傲慢，茱萸想进香袋冒充香草。看到香椒兰草变成这样，何况揭车江离能不变心。

花椒、茱萸是临床上的常用中药，花椒也是生活中的常用调味品。花椒的辛散温燥之性，可以温中行气、散寒止痛、杀虫、解鱼腥毒。揭车，一种香草。江离，即江蓠，可入药。

（四）药草与社会

在《离骚》中，药草也常用来比喻自己怀才不遇，不受重视，被世俗的洪流所湮没。

诗曰：

兰芷变而不芳兮，荃蕙化而为茅。何昔日之芳草兮，今直为此萧艾也？

——屈原《离骚》

意思是说：兰草和白芷失掉了芬芳，荃草和蕙草也变成茅莠。为什么从前的这些香草，今天全都成为荒蒿野艾之臭草？

兰，指兰草，即佩兰。佩兰有解热清暑、化湿健胃、止呕等作用。白芷具有散风除湿、通窍止痛、消肿排脓的作用。荃草，香草名，即"菖蒲"，又名"荪"。菖蒲芳香，是中国传统文化中可防疫驱邪的灵草，端午节的时候经常与艾叶一起被挂于屋檐。菖蒲也是常用中药，茎、叶可入药，味苦、辛，性温，具有化痰、开窍、祛湿之功，历代中医典籍均把菖蒲根茎作为益智宽胸、聪耳明目、祛湿解毒之药。这些功用非常符合文人墨客的需求，加上菖蒲耐寒暑、不假日色、不资寸土、气质淡泊高远，因而成为文人墨客书桌上的常见盆景，甚至有"无菖蒲不文人"之说。蕙草，又称零陵香。

（五）药草与个性

诗曰：

薋菉葹以盈室兮，判独离而不服。

——屈原《离骚》

意思是说：满屋堆着菉葹之类的香草，你却与众不同不肯佩用。

薋（茨），即蒺藜，常用中药。菉，菉草。葹，葹草，即苍耳，有祛风、散热、除湿、解毒的作用，亦为常用中药。蒺藜、苍耳子都有果刺，正如人之个性刚强带刺。在中医学中，刚强之性多与肝相关，肝为将军之官，肝主风，因而蒺藜、苍耳子都入肝经，都具祛风之功。当然蒺藜还能平肝解郁、活血、明目；苍耳子还入肺经，可发散风寒、通鼻窍，常用于治疗感冒之鼻塞、鼻炎等。

二、九章高奏，诗飘药香

在《离骚》之外，屈原还在《九章》《九歌》等其他诗作中记载了大量的医药学内容。在本草方面，屈原诗赋中载录了松、柏、杜若（竹叶莲）、辛夷、石兰、葛（包括葛根、葛花）、三秀（灵芝草的一种）、露申（瑞香花）、橘（包括橘皮、橘叶等）、泽兰、白芷、桂花、疏麻（指大麻，麻科植物的一种）、桂枝、荪草（菖蒲）、荷（荷叶）、菊（菊花）、萍（浮萍）、白蘋（蘋草，一种水草）、杜衡（南细辛）、萹（萹蓄）、荼（苦菜）、荠（荠菜）、桂（桂木）、紫贝、莆（蒲）、虌（当为藿）、秬黍（黍的一种）、薇、稻、麦、黄粱、粢（稷）、枫。在上述的药草中，写到泽兰的有 25 处，

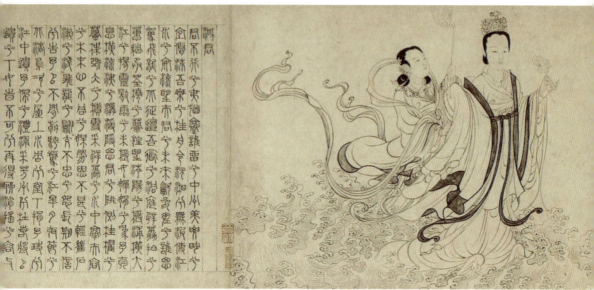

《九歌图》 元·张渥画 吴叡书 吉林省博物馆藏

写到白芷的有 11 处，写到桂的有 10 处，写到椒的有 9 处。其他如佩兰、荷叶、薜荔、芙蓉等在文中出现的次数也较多。可以看出，屈原对药名运用已驾轻就熟，丝毫没有斧凿之痕迹。

（一）药物的栽培

诗曰：

余既滋兰之九畹兮，又树蕙之百亩。畦留夷与揭车兮，杂杜衡与芳芷。

——屈原《离骚》

又曰：

故荼荠不同亩兮，兰茝幽而独芳。

——屈原《九章·悲回风》

前者写作者种植泽兰9畹(每畹12亩)和佩兰百亩,并在一垄垄留夷、揭车草药地里,间杂栽种了杜衡与白芷;后者写苦菜与荠菜不能栽培在一起,兰、茝宜种植在阴凉的地方才会茂盛。留夷,即芍药,常用中药,有赤芍和白芍之分,白芍长于养血化瘀、柔肝止痛,赤芍长于清热、活血化瘀。杜衡,即南细辛。南细辛能祛风散寒、止痛、祛痰止咳,用于风寒头痛、关节疼痛和牙痛等病症。荼,苦菜;荠,荠菜,二者亦药亦蔬,既可当药物治病,又可做蔬菜食用。

(二) 药物的采集

诗曰:

冀枝叶之峻茂兮,愿俟时乎吾将刈。

——屈原《离骚》

意思是说:我希望它们都枝繁叶茂,等待着我收割的那一天。屈原这里所提出的在草木生长旺盛时对其进行收割,符合现代中药学的采集规律。

(三) 药物的性味

诗曰:

稻粢穱麦,挐黄粱些。

大苦咸酸,辛甘行些。

......

挫糟冻饮,酎清凉些。

——屈原《楚辞·招魂》

意思是说：有大米小米也有新麦，还掺杂有香美的黄粱。大苦与咸的、酸的，有滋有味，辣的甜的也都用上。……酒糟中榨出清酒再冰冻，饮来醇香可口遍体清凉。

粢，谷子，籽实去壳后为小米。小米不仅可食用还可入药，明代李时珍《本草纲目》记载："（小米）养肾气，去脾胃中热，益气。"穱麦，早熟的麦。麦分大麦、小麦等，既是食物又能入药。

（四）药物的应用

屈原第一个提出了药汤浴，《九歌·云中君》载："浴兰汤兮沐芳。"后来药汤浴成为一种常用中医外治疗法。药汤浴可以活血化瘀、舒筋活络等，对于拒绝服用汤药的孩童，也可以将药熬水泡澡，通过皮肤吸收来治疗疾病。

> 诗曰：
>
> 荪壁兮紫坛，匊芳椒兮成堂。桂栋兮兰橑，辛夷楣兮药房。
>
> ——屈原《楚辞·九歌·湘夫人》

这里讲的用荪草装点的墙壁，用紫贝铺砌的庭坛，可以避风除湿；用椒泥涂饰墙壁，取其温暖芳香；用桂木做屋梁，可以避秽泄浊；用辛夷做门梁，可以疏风散寒。虽然是用夸张的文笔来写，但毕竟有一定的医学道理。紫贝入药，有清热、平肝、安神、明目等作用。

对药物的形态、栽培、采集、性味和应用，屈赋中有较多的论述。

> 诗曰：
>
> 秋兰兮麋芜，罗生兮堂下。

绿叶兮素华，芳菲菲兮袭予。

……

秋兰兮青青，绿叶兮紫茎。

——屈原《楚辞·九歌·少司命》

意思是说：秋兰和蘼芜并列而生，既枝素叶绿，又气味芳香；泽兰叶绿茎紫，到秋天生长茂盛。《招魂》也有这样的记载："菉苹齐叶兮，白芷生。"其意为菉草和苹草长齐了叶子，白芷开始生长。

此外，屈原还提出，要在庭院周围种植百草，使生活环境优美芳香。"合百草兮实庭，建芳馨兮庑门。"（《楚辞·九歌·湘夫人》）

三、省以端操，正气所由

巫咸是上古名医，早在《山海经》中就有记载。古代的医事占卜，多为祈请巫咸保佑，并告知解除疾病的手段和方法。

诗曰：
欲从灵氛之吉占兮，心犹豫而狐疑。巫咸将夕降兮，怀椒糈而要之。
百神翳其备降兮，九疑缤其并迎。皇剡剡其扬灵兮，告余以吉故。

——屈原《离骚》

意思是说：想听从灵氛占卜的好卦，我心中犹豫而疑惑不定。听说巫咸今晚将要降神，我带着花椒、精米去接他。天上诸神遮天蔽日齐降，九嶷山的众神纷纷迎迓。他们灵光闪闪显示神灵，巫咸又告诉我不少佳话。

《人物御龙图》 战国中晚期

此图描绘墓主人乘龙升天的情景，帛画上端有竹轴丝绳成幡，是战国时期楚国墓葬中用于引魂升天的铭旌，表现了战国时期人们对巫术的信仰。

（一）医理

《左传·定公十三年》言："三折肱知为良医。"这里的"肱"指用于占卜的蓍草，三根蓍草为乾，卦（☰），分别将之折断为坤卦（☷），意思是说不知易理不足以为大医。而屈原在《九章·惜诵》中也写有"九折臂而成医"的话，"九折臂"表达的也是这个意思，并非是说手臂折断的次数越多医术就越高明。《类经图翼·医易》："易者，易也，具阴阳动静之妙；医者，意也，合阴阳消长之机。……故曰天人一理者，一此阴阳也；医易同源者，同此变化也。"医易同源，中医与《易》理都根植于中国传统文化阴阳五行、天人合一的思想。

（二）情志

屈原认为，情志内伤可导致疾病的发生，并列举了一些病名。此外，屈赋中对情志因素致发疾病的论述也十分精辟。如《九章·惜诵》云："背膺牉以交痛兮，心郁结而纡轸。"指出了人体疾病与情志息息相关。膺，胸。牉，分。纡轸，委屈而隐痛。正如《黄帝内经》所言："怒则气上，喜则气缓，悲则气消，恐则气下，寒则气收，炅则气泄，惊则气乱，劳则气耗，思则气结。""心为君主之官"，心态平和，人体才能健康。

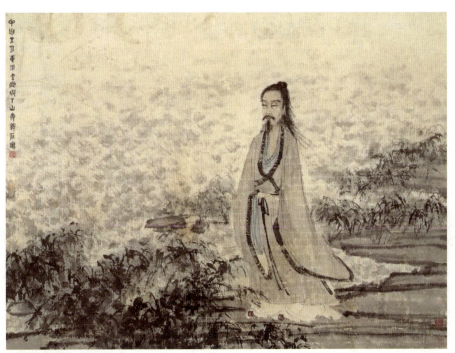

《屈原行吟图》 傅抱石

（三）养生

屈原对养生保健也有精辟的论述,主要体现在诗作《远游》中。首先,他的养生思想重视"精气",推崇"道"说:"内惟省以操端兮,求正气之所由""保神明之清澄兮,精气入而粗秽除""道可受兮,不可传。其小无内兮,其大无垠"。其次,他主张恬淡虚无,顺应自然:"漠虚静以恬愉兮,澹无为而自得""虚以待之兮,无为之先""毋滑而魂兮,彼将自然""顺凯风以从游兮,至南巢而壹息""见王子而宿之兮,审壹气之和德"。第三,他提出了加强气功方面的锻炼:"餐六气而饮沆瀣兮,漱正阳而含朝霞"。

《楚辞》除了屈原的作品之外,尚有宋玉的《九辩》,贾谊的《吊屈原赋》《惜誓》,淮南小山的《招隐士》,江淹的《爱远山》《山中楚辞》,景差的《大招》和王夫之的《九昭》等篇。这些篇章中关于药物的记载远不如屈原作品丰富,且即使记载的,也早见于屈原的作品之中了。在此仅记其药名于下,以备参考。所记药物,约计58种。其中,桂或桂枝、蕙(佩兰)、兰、梧、楸、枫、药(山药)、菔(菔草)、萧、艾、荷、芝、蒲、筠(竹)等,这些药草出现的次数较多,也为现在临床上的常用药物。

综上可知,屈原是一位精通医理和晓达养生的诗人,对药物学尤有精深的认识。他把自己内心的悲愤和忧国忧民的强烈思想感情,寄托于各种药草之中,给诗文增添了更鲜艳的色彩。《楚辞》不仅是文学巨著,也是记载了丰富医药学内容的先秦文献,具有重要的文献价值和学术研究价值。

第二编
魏晋南北朝时期

在魏晋南北朝（220—589）的三百多年间，由于政权更迭频繁、战争连绵不断，汉代所建立的文化结构在干戈破坏中得到新的组合，文化迅速发展，思想界异常活跃，特别是儒释道的发展与融合，极大地推动了医学和文学的发展进步。在医学领域，儒学的发展推动了中医伦理学的进步，道教恬淡无为的养生思想对后世产生深远影响，炼丹术的发展则为中国制药化学之先声，佛教医学也为中医学注入了新的血液。总之，此时医学的实践和理论均得到了长足发展。随之而来的是大量优秀中医著述的问世，如汉魏吴普的《吴普本草》，晋代葛洪的《肘后救卒方》《抱朴子》《金匮药方》，王叔和的《脉经》，皇甫谧的《针灸甲乙经》，南朝梁陶弘景的

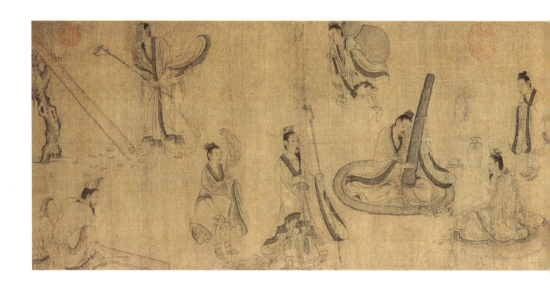

《本草经集注》，雷敩的《雷公炮炙论》，陈延之的《小品方》等。

在文学领域，从建安文学的"三曹""七子"到正始之音的"竹林七贤"，从东晋末年的陶渊明到南北朝时期的谢灵运，可谓是名家辈出，诗文灿然。众多的文学作品中不乏涉医诗歌，内容涵盖生死、养生、情志、服食、中药等多方面，又蕴含深刻的玄学和道教医学思想，究其原因，盖因老庄思想糅合儒家经义的玄学在当时颇为盛行，对诗歌发展也产生了影响。嵇康、阮籍、陶渊明等人既是诗人，也是玄学家，他们寓医学之思于诗词歌赋、文章著述之内，如嵇康之《养生论》，在玄学著述中颇有影响，就连不为五斗米折腰的陶渊明，也有《陶潜方》一书应世。此外，魏晋玄学虽霸主于一时，但佛、道势力也日益强大，在思想意识和宗教活动方面地位日增，对诗歌产生了重要影响。如"神仙"，为魏晋南北朝时期一种浪漫主义传统的审美对象，被大量用于诗歌创作，曹操、曹植、嵇康等都有很多与服食、饵药、求仙有关的涉医诗文。

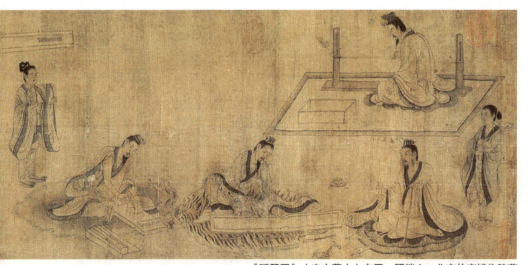

《斫琴图》（宋人摹本）东晋·顾恺之　北京故宫博物院藏

《斫琴图》描绘的是古代制琴的场景，或断板，或制弦，或试琴，或旁观指挥等，体现魏晋南北朝时期文化生活状态。

第一章
何谓解忧曰杜康：建安诗文与医药文化

建安是东汉最后一位皇帝汉献帝的年号。建安元年（196），曹操作为司空"行车骑将军事，百官总己以听"，是这个时期东汉王朝的实际统治者。建安二十五年（220），曹操去世，其子曹丕嗣位为丞相、魏王，后迫使东汉献帝刘协禅位称帝，改国号为魏，由此东汉正式灭亡，中国历史步入三国时期。

这期间的文学，实即曹氏势力统治下的文学，在曹操父子推动下形成的建安文学，一改前朝，自有风骨，通常被认为是魏晋南北朝文学的开端。主要代表作家有"建安三曹"（曹操、曹丕、曹植），以及"建安七子"（孔融、陈琳、王粲、徐干、阮瑀、应玚、刘桢）和蔡琰等。

在东汉末期的二十余年间，政治动荡、经济凋敝、战乱连年、瘟疫肆虐、饥荒连年、人命不永。建安文人面对"白骨露于野，千里无鸡鸣。生民百遗一，念之断人肠"（曹操《蒿里行》）的悲惨现实，身体与心灵都饱受冲击与震撼，文学作品也更加关注现实、关注人生、关注生命。文人们在深感生命之脆弱、人生之短促的同时，创作出一大批优秀的忧身养生的涉医诗文。

一、三曹论医，恬淡虚无

三曹，指的是魏武帝曹操与其子魏文帝曹丕、陈思王曹植，因他们政治上的重要地位和文学上的卓越成就，后人将其合称为"三曹"。三曹诗歌多反映了他们恬淡虚无、却忧多乐的养生思想，这与《素问·上古天真论》所倡导的"夫上古圣人之教下也，皆谓之虚邪贼风，避之有时。恬恢虚无，真气从之，精神内守，病安从来"思想较为一致。

曹操（155—220），即魏武帝，字孟德，沛国谯县（今安徽省亳州市）人。史称他"外定武功，内贤文学"（《魏志·荀彧传》），是东汉末期的政治家、军事家和文学家，其在健身强体养生方面也颇有造诣。

曹操现有存诗 20 余首，全部为乐府诗，其中《气出唱》《精列》《步出夏门行·龟虽寿》《陌上桑》《短歌行》等诗作均涉及养生，下面通过他的这些诗章来探讨其养生观。一是正确地认识人的生命是有极限的，养生只是在这个极限内延长寿命，决不能长生不死。其反映此类思想的诗作有很多，如"厥初生，造化之陶物，莫不有终期。莫不有终期。圣贤不能免，何为怀此忧？"（《精列》），"对酒当歌，人生几何"（《短歌行》），"神龟虽寿，犹有竟时。腾蛇乘雾，终为土灰"（《龟虽寿》）等。《短歌行》诉说的"对酒当歌，人生几何。譬如朝露，去日苦多"的生命喟叹以及"青青子衿，悠悠我心"的人生抒怀，自觉地催生出"老骥伏枥，志在千里。烈士暮年，壮心不已"的豪放情怀。在《龟虽寿》一诗中，曹操认为传说中的神龟虽然长寿却终究有生命结束的时候，腾蛇尽管能乘云驾雾但也会死亡化为土灰，人类也不能违背生死存亡这一自然规律，但他同样也提到"盈缩之期，不但在天；养怡之福，可得永年"（《龟虽寿》）。人的寿命通过适当的调养可以延长，而不是全然不管不顾、听天由命。二是主张爱精惜气。"交赤松，及羡门，受要秘道爱精神"（《陌上桑》），他想要学习赤松子和羡门子高深的神仙道，爱养自己的精神，达到健康长寿的目的。三是要做到心静欲少，"心恬澹，无所愒"（《气出唱》）。四是推崇修炼气功养生，"传告无穷闭其口，但当爱气寿万年""欲闭门坐自守，天与期气"（《气出唱》）。五是主张服食中药，"食芝英，饮醴泉，拄杖桂枝佩秋兰"（《陌上桑》）。曹操一生南征北战，克袁绍，平乌桓，战功赫赫，这与他注意养生、有一个健壮的身体是分不开的。

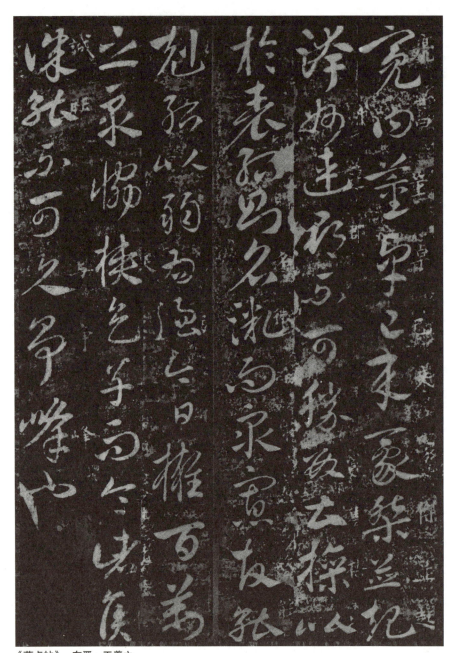

《董卓帖》 东晋·王羲之

此帖6行，入刻《大观帖》，释文："亮曰，董卓已来，豪杰并起，跨州连郡不可胜数，曹操比于袁绍，则名微而众寡，故能克绍，以弱为强。今日拥百万之众，协挟天子而令诸侯，诚能不可与争锋也。"

曹操的《观沧海》是一首令世人心血澎湃的励志名篇。

诗曰：

东临碣石，以观沧海。水何澹澹，山岛竦峙。树木丛生，百草丰茂。秋风萧瑟，洪波涌起。日月之行，若出其中；星汉灿烂，若出其里。幸甚至哉，歌以咏志。

——曹操《步出夏门行·观沧海》

在本诗中，曹操依托自然造化的沧海景观，表述了对雄健人生的感慨，张扬着悲慷豪迈、旷达通脱、奋进抗争的人生感悟，彰显了品志高远、洁志大辞、弘志远旨的生命意蕴。

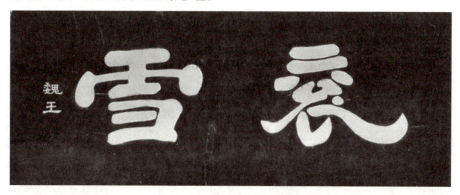

曹操唯一书法为"衮雪"二字，这是建安二十年（215），曹操西征张鲁到汉中，经过栈道咽喉石门（今陕西褒城）时，看到河中景象所书。"衮雪"二字表现了河水汹涌澎湃的流势，河水冲击石块水花四散溅出，水大石众，犹如滚动之雪浪，故云"衮（滚）雪"。此石现存陕西历史博物馆，左端书有"魏王"二小字。

曹丕（187—226），字子桓，曹操次子。建安二十五年，曹操死后不久他便篡汉称帝，在位七载余，庙号文帝。曹丕少有文才，博通群书，喜操刀笔，颇有著述。

曹丕现存诗50余首，涉及医学的有《短歌行》《折杨柳行》《芙蓉池作诗》《善哉行》等，主要反映其养生思想，其中尤以《折杨柳行》为代表。

诗曰：

西山一何高，高高殊无极。上有两仙僮，不饮亦不食。

与我一丸药，光耀有五色。服药四五日，身体生羽翼。

轻举乘浮云，倏忽行万亿。流览观四海，茫茫非所识。

彭祖称七百，悠悠安可原。老聃适西戎，于今竟不还。

王乔假虚辞，赤松垂空言。达人识真伪，愚夫好妄传。

追念往古事，愦愦千万端。百家多迂怪，圣道我所观。

——曹丕《折杨柳行》节选

在上述诗歌中，曹丕提到了一种"光耀有五色"的药丸，指的应该就是"五石散"。五石散又被称为"寒食散"，是一种由石钟乳、紫石英、白石英、石硫黄、赤石脂五味矿石药合成的中药散剂。据传五石散是张仲景发明的，药性燥热，起初主要用于治疗伤寒病症。魏晋时期服石之风兴起，当时的名士们对服用五石散趋之若鹜，并误以为此药可以美容养颜、振奋精神、提高性欲、延年益寿，服食之后，全身会发痒发热，宽衣搔痒以达到心理上的满足。殊不知长期服用会导致精神恍惚、发狂痴呆，甚至危及生命。而曹丕能理性地认识到五石散的危害，他在诗中批评了"服药四五日，身体生羽翼"的荒诞诡言，身轻如云飘飘然，正是服石的恶果——药物毒副作用的表现。他认为轻信妄传的人只不过是"愚夫"，而"达人"能洞识真伪，是不会轻易相信的。至于强身益寿方面，他提出了"遨游快心意，保己终百年"（《芙蓉池作》）推崇心胸舒畅，却忧多乐，否则"忧令人老"（《短歌行》）。他曾慨叹："嗟我白发，生一何早？"（《短歌行》）可见，他很可能是在政治舞台上东拼西杀，劳心伤神，身被"忧"害，才悟出了"忧来无方，人莫之知。人生如寄，多忧何为"（《善哉行·其一》）的养生真谛。

曹植（192—232），字子健，曹操第三子，曹丕之弟，封陈王，谥号"思"，世称"陈思王"。他是建安时期最负盛名的文学家，钟嵘《诗品》称之为"建安之杰"，在我国文学史上占有重要的地位。曹植是建安诗人中存诗最多的一家，计有100余首，其中《桂之树行》《苦思行》《五游咏》

《飞龙篇》《赠白马王彪》《平陵东行》等诗作均涉及医学知识。曹植一生坎坷，他曾因妻之故失宠于父王曹操，后又因才华受到称帝的哥哥曹丕的嫉妒，一生几乎是在忧忿中度过的。因此，他对"忧思成疾疢"（《赠白马王彪》）深有体会。因忧成疾，因疾致苦，他在许多诗歌中表达了想要通过服食灵芝等仙药延年益寿的思想。

诗曰：

带我琼瑶佩，漱我沆瀣浆。蹦蹦玩灵芝，徙倚弄华芳。王子奉仙药，羡门进奇方。服食享遐纪，延寿保无疆。

——曹植《五游咏》节选

又曰：

乘彼白鹿，手翳芝草。我知真人，长跪问道。西登玉台，金楼复道。授我仙药，神皇所造。教我服食，还精补脑。寿同金石，永世难老。

——曹植《飞龙篇》节选

又曰：

乘飞龙，与仙期，东上蓬莱采灵芝。灵芝采之可服食，年若王父无终极。

——曹植《平陵东行》节选

此外，在《桂之树行》一诗中，曹植还希求于传说中的养生得道者，希望有得道真人给他传授强身却病长寿的秘诀。

诗曰：

桂之树，桂之树，桂生一何丽佳。

扬朱华而翠叶，流芳布天涯。

上有栖鸾，下有盘螭。

桂之树，得道之真人，咸来会讲仙。

教尔服食日精，要道甚省不烦。淡泊无为自然。

乘蹻万里之外，去留随意所欲存。

高高上际于众外，下下乃穷极地天。

——曹植《桂之树行》

　　然而，诗中"得道之真人，咸来会讲仙"终究只能是一种心理上的寄托，结果往往是"虚无求列仙，松子久吾欺"（《赠白马王彪》）。"淡泊无为自然"确是其悟出的养生真谛，但对他来说要做到太难了。因为曹植被封王边鄙，出入行动都受到监视，过着软禁式的生活，心境如何能"淡泊""自然"呢？这就不难看出，曹植的医学思想是在浸满忧思的土壤中萌发的一株紧紧关忧的小芽。

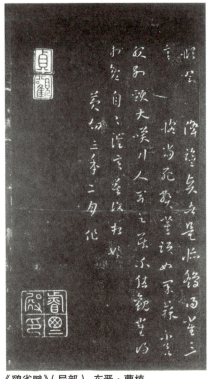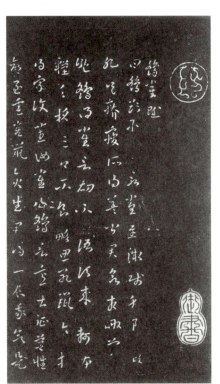

《鹞雀赋》（局部）　东晋·曹植

此赋展示了雀与鹞生死搏斗的过程。曹植运用象征的技巧，将恃强凌弱这一社会现象，委婉曲折地予以揭露。

二、建安七子，心疾顽瘴

建安七子，又称"邺中七子"，是建安年间孔融、陈琳、王粲、徐干、阮瑀、应玚和刘桢七位文学家的合称，他们与"三曹"同为建安文学的代表人物。其诗歌继承了汉乐府民歌的现实主义传统，真实地反映了社会的动荡和人民的疾苦，其诗作不仅饱含着高扬的政治理想，更充满了对人生短暂的哀叹，具有强烈的个性和浓郁的悲剧色彩，这些特点在后世被人们称为"建安风骨"。其中，涉及医学的诗歌主要观照动乱时代社会环境对人身体和心理的影响，多咏叹生命之短暂脆弱、心理之苦闷悲伤。

孔融（153—208），字文举，东汉鲁国（今山东曲阜）人，孔子二十世孙，家学渊源，能诗善文，以文辞名重天下，为"建安七子"之首。孔融少有异才，勤奋好学，自负才气，喜抨击时政，对曹操多讥讽侮慢之辞。如反对曹操因天下粮荒而下的禁酒令，讽刺曹丕纳甄氏、曹操北征乌桓等，曾被免官，后因触怒曹操，被构陷成罪，为曹操所杀。孔融的涉医诗反映了他的心理状态，表现了其消极的人生观、生命观，如他在《六言诗三首》其三中写

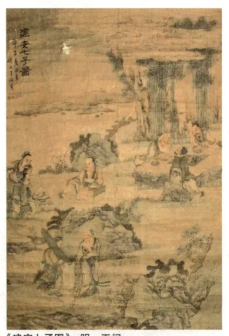

《建安七子图》 明·王问

本图表现了"建安七子"在一起丝竹并奏，酒酣耳热，仰而赋诗的情景。

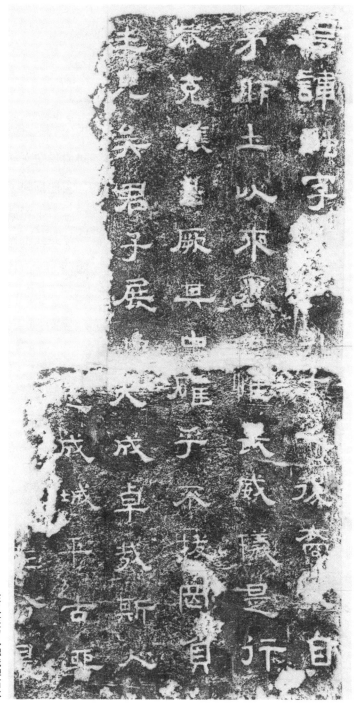

东汉隶书孔融残碑拓本

道："虽得俸禄常饥，念我苦寒心悲。"为排解心中的苦闷无奈，他终日宴饮消愁。据《后魏书·夏侯道迁传》记载，孔融常吟："坐上客恒满，樽中饮不空。"（《诗》）孔融的《临终诗》是他悲观生命观的体现，"生存多所虑，长寝万事毕"。当对朝堂上"言多令事败，器漏苦不密。河溃蚁孔端，山坏由猿穴……谗邪害公正，浮云翳白日。靡辞无忠诚，华繁竟不实"的现状深感失望的时候，他悲观抑郁，进而选择了死亡。

陈琳（?—217），字孔璋，东汉末广陵射阳人，善属文，尤长于章表书记。陈琳一生经历坎坷，先任大将军何进主簿，何进事败被杀后，入袁绍幕府，袁绍去世后，复跟随袁尚，邺城失守后，陈琳为曹军俘获。曹操爱其才，拜司空军师祭酒，使其与阮瑀同管记室。陈琳生年无确考，唯知在"建安七子"中年岁较长，约与孔融相当。建安二十二年（217），陈琳与刘桢、应玚、徐干等同染疫疾而亡。陈琳十分关注现实社会，因此忧思战乱徭役对人们生命、寿命的影响，是他诗歌重要的医学思想之一。他在乐府诗《饮马长城窟行》中写道：

> 饮马长城窟，水寒伤马骨。
> 往谓长城吏，慎莫稽留太原卒！
> 官作自有程，举筑谐汝声！
> 男儿宁当格斗死，何能怫郁筑长城。
> 长城何连连，连连三千里。
> 边城多健少，内舍多寡妇。
> 作书与内舍，便嫁莫留住。
> 善侍新姑嫜，时时念我故夫子。
> 报书往边地，君今出语一何鄙。
> 身在祸难中，何为稽留他家子。
> 生男慎莫举，生女哺用脯。
> 君独不见长城下，死人骸骨相撑拄。

结发行事君，慊慊心意关。

明知边地苦，贱妾何能久自全。

《黄帝内经》指出："夫百病之始生也，皆生于风雨寒暑，阴阳喜怒，饮食居处，大惊卒恐。"这是从人生活的自然环境、心理状态、社会环境等多方面的因素去阐释疾病发生发展的原因和规律。陈琳此诗显然在一定程度上反映了这种思想。诗歌前半段写役夫长城服苦役，生存环境异常艰苦。诗的开篇"饮马长城窟，水寒伤马骨"，以"水寒伤马"表现了长城下自然环境之寒苦艰辛，马儿尚且因此伤病，何况人呢？然而当难以忍受的役夫找到长城吏请求不要稽留服役的时候，官吏却只拿官家压他们，让役夫们抓紧干活。在长城吏的心里，最重要的是官家的工程，而役夫们的生命却如同草芥，由此可见役夫所处社会环境的残酷。诗歌的后半段是对役夫与妻子书信往来的描写：艰苦的环境、长期的辛劳使役夫担忧自己命不久矣，他寄信回家像是临死前安排后事，劝妻子"便嫁莫留住"；内舍（即妻子）的回信，则表现了她的忠贞不渝，她拒绝了改嫁的提议，悲切地说道："生男慎莫举，生女哺用脯。君独不见长城下，死人骸骨相撑拄。"生了男孩不要养活，生了女儿要用肉干去喂养她，因为男儿长大了就要服役，殊不知巍巍长城的建造夺走了多少役夫的生命，那长城下累累的白骨即为见证。在该诗中，陈琳表达了战乱频仍、沉重徭役下生命脆弱的无奈与悲叹，这种生命的忧思对后世诗人产生了深远的影响。如杜甫的《兵车行》："信知生男恶，反是生女好。生女犹得嫁比邻，生男埋没随百草。君不见，青海头，古来白骨无人收。新鬼烦冤旧鬼哭，天阴雨湿声啾啾。"这显然也是对战争徭役的极度憎恶以及对百姓生命的深深关切。

事实上，陈琳的内心一直是极度忧郁的，他的郁闷不仅来自对饱受苦难人民的同情，还有长期羁留他乡的无奈。他在诗中慨叹："高会时不娱，羁客难为心。殷怀从中发，悲感激清音。投觞罢欢坐，逍遥步长林。萧萧山谷风，黯黯天路阴。惆怅忘旋反，歔欷涕沾襟。"此外，慨叹时光匆匆流逝，却未能建功立业的思想也常常出现在他的诗中："闲居心不娱，驾言从友生。……骋哉日月逝，年命将西倾。建功不及时，钟鼎何所铭。收念还寝房，慷慨咏坟经。"最终，无可奈何的陈琳选择通过学道来宽慰自己，他的诗歌也表达了其试图通过道家的修身养生思想来排解苦闷："沈沦众庶间，与世无有殊。纡郁怀伤结，舒展有何由。轗轲固宜然，卑陋何所羞。援兹自抑慰，研精于道腴。"

王粲（177—217），字仲宣，东汉末山阳高平（今山东省微山县）人，善属文，有诗名，博学多识，其诗赋为"建安七子"之冠，与曹植并称"曹王"。王粲因容貌丑陋、身材矮小，在荆州依附刘表时不为所重，后归曹操，被赐爵关内侯，迁军谋祭酒。建安二十二年（216），王粲随曹操南征孙权，于北还途中病逝，终年41岁。

王粲的涉医诗歌主要有三个特点。一是以草药入诗歌，如"幽兰吐芳烈，芙蓉发红晖"（《清河作》），"藿蒲竟广泽，葭苇夹长流"（《从军诗五首》其五）等，诗中的"兰""芙蓉""藿蒲"（芦苇和蒲草）等皆为中草药。二是反映道教养生思想，如《矛俞新福歌》中的"子孙受百福，常与松乔游"。"松乔"是中国道教神话中仙人赤松子与王子乔的并称，这表明王粲对道教养生颇为信奉。三是关涉人的心理状态，其中最具代表性的是《七哀诗三首》。

诗曰：
其一
西京乱无象，豺虎方遘患。复弃中国去，远身适荆蛮。
亲戚对我悲，朋友相追攀。出门无所见，白骨蔽平原。
路有饥妇人，抱子弃草间。顾闻号泣声，挥涕独不还。
未知身死处，何能两相完。驱马弃之去，不忍听此言。
南登霸陵岸，回首望长安。悟彼下泉人，喟然伤心肝。

其二

荆蛮非我乡，何为久滞淫。方舟溯大江，日暮愁我心。
山冈有余映，岩阿增重阴。狐狸驰赴穴，飞鸟翔故林。
流波激清响，猴猿临岸吟。迅风拂裳袂，白露沾衣襟。
独夜不能寐，摄衣起抚琴。丝桐感人情，为我发悲音。
羁旅无终极，忧思壮难任。

其三

边城使心悲，昔吾亲更之。冰雪截肌肤，风飘无止期。
百里不见人，草木谁当迟。登城望亭燧，翩翩飞戍旗。
行者不顾反，出门与家辞。子弟多俘虏，哭泣无已时。
天下尽乐土，何为久留兹。蓼虫不知辛，去来勿与谘。

——王粲《七哀诗三首》

上述诗歌中的"喟然伤心肝""日暮愁我心""忧思壮难任""边城使心悲""哭泣无已时"等都表现了王粲内心强烈的悲痛和抑郁沉闷的情绪。这种悲伤源于看到妇人因战乱饥荒抛弃自己孩子的悲痛，源于羁留他乡的辛酸凄怆与怀念家乡的寂寞忧伤，源于身处荒寒边城的忧愁和对人民深受战争之苦的同情。组诗深刻表达了其悲惨凄切、肝肠摧裂、哀怨伤悲的心理状态。长期的情志过激不利于身心健康，长此以往极可能会产生身体病变，可以说长期忧思悲痛的心理状态为王粲的早逝埋下了诱因。

此外，据西晋皇甫谧《针灸甲乙经序》记载，王粲与"医圣"张仲景颇有渊源。张仲景与王粲的生活时代同为东汉末期，据传张仲景二十多岁时，曾在都城洛阳一带行医，并与王粲相交甚笃。在交往中，张仲景发现王粲有"疠疾"的病源，便对王粲说："君有病，四十当眉落，眉落半年而死。令服五石汤可免。"（《甲乙经序》）王粲听罢，嫌弃他的话不顺耳，自认为身体并无不适，于是只碍于情面接受了汤药，私下里却并不服用。三日后，张仲景又见到王粲，问他："你是否服用了汤药？"

王粲谎称已服用。张仲景认真观察他的神色，对王粲说："根据你的神色便知你并没有吃药。你为何轻视自己的性命呢？"王粲始终不相信自己患病，后来他的眉毛果然渐渐地脱落，不久后就去世了。《黄帝内经》载："喜伤心，怒伤肝，思伤脾，悲伤肺，恐伤肾。"精辟地说明了情志活动与人体健康的密切关系。可以说，王粲的早逝，疫病虽是最主要的原因，但与他长期悲痛忧思的心理状态导致的健康损害，以及不信医者之言，不遵医嘱也不无关系。

徐干（170—217），字伟长，北海郡剧县（今山东省寿光市）人。徐干遵循"清玄体道"的养生之法，他在《中论》自序中云："潜身穷巷，颐志保真，淡泊无为，惟存正道。"曹丕品评徐干时说："观古今文人，类不护细行，鲜能以名节自立，而伟长独怀文抱质，恬淡寡欲，有箕山之志，

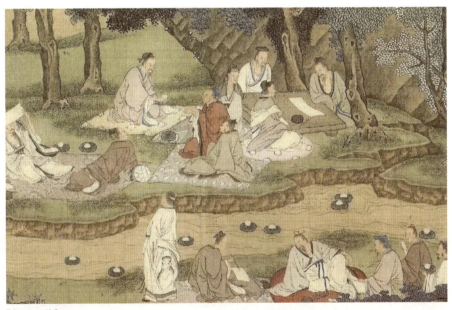

《邺下之游》

三国时期，曹操定都邺城，其子曹丕、曹植以及建安七子（包括孔融、陈琳、王粲、徐干、阮瑀、应场、刘桢）云集邺下，经常集宴云游，诗酒酬唱，称为"邺下雅集"。邺下聚会，开创了文人雅集的先河。

可谓彬彬君子者矣！"（《与吴质书》）。徐干撰有《室思诗六章》，体现了他的养生思想。

诗曰：

其一

沉阴结愁忧，愁忧为谁兴？念与君生别，各在天一方。
良会未有期，中心摧且伤。不聊忧餐食，慊慊常饥空。
端坐而无为，仿佛君容光。

其二

峨峨高山首，悠悠万里道。君去日已远，郁结令人老。
人生一世间，忽若暮春草。时不可再得，何为自愁恼？
每诵昔鸿恩，贱躯焉足保。

——徐干《室思诗六章》其一、其二

诗歌由开始的"愁忧为谁兴""中心摧且伤"的消极忧愁转变为"郁结令人老""何为自愁恼"的淡泊豁达，这说明徐干养生思想的变化，可以看出徐干逐渐正确认识到心理对身体健康的影响，以及其对恬淡寡欲、清玄体道养生思想的推崇。此外，徐干也善于寓情于本草，"惨惨时节尽，兰叶凋复零"（《室思诗六章》其四），"凉风动秋草，蟋蟀鸣相随。冽冽寒蝉吟，蝉吟抱枯枝"（《于清河见挽船士新婚与妻别诗》）均为颂药抒怀之作。

阮瑀（165—212），字元瑜，东汉末陈留尉氏（今河南开封市尉氏县）人，出身望族，少时师从蔡邕，蔡邕称其为"奇才"。阮瑀妙音律，好文学，尤善章表书记，与子阮籍、孙阮咸并有盛名，阮籍、阮咸叔侄为"竹林七贤"。阮瑀现存诗歌14首（含残诗一句），反映其医学思想的有《七哀诗》《隐士诗》《怨诗》等，这些诗歌反映出阮瑀对生死寿命的正确认识。如"民生受天命，漂若河中尘。虽称百龄寿，孰能应此身"（《怨诗》），又如"丁年难再遇，富贵不重来。良时忽一过，身体为土灰"（《七哀诗》）。人虽号称有百岁之寿，但真正能达到的又有几个呢，随着时光的流逝，人的生命也终将走向终结。此外，他还关注到人的身体会随着年龄的变化而改变，"白发随栉堕，未寒思厚衣。四支易懈倦，行步益疏迟。常恐时岁尽，魂魄忽高飞。自知百年后，堂上生旅葵"（《诗》）。这首诗提到人老了之后，头发变白、更加畏寒、四肢倦怠、行动迟缓、精气神大不如年轻时候，揭示了人体的变化发展规律。

应玚（177—217），字德琏，三国魏汝南南顿（今河南省项城市南顿镇）人，以文章见称，被曹操征为丞相掾属。应玚出身于书香门第，其祖父应奉、伯父应劭俱博学多识，为当时著名的儒者。应玚长于赋，有文赋数十篇，传世诗作不多，仅有6首，其中涉及医学的有《侍五官中郎将建章台集诗》《报赵淑丽诗》《斗鸡诗》等，主要是对自身心理状态的表达。如"戚戚怀不乐，无以释劳勤"（《斗鸡诗》）；"临河累太息，五内怀伤忧"（《别诗二首》其二）；"朝云不归，夕结成阴。离群犹宿，永思长吟。有鸟孤栖，哀鸣北林。嗟我怀矣，感物伤心"（《报赵淑丽诗》）；"朝雁鸣云中，音响一何哀。问子游何乡，戢翼正徘徊"（《侍五官中郎将建章台集诗》）。可以看出，应玚虽出身名门，但因生逢乱世，到处飘零，一生踬踬满志，却始终壮志难酬，诗中的"戚戚""伤忧""伤心""哀"等都表明了其愁苦的情志状态。

此外，值得一提的是应玚之弟应璩。应璩（190—252），字休琏，博学好作文，善为书记，今存诗30余篇，其中《百一诗》数篇体现其医学思想。

诗曰：
细微可不慎，堤溃自蚁穴。腠理早从事，安复劳针石。
哲人睹未形，愚夫暗明白。曲突不见宾，燋烂为上客。
思愿献良规，江海俟不逆。狂言虽寡善，犹有如鸡蹠。
鸡蹠食不已，齐王为肥泽。

——应璩《百一诗》其四

又曰：

少壮面目泽，长大色丑粗。丑粗人所恶，拔白自洗苏。

平生发完全，变化似浮屠。醉酒巾帻落，秃顶赤如壶。

——应璩《百一诗》其六

应璩在该组诗的其四中提出"腠理早从事，安复劳针石"，腠理，中医指皮肤、肌肉的纹理。张仲景《金匮要略·脏腑经络先后病脉证》云："腠者，是三焦通会元真之处，为血气所注；理者，是皮肤脏腑之文理也。"应璩认为，如果在疾病未严重的时候进行治疗，又何须用针灸之术进行治疗呢？这种防患于未然的治病理念与扁鹊"君有疾在腠理，不治将深""使圣人预知微，能使良医得蚤从事，则疾可已，身可活也"（《史记·扁鹊仓公列传》）的医学思想是一致的，对于疾病治疗十分有益。此外，组诗其六中"少壮面目泽，长大色丑粗"描写了人随着年岁的增长容貌发生的变化，而"平生发完全，变化似浮屠。醉酒巾帻落，秃顶赤如壶"则描写了自己脱发的症状。

刘桢（186—217），字公干，东汉末宁阳（今山东省宁阳县）人，东汉著名文学家，为"建安七子"中的佼佼者，善作诗文，其五言诗颇负盛名，后人将其与曹植并称为"曹刘"。刘桢《赠五官中郎将诗四首》，其二反映了疾病带给人的重大影响。

诗曰：

余婴沉痼疾，窜身清漳滨。自夏涉玄冬，弥旷十余旬。

常恐游岱宗，不复见故人。所亲一何笃，步趾慰我身。

清谈同日夕，情盼叙忧勤。便复为别辞，游车归西邻。

素叶随风起，广路扬埃尘。逝者如流水，哀此遂离分。

追问何时会，要我以阳春。望慕结不解，贻尔新诗文。

勉哉修令德，北面自宠珍。

——刘桢《赠五官中郎将诗四首》其二

诗文反映了刘桢身染痼疾到漳水之滨疗养，养病的时日从夏天到了冬天，长达十余月，而刘桢在患病期间心境极为消极，他在诗中写道："常恐游岱宗，不复见故人。"古代谓人死后魂归泰山，这表明刘桢当时病情甚重，以至于担忧自己就此死亡，再也见不到亲朋好友了。"所亲一何笃，步趾慰我身"，幸而后来曹丕亲去看望他，刘桢的心情才有所宽慰。诗作从哀叹"逝者如流水，哀此遂离分"的死亡忧思到"追问何时会，要我以阳春"的重会期待，反映了刘桢病中心理由悲观消极到乐观积极的变化。

值得一提的是，诗中的"窜身清漳滨"成为卧病的典实，"病卧漳滨""漳滨卧"在后世的咏病诗中反复出现。如司空曙《哭王注》"已叹漳滨卧，何言驻隙难"；李商隐《梓州罢吟寄同舍》"楚雨含情皆有托，漳滨卧病竟无憀"；刘禹锡《许给事见示哭工部刘尚书诗因命同作》"乞身来阙下，赐告卧漳滨"；韦庄《婺州屏居蒙右省王拾遗车枉降访病中延候不得因成寄谢》"三年流落卧漳滨，王粲思家拭泪频"等都运用到了该典故。

《赠五官中郎将诗四首》其三则提到了"秋日多悲怀，感慨以长叹。终夜不遑寐，叙意于濡翰"。作者内心伤悲忧郁，终日长叹，以至于无暇睡眠，只能"叙意于濡翰"，以写作排忧遣怀。刘桢用诗歌表达了内心忧虑对失眠症的重要影响，而他在另一首诗作《赠徐干诗》中写道："思子沉心曲，长叹不能言。起坐失次第，一日三四迁……仰视白日光，皦皦高且悬。兼烛八纮内，物类无颇偏。"同样也表达了这种因忧失眠的情况。

第二章
刘伶醉意不在酒：竹林诗文与医药文化

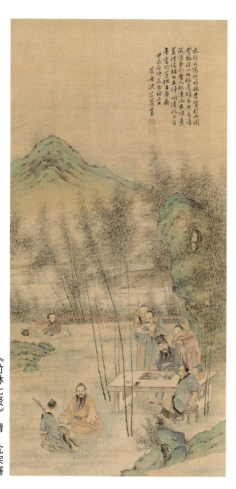

《竹林七贤》 清·沈宗骞

"竹林七贤"指的是三国魏正始年间（240—249）的嵇康、阮籍、山涛、向秀、刘伶、王戎、阮咸七位名士。七子本称"七贤"，因七人常于当时山阳县（今河南辉县一带）的竹林之下清谈吟咏、酣饮美酒、弹琴长啸、肆意纵歌，故世谓"竹林七贤"。七人皆崇尚老庄玄学，他们诗歌的医学思想以抒发心理哀愁、感叹人生短暂、渴望超脱世俗和散论养生原理为特点。

一、谯国嵇康，养生论医

嵇康（223—262），字叔夜，三国魏谯郡铚县（今安徽省濉溪县）人，其妻是魏长乐亭主，为曹操曾孙女，因与魏宗室通婚，拜中散大夫，世称"嵇中散"。嵇康善文、工诗、精音律，反对名教思想，崇尚老庄，主张"越名教而任自然"，是当时的思想家、政治家和文学家。40 岁时，因吕安狱牵连，被司马昭所杀。

根据《晋书·嵇康传》的记载，嵇康"常修养性服食之事，弹琴咏诗，自足于怀，以为神仙禀之自然，非积学所得，至于导养得理，则安期、彭祖之伦可及，乃著《养生论》。"嵇康著有《养生论》《答难养生论》（也叫《答向子期难养生论》）《答释难宅无吉凶摄生论》等篇专论养生。

其中，《养生论》是嵇康的一篇代表作，全篇约 1300 字。文中通过类比说理的方法，提出他对养生的认识和看法。他认为，如果能"旷然无忧患，寂然无思虑，又守之以一，养之以和"，就可以"与羡门比寿，王乔争年"了。

嵇康此文问世后，向秀写了一篇题为《难嵇叔夜养生论》的文章与之争鸣，文中说："若夫节哀乐，和喜怒，适饮食，调寒暑，亦古人之所修也；至于绝五谷，去滋味，寡情欲，抑富贵，则未敢许也。"此文也言之成理，虽然仅有 800 余字，但却从另一个角度对养生提出了新的见解，不失为一家之说。嵇康看了此文之后，又写了《答向子期难养生论》一文，这是一篇长达 4000 余字的说理文，文中进一步阐明他对养生方法的认识，并指出安逸和舒适的生活环境非但无益于养生，而且还是养生的最大祸患。"酒肉"是美味的毒药；"富贵"是伤生的利斧；至于锦衣绣裳、起居无常皆不可取。他认为"外物虽丰，哀亦备矣"，唯有"视荣辱如一""不以隐约趋俗""栖心于玄冥之崖""含气于莫大之涘者"，才能够却老延年。文中特别强调节饮食、吮真气对养生所起的重要作用。

嵇康现存诗 60 余首，其中关涉养生学内容的有 17 首。嵇康的养生思想非常强调合"道"，主张"贵柔"，明显地打上了老庄思想的烙印。如"天道害盈，好胜者残。强梁致灾，多事招患。欲得安乐，独有无愆"（《代秋胡歌诗》其三）；"羽化华岳，超游清霄。云盖习习，六龙飘飘。左配椒桂，右缀兰苕。……齐物养生，与道逍遥"（《四言诗》其十）。

在养生的方法上，一是爱气惜精："役神者弊。极欲令人枯。……纵体淫恣。莫不早徂。酒色何物。自令不辜。歌以言之。酒色令人枯。"（《代秋胡歌诗》其四）"但愿养性命，终己靡有他。良辰不我期，当年值纷华。……遗物弃鄙累，逍遥游太和。"（《答二郭诗三首》其二）二是旷达胸怀："志在守朴，养素全真。……欲寡其过……世务纷纭，祗搅予情。安乐必诫，乃终利贞。"（《幽愤诗》）三是琴书啸吟："弹琴咏诗，聊以忘忧。"（《四言赠兄秀才入军诗》其十六）"琴诗自乐，远游可珍。含道独往，弃智遗身。寂乎无累，何求于人。长寄灵岳，怡志养神。"（《四言赠兄秀才入军诗》其十七）四是服食草药："煌煌灵芝，一年三秀。予独何为，有志不就。惩难思复，心焉内疚。庶勖将来，无馨无臭。采薇山阿，散发岩岫。永啸长吟，颐性养寿。"（《幽愤诗》）当然，在他的养生思想中也掺杂了一些服食驻颜、长生不老、羽化成仙的东西。"人生寿促，天地长久。百年之期，孰云其寿。思欲登仙，以济不朽。"（《四言赠兄秀才入军诗》其六）；"授我自然道，旷若发童蒙。采药钟山隅，服食改姿容。"（《游仙诗》）；"凌厉五岳，忽行万亿。授我神药，自生羽翼。呼吸太和，炼形易色。"（《代秋胡歌诗》其六）；"受道王母，遂升紫庭。逍遥天衢，千载长生。"（《代秋胡歌诗》其七）。这些是应当被摒弃的。

二、陈留阮籍，咏怀言医

阮籍（210—263），字嗣宗，三国魏陈留尉氏（今河南开封市尉氏县）人，"建安七子"阮瑀之子，任散骑常侍、步兵校尉，封关内侯，世称"阮步兵"。阮籍少年早慧，据传其"幼有奇才异质，八岁能属文，性恬静"（《魏氏春秋》）。后期在司马氏的政治高压下，"籍虽不拘礼教，然发言玄远，口不臧否人物"（《晋书·阮籍传》），阮籍采取明哲保身的态度，对世事缄口不言，以纵酒谈玄来保全自身。

阮籍传世诗作 90 余首，其中《咏怀诗八十二首》《咏怀诗十三首》为其代表作，钟嵘称阮籍《咏怀诗》"厥旨渊放，归趣难求"（《诗品》）。《咏怀诗》思想内容十分复杂，其中体现阮籍医学思想的诗作颇多，概括而言，具有以下特点。

（一）对中药的吟咏

阮籍的此类诗作有："嘉树下成蹊，东园桃与李。秋风吹飞藿，零落从此始。繁华有憔悴，堂上生荆杞。"（《咏怀诗八十二首》其三）"清露被皋兰，凝霜沾野草。"（《咏怀诗八十二首》其四）"夭夭桃李花，灼灼有辉光。悦怿若九春，磬折似秋霜。"（《咏怀诗八十二首》其十二）"琅玕生高山，芝英耀朱堂。荧荧桃李花，成蹊将夭伤。"（《咏怀诗八十二首》其四十四）"幽兰不可佩，朱草为谁荣？修竹隐山阴，射干临层城。葛藟延幽谷，绵绵瓜瓞生。"（《咏怀诗八十二首》其四十五）等。诗中出现桃、李、藿（豆叶）、荆（荆芥）、杞（枸杞）、兰、芝英（灵芝）、朱草（传说中的红色仙草）、竹、葛藟等多种药名。更值得注意的是，阮籍以中药寄寓抒怀。如"幽

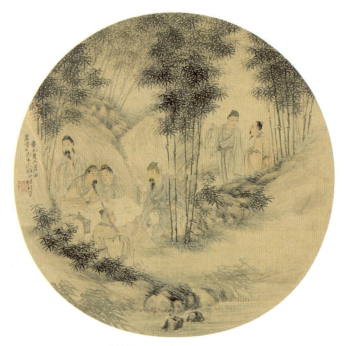

《竹林七贤图》 清·任伯年

兰不可佩"典出《离骚》"户服艾以盈要兮,谓幽兰其不可佩",这里的
"幽兰"比喻高洁的品性,而"不佩幽兰"暗含世人不识幽兰、不辨善恶
之意。"朱草为谁荣?"中的"朱草",古人以之为瑞草,朱草荣发却无
人赏识又有什么意义呢?这里寄寓了阮籍怀才不遇、理想落空的苦闷心
理。又如"堂上生荆杞"不是单纯地指荆棘和枸杞,因这两种草药多钩刺,
向来被人们视为恶木,由此将其代指奸臣小人,这里暗讽朝政被奸佞之
徒所把持。事实上,正如清代方东树在其论诗之作中所言:"大约不深解《离
骚》,不足以读阮诗。"(《昭昧詹言》)阮籍的诗实则与屈原一致,屈原之
诗看似写"香草美人",实则暗含"忠君爱国"之意,阮籍也是如此,看
似是吟咏草药,其实多以草药来抒怀言志。

（二）对生死的思考

生死向来是医学中最重要、最绕不开的话题。阮籍的《咏怀诗八十二首》中蕴含不少有关生死的表达，如"死生自然理，消散何缤纷""逝者岂长生，亦去荆与杞""自然有成理，生死道无常""鸾鹥时栖宿，性命有自然"等。从诗中不难看出，阮籍认为生死是不可违背的自然规律，对生死之无常感到无奈，其生死观有"死生亦大矣，岂不痛哉"的悲情。

（三）对寿命的慨叹

阮籍除了在《咏怀诗八十二首》诗作中表达了对生死的思虑外，还在诗中抒发了对延年益寿的思索，如"人言愿延年，延年欲焉之？黄鹄呼子安，千秋未可期""焉见王子乔，乘云翔邓林。独有延年术，可以慰我心""愿为云间鸟，千里一哀鸣。三芝延瀛洲，远游可长生"等。

（四）对心郁的咏叹

政治高压之下，阮籍心郁难医，并借此书写了大量的表现自身哀愁抑郁心理状态的诗句，如《咏怀诗八十二首》中的"感激生忧思，萱草树兰房""开秋肇凉气，蟋蟀鸣床帷。感物怀殷忧，悄悄令心悲""羁旅无俦匹，俛仰怀哀伤""军旅令人悲，烈烈有哀情。念我平常时，悔恨从此生""有悲则有情，无悲亦无思"《咏怀诗十三首》"啸歌伤怀，独寐寤言。临觞拊膺，对食忘餐。世无萱草，令我哀叹"等。

（五）对容颜衰老的哀叹

爱美之心，古今皆同。现代医学的发展进步，可以帮助我们延缓甚至逆转岁月流逝所造成的容颜衰老，可身在魏晋时期的阮籍面对容颜的变化却无可奈何。他在《咏怀诗八十二首》中写道："朝为美少年，夕暮成丑老。自非王子晋，谁能常美好。""一日复一夕，一夕复一朝。颜色改平常，精神自损消。胸中怀汤火，变化故相招。"可见，从"美少年"到"丑老"，阮籍的容貌变化很大，恰如《史记·扁鹊见蔡桓公列传》的记载："因嘘唏服臆，魂精泄横，流涕长潸，忽忽承龘，悲不能自止，容貌变更。"人们容貌的变化与心情的起伏关系密切。阮籍的容貌之变，岂止是单纯年岁增长的缘故，更是由于"终身履薄冰，谁知我心焦！"（《咏怀诗八十二首》其三十六）

（六）对道家养生的推崇

阮籍早年服膺儒家思想，志在用世，他在《咏怀诗八十二首》中自称"昔年十四五，志尚好《书》《诗》。被褐怀珠玉，颜闵相与期"。少年的阮籍雅好《诗经》《尚书》等儒家经典，然而经历魏晋之变后，政治之动乱、生命之无常使他心灰意冷，现实社会与其遵循的礼法名教之间的矛盾令他无比痛苦，为了避世，阮籍转而崇尚自然，对道教产生了浓厚的兴趣，因此他的诗歌较多地关涉了道家养生。例如他在《咏怀诗十三首》中写道："揽辔按策，进退有度。乐往哀来，怅然心悟。……岂不志远，才难企慕。命非金石，身轻朝露。焉知松乔，颐神太素。逍遥区外，登我年祚。"他在《咏怀诗八十二首》中写道："仙者四五人，逍遥晏兰房。寝息一纯和，呼噏成露霜。沐浴丹渊中，照耀日月光。岂安通灵台，游濬去高翔。""愿登太华山，上与松子游。渔父知世患，乘流泛轻舟。""保身念道真，宠耀焉足崇。""咄嗟荣辱事，去来味道真。道真信可娱，清洁存精神。""招彼玄通士，去来归羡游。""昔有神仙者，羡门及松乔。噏习九阳间，升遐叽云霄。人生乐长久，百年自言辽。"等。阮籍自负才高，却无法施展，所以才会有"穷途之哭"。从儒家积极入世思想转变为道家养生思想，这既是他谨慎避祸的无奈之举，也是其乐生哀死的自然选择。

三、沛国刘伶，以酒消愁

刘伶（约 221—300），字伯伦，西晋沛国（今安徽淮北）人，好老庄之学，蔑视礼法，追求自由逍遥，无为而治。刘伶嗜酒如命，被称为"醉侯"，曾作《酒德颂》，自称"惟酒是务，焉知其余"。在中医学中，"酒"亦是药，《素问·汤液醪醴论》说："自古圣人之作汤液醪醴者，以为备尔……邪气时至，服之万全。"长沙马王堆汉墓出土的竹简《十问》记载："酒者，五谷之精气也，其入中散流，其入理也彻而周……故以为百药由。"这里认为酒可以为百药所用。此外，李时珍《本草纲目》认为，酒"苦、甘、辛、大热、有毒"，能"行药势，通血脉，润皮肤，散湿气，除风下气"。

刘伶以酒为药，舒缓忧愁，他所作《咒辞》是以酒养生的典型。诗云："天生刘伶，以酒为名。一饮一斛，五斗解酲。妇人之言，慎不可听。"诗中说"妇人之言，慎不可听"，是其反对妻子劝他戒酒养生的言论。据《世说新语·任诞》记载："刘伶病酒，渴甚。从妇求酒。妇捐酒毁器，涕泣谏曰：'君饮太过，非摄生之道，必宜断之！'伶曰：'甚善。我不能自禁，唯当祝鬼神自誓断之耳。便可具酒肉。'妇曰：'敬闻命。'供酒肉于神前，请伶祝誓。伶跪而祝曰：'天生刘伶，以酒为名，一饮一斛，五斗解酲。妇人之言，慎不可听！'便饮酒进肉，隗然已醉矣。"因刘伶嗜酒太过，他的妻子不许其饮酒，他就欺骗妻子说自己也想戒酒，但是不能自禁，要祭祀发誓戒酒才行，当妻子准备好祭祀的酒食后，刘伶却偷偷喝了祭祀的酒。中药讲求剂量，饮酒也是如此，从上述记载也能看出刘伶并不是不懂养生之道，他也认同妻子所说的"君饮太过，非摄生之道，必宜断之"。只是面对世事无可奈何的刘伶把酒当作了逃避现实、放肆情

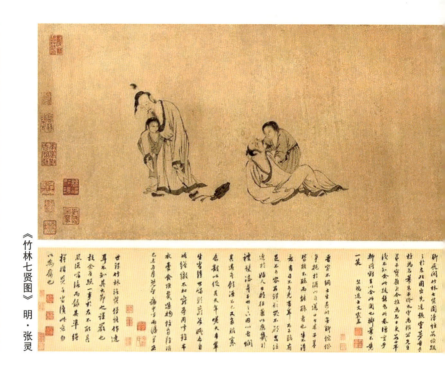

图中七人皆露醉态，四人席地而坐，或盘坐或躺卧，或举目望天，或举杯欲饮，神态各异。酒酣耳热之际的脱略形骸，充分体现了魏晋时期文人高士放荡不羁、玄虚恬静的精神状态和追求自由自在不受传统束缚的集体意识。

《竹林七贤图》 明·张灵

志的工具。刘伶所作《北芒客舍诗》云："陈醴发悴颜，巴歈畅真心。缊被终不晓，斯叹信难任。何以除斯叹，付之与瑟琴。长笛响中夕，闻此消胸襟。"这首诗是刘伶沉郁心理的抒发，通过诗中"悴颜""斯叹""消胸襟"等词不难看出刘伶的惆怅郁闷与消极困顿，而喝"陈醴"、听"长笛"果真有"消胸襟"的养生功用，使刘伶能够心胸舒畅。

四、河内向秀，诗赋述医

向秀（约 227—272），字子期，河内怀县（今河南武陟）人。向秀喜老庄学说，曾为《庄子》作注，被赞"妙析奇致，大畅玄风"（《世说新语·文学》）。可惜的是注未成向秀便离世了，他所撰写的《难嵇叔夜

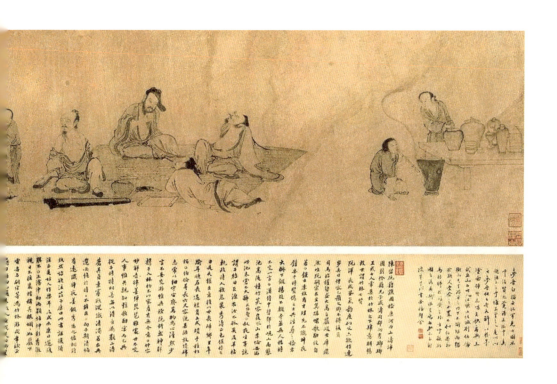

养生论》（又称《难养生论》）提到养生要顺应人的性情，即自然而然的天理，并强调合"自然"与"名教"为一。他在文中写道："生之为乐，以恩爱相接，天理人伦，燕婉娱心，荣华悦志，服食滋味，以宣五情；纳御声色，以达性气，此天理之自然，人之所宜、三王所不易也。"他认为背离人性、有悖天理的养生是无意义的，因为恪守"绝五谷、去滋味、寡情欲、抑富贵"的养生方法即便长生不老也不会快乐，更何况用短暂的一生去坚守如此痛苦的养生之道。此外，向秀的诗赋作品《思旧赋》也为涉医之作，该赋为悼念亡友嵇康、吕安而作。他在赋中写道："叹黍离之愍周兮，悲麦秀于殷墟。惟古昔以怀今兮，心徘徊以踌躇。栋宇存而弗毁兮，形神逝其焉如。昔李斯之受罪兮，叹黄犬而长吟。悼嵇生之永辞兮，顾日影而弹琴。托运遇于领会兮，寄余命于寸阴。"文中"叹黍离……悲殷墟"两句用典。"黍离"典出《诗经》,《黍离》为诗名,是《诗经》中感叹周朝覆亡的诗歌;而"悲殷墟"则典出《史记》,《宋微子世家》记载了箕子朝拜周王,经过故都殷墟,感伤于宫室损毁、国破家亡而作《麦秀》之事。向秀吊古伤今,感伤老友故去,悲叹物是人非。从赋中的"叹""悲""徘徊""踌躇""长吟"不难看出向秀内心的伤感,而"形神逝其焉如"是对人死后身体与魂魄归属的思考与反问,"托运遇于领会兮,寄余命于寸阴"则反映出其对生命的理解,他认为人生命运

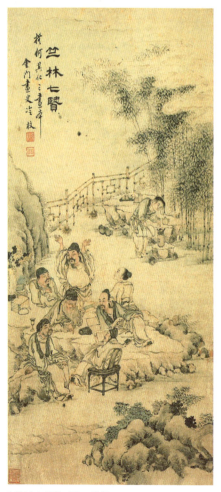

《竹林七贤》 清·冷枚

领悟只在一瞬,而生命的意义应在于做有意义的事情,就像嵇康那样,选择用生命最后时刻之"寸阴"去"顾日影而弹琴",这是向秀用超然的诗性境界对医学领域生命与生死问题的深刻探讨。此外,竹林七贤及山涛、王戎、阮咸三人,他们的文集多散佚,不见涉医诗歌,这里我们就其医学思想稍作讨论。

山涛(205—283),字巨源,河内郡怀县(今河南武陟西)人。据典籍记载可知,山涛好老庄、重养生,善饮酒却不嗜酒。《晋书·山涛传》载:"涛饮酒八斗方醉,帝欲试之,乃以酒八斗饮涛,而密益其酒,涛极本量而止。"其实山涛并非"八斗方醉",而是知

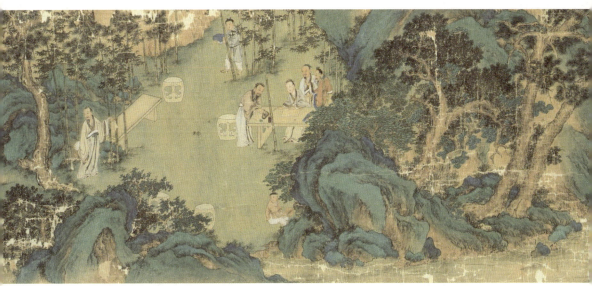

《竹林七贤图》（局部） 明·仇英

道饮酒需适可而止，故在酒量的范围内停止再饮。深知养生内涵与方法的山涛，活到了 78 岁，在当时可称得上长寿之人。

王戎（234—305），字浚冲，琅玡郡临沂县（今山东临沂）人，注重魏晋玄学养生之法，主张"贵己重生""人无贵贱，有道则尊"等理论。

阮咸，西晋陈留尉氏（今属河南开封）人，为阮籍之侄，二人合称"大小阮"。阮咸任性放荡、不拘俗礼，精通音律、尤善琵琶，时人赞其"妙达八音"。阮咸与音乐为伴，以乐养生，其实也是中医养生的一种方式。中医学认为通过宫、商、角、徵、羽五音与五神、五脏相对应，可以达到调节人体身心状态的效果。以乐养生的渊源可追溯至《礼记·乐记》："凡音之起，由人心生也，物使之然也。"音乐能影响人的心理，调节情志变化，而这种养生方式也逐渐被后世医家所重视，如金代医家张从正便以音乐为一味良药，更加具体地阐述了音乐养生理论。

第三章
采菊悠然见南山：两晋诗文与医药文化

　　魏咸熙二年（265），魏元帝禅位司马炎，司马氏改国号晋，建都洛阳，史称西晋。建兴五年（317），司马睿在建业承制改元，即晋王位（尚未称帝），史称东晋。晋灭吴后完成了全国的统一，然而稳定的局面并没有维系太久，晋惠帝继位，"八王之乱"持续十余年之后，匈奴灭西晋，北方进入"五胡十六国"的战乱时期。此时，医学和文学兴盛发展。在医学领域，医家因动荡之下百姓的伤病而有了大量的实践，临床医学迅速发展，出现了王叔和的《脉经》、皇甫谧的《针灸甲乙经》等重要医学著述。此外，玄学笼罩之下，服石之风大盛，炼丹术也盛行一时。在诗歌领域，左思等诗人继承了建安风骨的慷慨之气，陆机、潘岳形成了繁缛的拟古之风，东晋时期玄言诗也逐渐兴起。在此背景下，大量优秀的涉医诗作出现，其中较具代表性的诗人有陶渊明、张华、张协、陆机、左思等。

一、靖节先生，医传扶桑

　　陶渊明是晋代伟大的诗人、辞赋家、散文家，其诗歌创作开田园诗歌之先河，被誉为"古今隐逸诗人之宗""田园诗派之鼻祖"，而在其众多的田园诗中，涉医诗作是非常值得注意的类型。

陶渊明（约365—427），字元亮，一说名潜字渊明，自号五柳先生，东晋庐江浔阳柴桑（今江西九江）人。晋代名臣陶侃之曾孙，外祖父为名士孟嘉。陶渊明冲淡平和、不慕名利，被任命为彭泽令时，因不愿"为五斗米向乡里小人折腰"而辞官归乡，自此隐居田园、回归自然，恪守幽居的养生之术。宋文帝元嘉四年（427），陶渊明病卒于浔阳，好友私谥靖节，世称"靖节先生"。

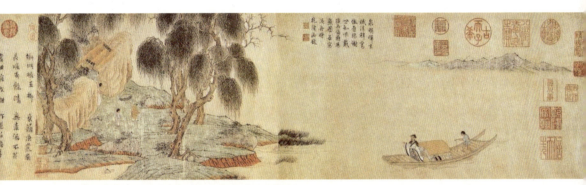

《归去来辞图》　元·钱选　美国大都会博物馆藏

陶渊明的隐逸生活成为东晋以后历代文人士大夫称颂和仿效的楷模。心隐在晋朝被世人尊奉，不论是在野者甘于寂寞、乐守清贫的自我情操激励，还是高居庙堂者急流勇退、不恋仕途的自我坦荡比附，均借此来高踏情怀，宠辱不惊，不求闻达，从而获得自己内心的自在与和谐。

陶渊明学宗儒玄，他幼时修习儒家经典，在诗中自云"少年罕人事，游好在六经"（《饮酒二十首》其十六），又有很深的道家烙印，"自谓是羲皇上人。意浅识罕，谓斯言可保"（《与子俨等疏》），将自己比作道家"圆羲治世天尊"，即中国医药鼻祖伏羲。受到道家养生思想的影响，陶渊明不仅雅好文学，对医学也有一定的研究，他著有《陶潜方》一书，可惜今已亡佚，于《隋书·经籍志》中亦无记载。然而，该书于唐代时曾远传日本，日本永观二年（984年，即中国宋太宗雍熙元年），著名医家丹波康赖撰成《医心方》30 卷，是书为日本现在最早的医书，书中引用《陶潜方》四则，虽然《陶潜方》今仅存医方四则，但由此不难看出陶渊明于医学领域颇有造诣，幸运的是，陶渊明医学思想于其诗歌中也有所保留，靖节先生诗作今存 138 首，其中涉医诗歌约占总数的三分之一，现概述如下。

（一）聊持浊酒，养性喜情

合理饮酒是陶渊明的重要养生之道，他不仅为此专门作组诗《饮酒诗二十首》，还在第十八首中谈到酒的"祛惑"之用。他在诗作中写道："子云性嗜酒，家贫无由得。时赖好事人，载醪祛所惑。觞来为之尽，是咨无不塞。"这里，"醪"即为酒，有浊酒、醇酒之意，而"觞"指的是酒杯，古人常说"举觞相庆"，诗中的"觞来"说的便是饮酒。此外，他还在多篇诗作中谈及酒有"祛虑""消忧""散襟颜"之药用，诗云："酒能祛百虑，菊解制颓龄"（《九日闲居》）、"酒云能消忧，方此讵不劣"（《形影神诗三首》其二《影答形》）、"四体诚乃疲，庶无异患干。盥濯息檐下，斗酒散襟颜"（《庚戌岁九月中于西田获早稻诗》）。除此之外，他还作《止酒》表达自己倘若无酒抒怀，便难以欢喜的心情。

诗云：

好味止园葵，大欢止稚子。平生不止酒，止酒情无喜。
暮止不安寝，晨止不能起。日日欲止之，营卫止不理。

——陶渊明《止酒》节选

不难看出，止酒便"情无喜"的陶渊明是离不开酒的。在他的诗中，有与父老乡亲、好友亲朋相聚的宴饮："故人赏我趣，挈壶相与至。班荆坐松下，数斟已复醉。父老杂乱言，觞酌失行次。不觉知有我，安知物为贵。悠悠迷所留，酒中有深味。"（《饮酒诗二十首》其十四）"得欢当作乐，斗酒聚比邻。"（《杂诗十二首》其一）"我有旨酒，与汝乐之。"（《答庞参军诗》）"促席延故老，挥觞道平素。"（《咏二疏诗》）也有悠然隐居时富有闲情雅致的小酌："有酒有酒，闲饮东窗。"（《停云诗》）"清琴横床，浊酒半壶。"（《时运诗》）"清歌散新声，绿酒开芳颜。"（《诸人共游周家墓柏下诗》）"虽无挥金事，浊酒聊可恃。"（《饮酒二十首》其十九）"一觞虽独进，杯尽壶自倾。日入群动息，归鸟趋林鸣。啸傲东轩下，聊复得此生。"（《饮酒二十首》其七）"欢然酌春酒，摘我园中蔬。"（《读山海经诗十三首》其一）"觞弦肆朝日，樽中酒不燥。"（《杂诗十二首》其四）"我唱尔言得，酒中适何多。"（《蜡日》）"若复不快饮，空负头上巾。但恨多谬误，君当恕醉人。"（《饮酒诗二十首》其二十）当然也有忧愁苦闷时的借酒消愁，作为父亲的陶渊明，看到自己的儿郎们皆不成器，不禁叹息道"天运苟如此，且进杯中物"（《责子诗》）。而陶渊明想象自己去世后"亲旧哭我旁"的场景时，也不忘嗟叹"在昔无酒饮，今但湛空觞。春醪生浮蚁，何时更能尝"（《拟挽歌辞三首》其二）。诗人自咏贫居之忧时则提到无酒可饮的困窘，"倾壶绝馀沥，窥灶不见烟"（《咏贫士诗七首》其二），甚至当其借朋友相交之移叹世事之变时，也以酒来抒发忧国伤时的悲痛，"未言心相醉，不在接杯酒"（《拟古诗九首》其一）。可以说，陶明渊的生活离不开酒，酒是其隐居生活的一味良药，也是其诗歌生命的重要源泉，因此他在《读山海经诗十三首》（其五）中写道："在世无所须，惟酒与长年。"饮酒是其抚慰内心伤痛、颐养情志的有效之法。

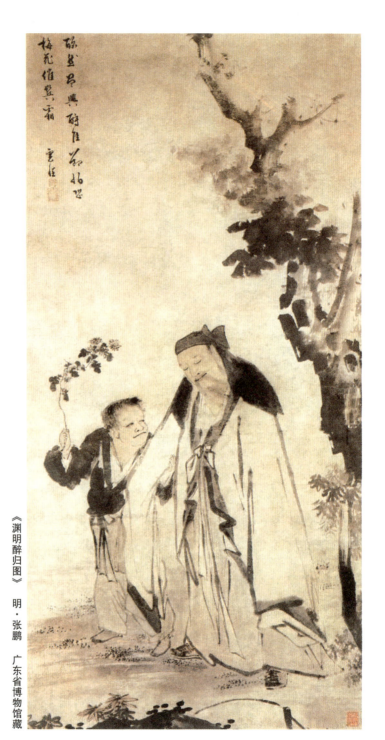

《渊明醉归图》 明·张鹏 广东省博物馆藏

图中陶渊明醉眼蒙眬、面带笑意，意犹未尽之态尽显。伴童尽心尽力，谨慎地搀扶着陶渊明，手持一株菊花更加彰显出隐者陶渊明的身份。再现了那句「采菊东篱下，悠然见南山」的千古绝句。

（二）种药采药，诗中咏药

陶渊明的涉药诗作颇多，宋人周敦颐在《爱莲说》中写道："晋陶渊明独爱菊。"在诸多药材中，陶渊明最爱的便是"菊"了，菊花历经风霜却依旧竞相开放，更是有着不凡的药用价值。菊花味苦、甘，性微寒，归肺、肝经，可以疏散肝经风热，又能清肝明目，可治目赤昏花、肝阳眩晕、肝风实、疮痈肿毒等症，常配伍连翘、薄荷、桔梗等，如桑菊饮（《温病条辨》），又可与金银花、生甘草同用，如甘菊汤（《揣摩有得集》）等。陶渊明诗歌中的采菊之作有脍炙人口的"采菊东篱下，悠然见南山"（《饮酒诗二十首》其五）。咏菊之作有"三径就荒，松菊犹存。"（《归去来兮辞》）"芳菊开林耀，青松冠岩列。怀此贞秀姿，卓为霜下杰。"（《和郭主簿诗二首》其二）"秋菊有佳色，裛露掇其英。泛此忘忧物，远我遗世情。"（《饮酒诗二十首》其七）等诸多佳作。

除"菊"之外，对于其他中药，陶渊明也不吝笔墨。"种豆南山下，草盛豆苗稀。晨兴理荒秽，带月荷锄归。"（《归园田居诗五首》其三）诗歌描写种"豆"之过程，也体现了陶渊明合理劳作的养生思想。而含有中药的诗作如"紫芝谁复采，深谷久应芜。驷马无贳患，贫贱有交娱"（《赠羊长史诗》）吟咏了"紫芝"，即灵芝的一种；再如"蕤宾五月中，清朝起南飔。不驶亦不迟，飘飘吹我衣。重云蔽白日，闲雨纷微微。流目视西园，晔晔荣紫葵"（《和胡西曹示顾贼曹诗》）中描写了具有清热解毒、凉血止血、润肺止咳之功效的"紫葵"；还如"榈庭多落叶，慨然已知秋。新葵郁北牖，嘉穟养南畴"（《酬刘柴桑》）中吟咏的"新葵"；"青松在东园，众草没其姿"（《饮酒诗二十首》其八）吟咏的"青松"；"荣荣窗下兰，密密堂前柳。……兰枯柳亦衰，遂令此言负"（《拟古九首诗》其一），以及"幽兰生前庭，含薰待清风。清风脱然至，见别萧艾中"（《饮酒诗二十首》其十七）中吟咏的"兰"和"柳"；"梅柳夹门植，一条有佳花"（《蜡日》）中吟咏的"梅"和"柳"；"种桑长江边，三年望当采"（《拟古九首诗》其九）和"桑竹垂余荫，菽稷随时艺"（《桃花源记并诗》），以及"相见无杂言，但道桑麻长。桑麻日已长，我土日已广。常恐霜霰至，零落同草莽"（《归园田居诗五首》其二）中的种"桑"、咏"桑"；"榆柳荫后檐，桃李罗堂前。暖暖远人村，依依墟里烟。狗吠深巷中，鸡鸣桑树巅。户庭无尘杂，虚室有余闲"（《归园田居诗五首》其一）中吟咏的"榆柳""桃李""桑树"；"昔我云别，仓庚载鸣"（《答庞参军》）中的"仓庚"。仓庚即黄莺，古人认为黄莺亦为中药，传说仓庚作羹可以疗妒，明人张煌言《妒妇津》诗云："古云粥仓庚，可以疗此痼。"

此外，陶渊明的诗歌还涉及了《山海经》中的仙药。如对延年益寿神药的描写，"丹木生何许，乃在峚山阳。黄花复朱实，食之寿命长"（《读山海经诗十三首》其四）；又如对"芜"的描写，"逍遥芜皋上，杳然望扶木"（《读山海经诗十三首》其六），这里的"芜"应是指"蘼芜"。《山海经·中山经》中记载了"蘼芜"这种药材："又东南一百二十里曰洞庭之山。……其木多柤、梨、橘、櫾，其草多葌、蘼芜、芍药、芎藭。帝之二女居之，是常游于江渊。"《本草纲目·草部三》载："蘼芜，一作（蘪）芜，其茎叶靡弱而繁芜，故以名之。当归名蕲，白芷名蒚。其叶似当归，其香似白芷，故有蕲茝、江蓠之名。""蘼芜"的功效颇丰，《神农本草经》云："主咳逆，定惊气，辟邪恶，去三虫。"

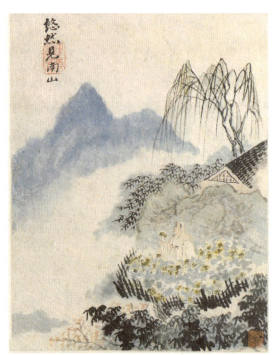

《陶渊明诗意图册·悠然见南山》 清·石涛
北京故宫博物院藏

苏颂《本草图经》认为其"作饮香，云可以已泄泻"等。

（三）服食中药，以疗疴疾

陶渊明的诗歌不仅有采摘、种植、吟咏中药之作，还有对服食药材的记载。如"负疴颓檐下，终日无一欣。药石有时闲，念我意中人"（《示周续之祖企谢景夷三郎时三人共在城北讲礼校书诗》），这是陶渊明写给友人周续之、祖企的信，自述其抱恙在身而隐居陋室，却因思念友人而终日不得欢颜，以至于吃药也时断时续。又如"饥食首阳薇，渴饮易水流"（《拟古诗九首》其八），在该诗中，陶渊明回忆了青年时期的豪情壮志，讲少年远游之时，饿了就学伯夷、叔齐食首阳山的薇菜，口渴便喝易水之水流。诗歌用夷叔之典故，伯夷、叔齐皆为商末孤竹君之子，武王克商后，他们于首阳山采薇而食，宁饿死而不食周粟。陶渊明仿效伯夷、叔齐所食之"薇"，实乃中药，"薇"又称大巢菜，学名为荒野豌豆。据《本草纲目》记载："薇，生麦田中，原泽亦有。故《诗》云，山有蕨薇。非水草也。即今野豌豆。蜀人谓之巢菜。蔓生，茎叶气味皆似豌豆，其藿作蔬、入羹皆宜。《诗疏》以为迷蕨，郑氏《通志》以为金樱芽，皆谬矣。项氏云，巢菜有大小二种，大者即薇，乃野豌豆之不实者，小者即苏东坡所谓元修菜也，此说得之。"《本草拾遗》谈其药性云："气味甘，寒，无毒。主治久食不饥，调中，利大小肠（藏器）。利水道，下浮肿，润大肠。"

（四）调养身心，益智延年

菊花开又落，一年复一年，岁月流转间，陶渊明也意识到自己身体亦在逐渐老去。"白发被两鬓，肌肤不复实。"（《责子诗》）"荏苒岁月颓，此心稍已去。值欢无复娱，每每多忧虑。气力渐衰损，转觉日不如。"（《杂诗十二首》其五）"弱质与运颓，玄鬓早已白。"（《杂诗十二首》其七）"昔闻长者言，掩耳每不喜。奈何五十年，忽已亲此事。求我盛年欢，一毫无复意。"（《杂诗十二首》其六）光阴荏苒，诗人敏感地觉察到自己身体的变化：青丝变成了白发，肌肤也不似当年紧实，气力也随之慢慢衰损。面对身体的衰老，陶渊明既承认人随着时间的流逝而逐渐老去是事物发展无法改变的规律，"日月环复周，我去不再阳"（《杂诗十二首》其三），但同时他也积极调整心态，并在诗中表示"丈夫志四海，我愿不知老"（《杂诗十二首》其四），"盛年不重来，一日难再晨。及时当勉励，岁月不待人"（《杂诗十二首》其一）。陶渊明人老而情志不衰，以调养情志的养生之道来延缓衰老。

此外，陶渊明还重视养气、乐心等养生方法。如其在诗中所言："袅

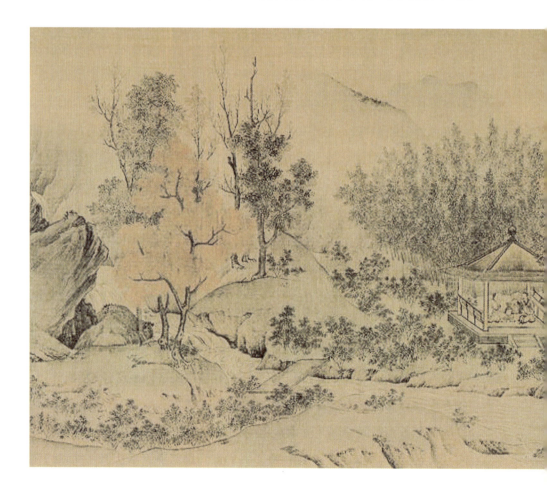

袅松标崖,婉娈柔童子。年始三五间,乔柯何可倚?养色含津气,粲然有心理。"(《杂诗十二首》其十二)而养心方面,陶渊明主张以诗书乐心。"悦亲戚之情话,乐琴书以消忧。"(《归去来兮辞》)"息交游闲业,卧起弄书琴。"(《和郭主簿诗二首》其一)"弱龄寄事外,委怀在琴书。"(《始作镇军参军经曲阿作诗》)"知我故来意,取琴为我弹。上弦惊别鹤,下弦操孤鸾。"(《拟古诗九首》其五)"荣叟老带索,欣然方弹琴。原生纳决履,清歌畅商音。"(《咏贫士诗七首》其三)"衡门之下,有琴有书。载弹载咏,爰得我娱。"(《答庞参军诗》)由上述陶诗可知,诗人通过调养情志、养气乐心等方式来调养身心、面对衰老,确有益智延年之功效。

《陶潜赏菊图》 北宋·赵令穰 台北故宫博物院藏

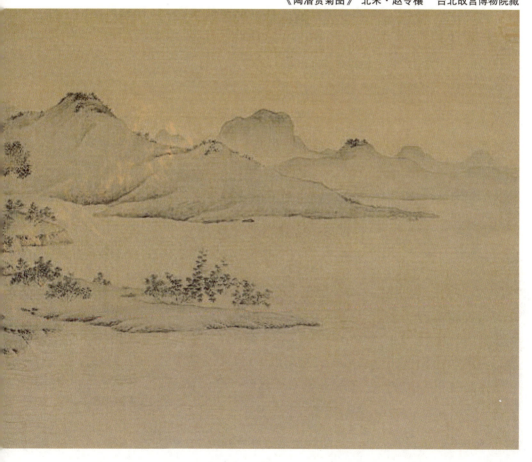

（五）乐天知命，正视死亡

陶渊明的一些诗歌深刻地反映了其复杂的生死观。一方面，他理解普通人对死亡的忧惧，所以他在诗中写道："世短意恒多，斯人乐久生。"（《九日闲居》）另一方面，他面对生死又有着超乎常人的豁达，所以他咏叹："步步寻往迹，有处特依依。流幻百年中，寒暑日相推。常恐大化尽，气力不及衰。拨置且莫念，一觞聊可挥。"（《还旧居诗》）于陶渊明而言，害怕死亡的念头往往转瞬即逝，饮一杯酒，便能搁下生死之念。

这种生死观实际上是其儒家修养的体现。儒家讲"死生有命，富贵在天"（《论语·颜渊》）、"乐天知命，故不忧"（《易经·系辞上传》），在隐居生活中又何尝不是如此？他乐天安命，不畏惧死亡，且尊重衰老和死亡的客观规律，在许多诗中都表达了这种思想。其中典型的有《五月旦作和戴主簿诗》："既来孰不去，人理固有终。居常待其尽，曲肱岂伤冲？迁化或夷险，肆志无窊隆。即事如已高，何必升华嵩。"陶渊明认为，人既有出生又孰能没有死亡？生命的发展必然有终结。一如平常地等待命尽，清贫闲适又有何妨？世事无常有平坦亦有险阻，随心纵情并无尊卑。倘若能豁达地看待世事，又何必要像登顶华山与嵩山那样追求过多呢？从诗中可见，陶渊明能清醒地看待生命的开始和终结，并主张对待死亡应恬淡肆意，无忧无惧，顺其自然。"寒暑有代谢，人道每如兹。达人解其会，逝将不复疑。忽与一觞酒，日夕欢相持。"（《饮酒诗二十首》其一）"宇宙一何悠，人生少至百。岁月相催逼，鬓边早已白。"（《饮酒诗二十首》其十五）"徘徊丘垄间，依依昔人居。井灶有遗处，桑竹残朽株。借问采薪者：此人皆焉如？薪者向我言：死殁无复余。一世异朝市，此语真不虚。人生似幻化，终当归空无。"（《归园田居诗五首》其四）"一旦百岁后，相与还北邙。松柏为人伐，高坟互低昂。颓基无遗主，游魂在何方。"（《拟古诗九首》其四）"运生会归尽，终古谓之然。世间有松乔，于今定何间？故老赠余酒，乃言饮得仙。试酌百情远，重觞忽忘天。天岂去此哉，任真无所先。云鹤有奇翼，八表须臾还。自我抱兹独，僶俛四十年。形骸久已化，心在复何言。"（《连雨独饮诗》）"彭祖寿永年，欲留不得住。老少同一死，贤愚无复数。……甚念伤吾生,正宜委运去。"（《形影神诗三首》其三《神释》）"有生必有死，早终非命促。昨暮同为人，今旦在鬼录。"（《拟挽歌辞三首》其一）"自古皆有没，何人得灵长。"（《读山海经诗十三首》其八）以上诗作都反映了陶渊明尊重生死、乐天知命的生死观。

除此之外，陶渊明也关注到了人精神生命的存在与消散。一方面，陶渊明歌颂高洁之士的精神生命。"朝与仁义生，夕死复何求。"（《咏贫士诗七首》其四）"闻有田子春（一作泰），节义为士雄。斯人久已死，乡里习其风。生有高世名，既没传无穷。不学狂驰子，直在百年中。"（《拟古诗九首》其二）他在《述酒诗》中写道："王子爱清吹，日中翔河汾。朱公练九齿，闲居离世纷。峨峨西岭内，偃息常所亲。天容自永固，彭殇非等伦。""王子"即周灵王太子晋，传其喜吹笙，十七岁乘白鹤仙去，陶渊明以这个典故暗喻晋朝十七年而亡国。"朱公"指的是范蠡，范蠡避世闲居至陶地，更名改姓，号陶朱公。"练九齿"即修习养生之术。"西岭"指的是伯夷、叔齐隐居之地西山。"偃息"即安卧之意。"所亲"即所倾慕敬佩之意。第五、六句之意为：在那高大巍峨的西山之中，安睡着我所仰慕的伯夷、叔齐两位高人。"天容"即天人之容，代指伯夷、叔齐等高洁之人。"彭"指传说中的道家先驱之一彭祖，据传其常食桂芝，善导引行气以养生,活了八百余岁。"殇"指早夭的儿童。"等伦"即等同。第七、八句是说人的精神生命是不 样的，高洁之士的精神会永久存在，而普通人则不能，就好比长寿的彭祖和早夭的儿童不能等量齐观，表达了陶渊明对伯夷、叔齐等隐士精神生命的敬佩。

另一方面，陶渊明在认为死后精神生命永存可贵的同时，也更看重人在世时的颐神养性、悠然自得，因此他对于自己的身后名节并没有过分追求，如其诗云：

道丧向千载，人人惜其情。有酒不肯饮，但顾世间名。
所以贵我身，岂不在一生。一生复能几，倏如流电惊。
鼎鼎百年内，持此欲何成！

——陶渊明《饮酒诗二十首》其三

在诗中，他说人生之时光流逝飞快，生命不过百年，因此不同于世人以世间名节为重，他更喜酒酣耳热，临风浩歌，以此愉悦心神，体验生命的美好。此外，又有诗云："千年不复朝，贤达无奈何。向来相送人，各自还其家。亲戚或余悲，他人亦已歌。死去何所道，托体同山阿。"（《拟挽歌辞诗三首》其三）在诗中，他哀叹下葬后数千年不能重见朝阳，哪怕圣贤的人也是这样，死了还有什么好说的，不过是葬在山冈罢了。他还在诗中感叹："颜生称为仁，荣公言有道。屡空不获年，长饥至于老。虽留身后名，一生亦枯槁。死去何所知，称心固为好。客养千金躯，临化消其宝。裸葬何必恶，人当解意表。"（《饮酒诗二十首》其十一）陶渊明认为如颜回、荣启期那样为了名节而生活困苦，一生枯槁是不值得的，而那种为了花费千金保养身体的行为也是不值得的，养生最重要的是"称心"，即随心所欲，逍遥自在。

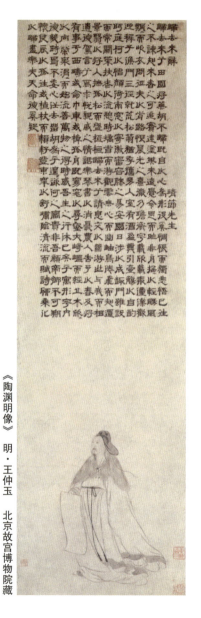

此图的上部隶书录陶渊明的《归去来辞》全文，下部绘陶渊明像，其手持长卷，目视远方，宽大的袍袖随风飘动，体现了诗人的潇洒飘逸。

《陶渊明像》 明·王仲玉 北京故宫博物院藏

二、西晋诗坛，诗涵医旨

西晋诗坛的涉医诗歌，以张华、张载、张协、陆机、左思等人的诗作为代表，后世称张华与张载、张协两兄弟为"三张"（一说为张载、张协、张亢兄弟三人，张华不在其中），三人在诗作中皆对医学有所关涉。陆机是西晋太康诗风的代表人物，他的涉医诗歌中有组诗《百年歌十首》，论述了年龄与身体变化之关系，颇有医学意义。左思的诗作被钟嵘赞为"左思风力"（《诗品》），其诗歌有建安余韵，《咏史》八首是其代表作，诗中不乏医学思想。

（一）"三张"之涉医诗歌

张华的《招隐诗二首》《答何劭诗三首》《赠挚仲治诗》等均为涉医诗歌。张载亦有不少诗作广涉中医之情志变化与调理、中药描写与分析等医学内容。张协诗名较盛，其诗作"文体华净，少病累，又有巧构形似之言"（《诗品》），其《杂诗》十首中有不少诗句描写了中草药的生长变化。

张华（232—300），字茂先，西晋范阳方城（今河北固安）人，为西汉初午著名谋士张良十六世孙，唐名相张九龄十四世祖。张华为人博学多才、喜读文史、善为诗文，编有《博物志》一书，为中国第一部博物学著作。

张华的涉医诗歌，有对疾病的关注，"自昔同寮寀，于今比园庐。衰疾近辱殆，庶几并悬舆"（《答何劭诗三首》其一）。张华作此诗讲自己身患重病，如遇困难险阻一般，差不多要辞官归家了。诗中"辱殆"语出《老子》

"知足不辱，知止不殆，可以长久"，即困辱和危险之意。此外，诗人十分注重道医养生。"隐士讬山林，遁世以保真。"（《招隐诗二首》其一）"守精昧玄妙，逍遥无为墟。"（《游仙诗四首》其一）"恬淡养玄虚，沈精研圣猷。"（《赠挚仲治诗》）"混沌无形气，奚从生两仪。元一是能分，太极焉能离。"（《诗》）由上述诗歌不难看出，诗人极善于从道家学说中汲取养生智慧。

张华诗中还有对情志的抒发，如"恬旷苦不足，烦促每有余"（《答何劭诗三首》其一）、"道长苦智短，责重困才轻"（《答何劭诗三首》其二）。诗人不仅抒发了自己的苦闷情志，还善于用诗、乐、舞等方式怡情调性。"北方有佳人，端坐鼓鸣琴。终晨抚管弦，日夕不成音。忧来结不解，我思存所钦。君子寻时役，幽妾怀苦心。"（《情诗五首》其一）"居欢惜夜促，在戚怨宵长。拊枕独啸叹，感慨心内伤。"（《情诗五首》其三）"歌者流声，舞者投袂。动容有节，丝竹并设。宣畅四体，繁手趣挚。欢足发和，醻不忘礼。"（《晋宴会歌》）

此外，对于中药，张华亦不吝笔墨，其许多诗作中都出现了中草药。例如对"荷"的用笔，"逍遥游春宫，容与缘池阿。白苹齐素叶，朱草茂丹华。微风摇蕙若，层波动芰荷"。又如涉及"桑"这味中药的诗作，"从容养余日，取乐于桑榆"（《答何劭诗三首》其一），诗中的桑树被称为"东方神木"，桑树浑身是宝，桑枝、桑叶、桑白皮、桑葚皆可入药，其中桑叶可疏散风热、清肺润燥，桑白皮可泻肺平喘、利水消肿，桑枝能祛风湿、利关节，而桑葚则有滋阴补血、生津润燥的功效。

张载，生卒不详，字孟阳，西晋安平（今河北安平）人，传其容貌丑陋，而博学多闻、性情文雅，曾任著作佐郎，累迁弘农太守，后又拜中书侍郎等职。西晋末年，张载见世方乱，便称疾告归，后卒于家中。

张载诗歌今存 20 首，其中涉及医学的有 6 首。张载的诗作中含有

"兰""芝""艾""荆棘"等多味中药,如"畴昔协兰芳,缱绻在华年"(《赠虞显度诗》),"隐显虽在心,彼我共一地。不见巫山火,芝艾岂相离"(《招隐诗》),"蒙茏荆棘生,蹊径登童竖"(《七哀诗二首》其一)等。

值得一提的是,他的诗中还有对"茶"这味特殊中药的赞美。《登成都白菟楼诗》云:"芳茶冠六清,溢味播九区。"这里的"六清"指茶的"六饮",即《周礼·天官》所谓"凡王之馈……饮用六清"。郑玄云:"六清,水、浆、醴、凉、医、酏。"事实上,茶本身便是作为药被神农氏发现的,《神农本草经》云:"神农尝百草,日遇七十二毒,得茶而解之。"茶圣陆羽也在《茶经》中说:"茶之为饮,发乎神农氏。"据传神农尝百草时发现了茶,并以之为解毒的良药,而现代医学研究也同样发现了茶的药用价值,茶中蕴含的茶多酚、茶多糖等成分具有减肥、抗压抗焦、提高免疫力、降低胆固醇和血压、防治早老性痴呆、减低心脑血管发病和死亡风险等多种功效,由此可见,"茶"真是一味不可多得的宝药。

此外,张载对香药也颇为重视,诗人在《登成都白菟楼诗》中还写道:"鼎食随时进,百和妙且殊。披林采秋橘,临江钓春鱼。"诗中的"百和"即"百和香",通过张载等人的诗歌可以看出,这种香药至少在西晋时期便已出现了。与之时代相近的南朝梁诗人吴均《行路难》诗其四云:"博山炉中百和香,郁金苏合及都梁。"有所不同的是,张载诗歌描写的百和香似是用于食物烹饪的香料,而吴均诗中的百和香则明显是熏香。当然,张载的诗歌也体现了道家养生思想,如"虑该道机,思穷妙神"(《赠司隶傅咸诗》)。诗人在诗中对十分奇妙的修道养生之灵机进行了讨论。

张协,生卒不详,字景阳,西晋安平人,少有俊才,曾官秘书郎、河间内史等职,晋怀帝永嘉初年,朝廷征召其为黄门侍郎,张协托病不就。后世亦有人将之与其兄张载、其弟张亢并称"三张",兄弟三人中,张亢不善为诗，张协则诗名较盛，今存诗 15 首，其中涉医诗作 7 首。

张协在诗歌中表达了修心养生的思想，诗中写道："感物多思情，在险易常心。劫来戒不虞，挺辔越飞岑。"（《杂诗十首》其六）诗中的"常心"则庄子所谓"得其常心，物何为最之哉"（《庄子·德充符》），即保持平常心态。

又有诗云："君子守固穷，在约不爽贞。虽荣田方赠，惭为沟壑名。取志于陵子，比足黔娄生。"（《杂诗十首》其十）这里的"固穷"即孔子所说的"君子固穷，小人穷斯滥矣"（《论语·卫灵公》），即安于穷困贫贱。诗中，张协表达了自己安贫乐道、不慕名利，要向出世之人于陵子仲学习的思想。由此可知，诗人重视养心，以平常心态面对世事变化。养心则去忧，心智健康则身体健康，养心是养生长寿的重要手段。

此外，张协诗歌中也出现了许多中药，如"秋夜凉风起，清气荡暄浊。蜻蛚吟阶下，飞蛾拂明烛"（《杂诗十首》其一）。诗中的"蜻蛚"即蟋蟀，成虫入药，有利尿消肿之功效。又如"闽越衣文蛇，胡马愿度燕。风土安所习，由来有固然"（《杂诗十首》其八），本诗的"文蛇"，即花纹五彩斑斓的大蛇。再如"兰葩盖岭披，清风缘隙啸"（《游仙诗》），"兰"有调气和中、止咳、明目等功用。据清代医学家赵学敏《本草纲目拾遗》记载："素心建兰花除宿气，解郁。蜜渍青兰花点茶饮，调和气血，宽中醒酒。黄花者名蜜兰，可以止泻。色黑者名墨兰，治青盲最效。"再如"乘鹢舟兮为水嬉。临芳洲兮拔灵芝"（《采菱歌》），描绘了泛舟水上嬉戏娱乐，在芳草丛生的小洲上采摘灵芝的美景。

总之，张协对养生颇为重视，他在诗中长叹："养真尚我为，道胜贵陆沈。"（《杂诗十首》其九）这首诗还体现了其养生之术，"游思竹素园，寄辞翰墨林"。诗人以悠游竹园、寄情笔墨来陶冶情志，从而更好地怡心养生。

（二）陆机之涉医诗歌

陆机（261—303），字士衡，吴郡华亭（今上海松江）人。陆机出身颇为显赫，为孙吴丞相陆逊之孙、大司马陆抗第四子，晋武帝太康末，陆机与弟陆云入洛，因文才出众而名动一时，后世将二人合称为"二陆"。陆机今存诗 118 首，其中涉医诗歌 25 首。

陆机十分善于描写中药。"蟋蟀在堂露盈墀，念君远游常苦悲。"（《燕歌行》）"凉风绕曲房，寒蝉鸣高柳。"（《拟明月何皎皎诗》）"上山采琼蕊，穹谷饶芳兰。"（《拟涉江采芙蓉诗》）"幽兰盈通谷，长秀被高岑。"（《悲哉行》）"芳兰振蕙叶，玉泉涌微澜。"（《招隐诗二首》其一）"种葵北园中，葵生郁萋萋。"（《园葵诗二首 》其一 ）"翩翩晚凋葵，孤生寄北蕃。"（《园葵诗二首》其二）"蟋蟀""蝉""兰""葵"等中药在其笔下栩栩如生。

陆机重视以乐养心的养生方式。"形影旷不接，所托声与音。音声日夜阔，何用慰吾心。"（《赠尚书郎顾彦先诗二首》其一 ）"去去遗情累，安处抚清琴。"（《拟行行重行行诗》）"闲夜抚鸣琴，惠音清且悲。长歌赴促节，哀响逐高徽。一唱万夫叹，再唱梁尘飞。思为河曲鸟，双游沣水湄。"（《拟东城一何高诗》）由其诗可知，诗人意识到音乐对于养心的重要性，在诗人笔下，音乐可以抚慰孤寂、舒缓苦闷、排遣情绪，能够陶冶性情、预防和治疗心理疾病。

陆机十分善于观察不同年龄阶段人身体的变化，为此他专门撰写了组诗《百年歌十首》，描绘了人从十岁到一百岁的不同身心状态。

诗曰：

其一

一十时，颜如蕣华晔有晖。

体如飘风行如飞，姿彼孺子相追随。

终朝出游薄暮归，六情逸豫心无违。

……

其二

二十时，肤体彩泽人理成。

美目淑貌灼有荣，被服冠带丽且清。

光车骏马游都城，高谈雅步何盈盈。

……

其三

三十时，行成名立有令闻。

力可扛鼎志干云，食如漏卮气如熏。

辞家观国综典文，高冠素带焕翩纷。

……

其四

四十时，体力克壮志方刚。

跨州越郡还帝乡，出入承明拥大珰。

……

其五

五十时。

荷旄仗节镇邦家，鼓钟嘈囐赵女歌。

罗衣绵粲金翠华。言笑雅舞相经过。

……

其六

六十时。

年亦耆艾业亦隆，骖驾四牡入紫宫。

轩冕婀那翠云中，子孙昌盛家道丰。

……

其七

七十时。

精爽颇损胷力愆，清水明镜不欲观。

临乐对酒转无欢，揽形修发独长叹。

其八

八十时，明已损目聪去耳。

前言往行不复纪，辞官致禄归桑梓。

安车驷马入旧里，乐事告终忧事始。

其九

九十时。

日告耽瘁月告衰，形体虽是志意非。

言多谬误心多悲，子孙朝拜或问谁。

指景玩日虑安危，感念平生泪交挥。

其十

百岁时，盈数已登肌肉单。

四支百节还相患，目若浊镜口垂涎。

呼吸嚬蹙反侧难，茵褥滋味不复安。

——陆机《百年歌十首》节选

古人云：“一岁年纪，一岁人。”在组诗中，诗人以精湛的文辞讨论了人在不同阶段的生理与心理特征，详细说明了人的肌肤、体魄、肌肉、体力、精力、心态等会随着年龄的增长而不断变化，这组诗歌很好地论述了人的年龄增长与身体变化之间的关系。

此外，诗人对道医养生之法也颇为尊崇。其诗云：“太素卜令宅，希微启奥基。玄冲纂懿文，虚无承先师。”（《诗》其一）“澄神玄漠流，栖心太素域。琱节欣高视，俟我大梦觉。”（《诗》其二）“轨迹未及安，长彗忽已整。道遐觉日短，忧深使心褊。”（《诗》其四）《诗》其一中的“虚无”即道的本体虚无，语出《庄子》：“夫恬惔寂寞，虚无无为，此天地之平而道德之质也。”其二中的“大梦”指的是人生，《庄子》认为：“方其梦也，不知其梦也……且有大觉而后知此其大梦也。”其四中的“道瑕”形容“道”之远。这组诗表明了陆机亦受道家思想之影响，重视人与天地之关系，并对道家恬淡无为的养生观念颇为认同。

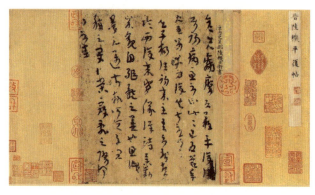

《平复帖》 晋·陆机
故宫博物院藏

此帖共9行、84个字，是陆机写给一位身体多病、难以痊愈的友人的信札，因其中有"恐难平复"字样，故名。

（三）左思之涉医诗歌

左思，（约250—305），字泰冲，一作太冲，齐国临淄（今山东淄博）人。左思以《三都赋》享誉京都，据传左思《三都赋》一出，便引得人们竞相传抄，甚至造成纸张供不应求以至于涨价的现象，典故"洛阳纸贵"即出于此。然而，左思虽因《三都赋》声名大噪，但真正奠定其文学地位的是其诗歌作品《咏史》八首，可见其诗歌造诣之高。左思今存诗15首，其中涉及医学内容的有5首。

左思养生主张清修静养。"功成不受爵，长揖归田庐。"（《咏史八首》其一）"当世贵不羁，遭难能解纷。功成耻受赏，高节卓不群。"（《咏史八首》其三）"被褐出阊阖，高步追许由。振衣千仞冈，濯足万里流。"（《咏史八首》其五）前两首诗中功成身退的隐居之意十分明显，体现了《老子》"功成身退，天之道"的思想。后一首诗中的"被褐"，即穿着粗布短袄；"阊阖"应指朝堂；"许由"是古代的隐士，曾拒绝尧所传天下，而隐居箕山。诗人即使功成名就也不愿意为官作宰，他向往的是远离世俗与朝堂，归隐田园的隐逸生活，这表明了诗人的高洁品行与清心寡欲的养生思想。

不仅如此，左思在诗中还主张以自然之乐亲近自然、净化心灵。其诗云："岩穴无结构，丘中有鸣琴。……非必丝与竹，山水有清音。何事待啸歌，灌木自悲吟。"（《招隐诗二首》其一）是啊，哪里还需要丝竹之音呀，那潺潺的流水声，树木的沙沙声，便是抚慰心灵最好的音乐。

除此之外，左思也有描绘中药的诗歌作品，如"郁郁涧底松，离离山上苗"（《咏史八首》其二），又如"秋菊兼糇粮，幽兰间重襟"（《招隐诗二首》其一）等，也是其涉医诗歌的一部分。

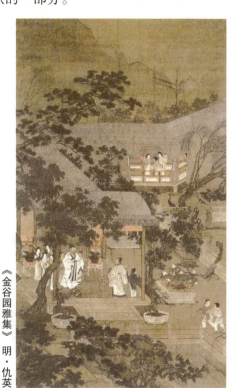

西晋时，金谷园雅集是由文人自发进行的集会活动，由石崇发起，在金谷园中召集当时的文人左思、潘岳等二十四人结成诗社，史称「金谷二十四友」。金谷宴集上，士人们饮酒赋诗、抚琴吹笛、流连山水，就是这样的宴饮之乐也不能消除他们对人生无常的悲哀。

《金谷园雅集》 明·仇英

三、东晋诗坛，寓医于玄

东晋时期盛行清谈之风。"清谈"承袭东汉"清议"的风气，后又称"玄谈"。钟嵘《诗品序》云："永嘉时，贵黄老，稍尚虚谈。"受老庄思想影响，玄言诗大为盛行，其中蕴含着深刻的道家养生思想，代表诗人有王羲之、孙绰、许询等。而值得注意的还有东晋时期著名的医药学家、炼丹家、道学家葛洪，他的诗歌作品《法婴玄灵之曲二首》等，同样也反映出道家养生思想。

（一）王羲之之涉医诗歌

王羲之（303—361，一说321—379），字逸少，琅琊临沂（今山东临沂）人，喜游山水，修服食术，事五斗米道，书法高妙，代表作《兰亭集序》被誉为"天下第一行书"，后世尊之为"书圣"，与其子王献之合称"二王"。王羲之的书帖反映出他颇为推崇食疗与养生，特别是对老庄的养生学素有研究。

王羲之今存诗4首，涉及医学内容的有3首。"造真探玄根，涉世若过客。……虽无丝与竹，玄泉有清声。虽无啸与歌，咏言有馀馨。"（《兰亭诗二首》其二）"争先非吾事，静照在忘求。"（《答许询诗》其二）"取欢仁智乐，寄畅山水阴。清泠涧下濑，历落松竹松。"（《答许询诗》其一）王羲之的诗，表明了其服膺道家、远离世俗、亲近自然、不逐名利的养生思想。诗中也有对"松"这味中药的描写，松之松子、油松节皆可入药，其中松子具有润肠通便、润肺止咳的功效。又据《本草纲目》记载："松节，松之骨也。质坚气劲，故筋骨间风湿诸病宜之。"油松节具有祛风燥湿、活血止痛、舒筋通络的功效。

魏晋时期，文人雅士选取药物的种类繁多，比如槐实、松脂、杏仁、黄精、枸杞、钟乳等，嗜食丹药风靡于世。王羲之也是五石散崇拜者的典型代表。五石散含有剧毒汞，可危及肝、肾、血管等器官而使人当场死亡。王羲之在《服食帖》中说："吾服食久，犹为劣劣。"这是说服用丹药本欲养生，但是依然身羸多病。显然，王羲之因为嗜食五石散中毒，损伤了身体，特别是听力障碍日重。此后，他钟情于治疗肾劳实热、腹胀耳聋的成方"地黄汤"，还经常应用性味辛温的解毒药"天鼠膏"，地黄汤和天鼠膏均可用于防治耳聋。

王羲之熟通本草，他自种自食，以果蔬代药，以本草强身健体，防治疾病。他经常前往山中采药，还在院宅辟有植物园。他最善于林木药材的栽培，常年培植青李、樱桃、柑橘、胡桃、狼毒、来禽等林木和草本植物药材，其中多为解毒理血植物。

　　王羲之还采用民间食疗方略——常食鹅肉，来养生保健。中医认为，鹅肉能解人体五脏的丹毒。难怪王羲之爱鹅、养鹅，素有"右军爱鹅"之说。他善于观察鹅，模仿鹅的动作练习腕力，遂创作一套保健体操《鹅掌戏》，坚持锻炼，既强健了身体，又使臂力、腕力、指力矫捷刚毅，促使他的书法艺术"飘若浮云，矫若惊龙"，其造诣达到了炉火纯青的境界。成语"入木三分"，即源出王羲之书法笔力之遒劲深刻。直到晚年，王羲之写出了"天下第一行书"——《兰亭集序》。

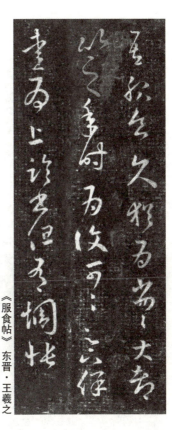

此帖三十字，《右军书记》著录。"吾服食久，犹为劣劣。"体现魏晋南北朝时期的服石习俗。五石散由五种矿物组成，是毒性很重的药，服食者常会出现幻觉，当时人们却以为是升仙之物。

《服食帖》 东晋·王羲之

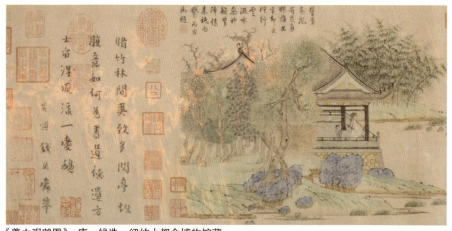

《羲之观鹅图》 唐·钱选 纽约大都会博物馆藏

本图描写的是晋朝的大书法家王羲之，从鹅的动作里领悟书法道理的故事。

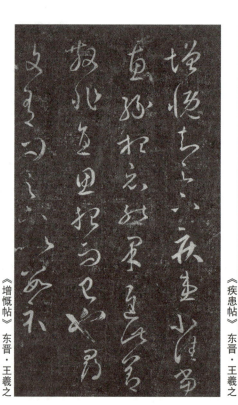

《增慨帖》 东晋·王羲之

《增慨帖》，四行，三十六字。草书。释文：增慨。知足下疾患，小佳，当惠缘想，示能果。迟此节散非直，思想而已也。寻复有问，足下以数示。

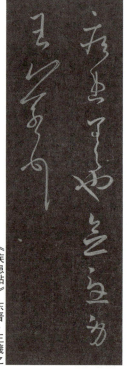

《疾患帖》 东晋·王羲之

《疾患帖》十二字。草书。释文：疾患差也，念忧劳。王羲之顿首。

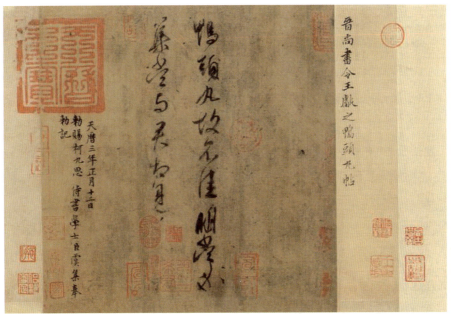

《鸭头丸帖》 东晋·王献之　上海博物馆藏

> 帖中共有两行十五字。释文:鸭头丸,故不佳。明当必集,当与君相见。"鸭头丸"在《本草纲目》中有所记载:"鸭头丸,治阳水暴肿、面赤、烦躁喘息、小便涩,其效如神。"

(二) 孙绰之涉医诗歌

孙绰,(314—371),字兴公,东晋太原中都(今山西平遥县)人。袭封长乐侯,曾任散骑常侍、著作郎等。孙绰能诗善赋,以文才称名于世,为当时文士之冠。今存孙绰诗作 13 首,涉及医学内容的有 4 首。其诗曰:"修竹荫沼,旋濑萦丘。"(《兰亭诗二首》其一)"流风拂枉渚,停云荫九皋。莺语吟修竹,游鳞戏澜涛。携笔落云藻,微言剖纤毫。时珍岂不甘,忘味在闻韶。"(《兰亭诗二首》其二)"谁谓道辽,得之无远。"(《赠温峤诗》)"心凭浮云,气齐皓然。仰咏道海,俯膺俗教。天生而静,物诱则躁。全由抱朴,灾生发窍。"(《赠谢安诗》)孙绰诗中,除有中药"修竹"外,"携笔"还蕴含着以书法颐养性情的思想。"心凭浮云"表明了诗人自然闲适的养生理念,"道海""抱朴"则表达了诗人服膺道家,以及对《老子》"见素抱朴,少私寡欲"养生思想的推崇。

（三）许询之涉医诗歌

许询，生卒不详，字玄度，小字阿讷，会稽山阴（今浙江省绍兴市）人。许询出身高阳许氏，总角之年便因聪慧过人被世人誉为"神童"，成年后又因才藻过人而深受士人钦慕，但他却不喜做官，故而终身不仕。许询今存诗3首，皆涉及医学。其诗曰："青松凝素髓，秋菊落芳英。"（《诗》）"亹亹玄思得，濯濯情累除。"（《农里诗》）"良工眇芳林，妙思触物骋。箴疑秋蝉翼，团取望舒景。"（《竹扇诗》）诗中有对中药"松""菊""蝉"的描写，三味中药皆可入肝经，肝主疏泄，调节人的情志，尤其"菊"为花中四君子之一，品格高尚，《本草纲目》云："菊春生夏茂，秋花冬实，备受四气，饱经露霜，叶枯不落，花槁不零，味兼甘苦，性禀平和。"因而，以此表达诗人玄思除情累的道家养生思想，以及游目骋怀，以景怡情的养生之术，再恰当不过。

（四）葛洪之涉医诗歌

葛洪，（283—363），字稚川，自号抱朴子，东晋丹阳句容（今江苏句容县）人，东晋道教理论家、著名炼丹家和医药学家，世称"小仙翁"。所著《抱朴子》继承和发展了东汉以来的炼丹法术，对之后道教炼丹术的发展具有很大影响，为研究中国炼丹史以及古代化学史提供了宝贵的史料。葛洪还撰有医学专著《玉函方》100卷，多亡佚，今存从其间摘录的《肘后备急方》（原名《肘后救卒方》）三卷，涵盖急救医疗、实用有效的单验方及简要灸法等医学内容，并有史上最早治天花等病的记载。葛洪今存诗5首，都涉及医学。其诗云："空洞成玄音，至精不容冶。……颐神三田中，纳精六阙下。"（《法婴玄灵之曲二首》其一）"妙畅自然乐，为此玄云歌。韶尽至韵存，真音辞无邪。"（《法婴玄灵之曲二首》其二）"昔涉玄真道，腾步登太霞。负笈造天关，借问太上家。……玉胎来绛芝，九色纷相挈。挹景练仙骸，万劫方童牙。谁言寿有终，扶桑不为查。"（《上元夫人步玄之曲》）"晨登太霞宫,挹此八玉兰。夕入玄元阙,采蕊掇琅玕……朝发汗漫府,暮宿勾陈垣。去去道不同,且各体所安。"（《四非歌》）"洞阴泠泠,风佩清清。仙居永劫,花木长荣。"（《洗药池诗》）诗作皆以道家养生思想为主题,不乏求仙问道的内容,兼涵对玄音养生的赞颂及对九色灵芝的描绘等。

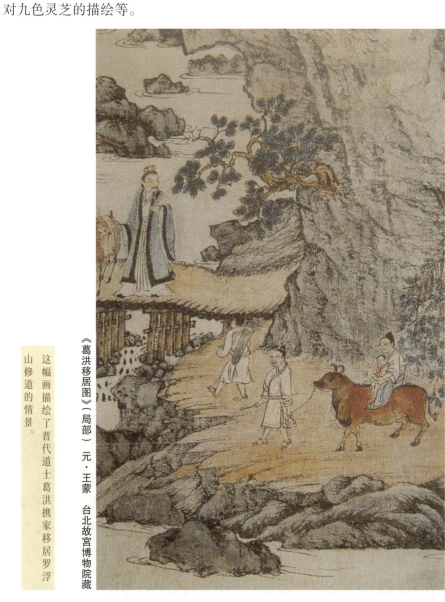

《葛洪移居图》（局部） 元·王蒙 台北故宫博物院藏

这幅画描绘了晋代道士葛洪携家移居罗浮山修道的情景。

第四章

泽兰芙蓉情所止：南北朝诗文与医药文化

南北朝（420—589）是南朝和北朝的统称，东晋以后，历史进入南北朝时期。南朝依次是刘宋、萧齐、萧梁、南陈；北朝是北魏、东魏、北齐、西魏和北周。南北朝虽有朝代更迭，但政权持续对峙，政权的分立致使文化发展极为不平衡。南方文学相对繁荣，诗风以清绮为主，北方文学则较为滞后，诗风多质朴，但均不乏优秀的涉医诗作出现，代表诗人有谢灵运、王融、沈约、江淹、庾信、颜之推等。

一、南朝诗文，清绮医韵

东晋元熙二年（420），晋恭帝被废除帝位，宋武帝刘裕取而代之，建立宋朝，后齐朝、梁朝、陈朝四个王朝相继更迭，统称为南朝，均在建康（今南京）定都。南朝相对北朝，社会较为安定，文学创作活动受到空前的重视，涌现了大量的作家作品，此时也是中国诗歌发展史的重要转折点。清沈德潜说："诗至于宋，性情渐隐，声色大开，诗运一转关也。"（《说诗晬语》）"声色大开"的南朝文坛，优秀的涉医诗作相继诞生。

（一）谢灵运之涉医诗歌

谢灵运（385—433），字灵运，东晋陈郡阳夏（今河南太康）人，出生在会稽始宁（今浙江上虞），幼年寄养于外，因名客儿，世称谢康公、谢康乐。谢灵运博览群书，工诗善文，诗开山水一派，其诗风与颜延之、鲍照相近，多注重描绘山川景物、讲究华丽的辞藻和工整的对仗，世人将三人合称为"元嘉三大家"，元嘉是刘宋文帝的年号。

谢灵运诗今存111首，其中许多诗文涵盖了医药文化。诗云："平生不可保。阳华

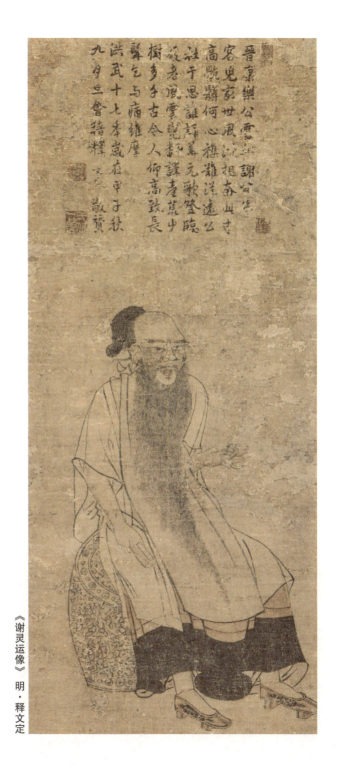

《谢灵运像》明·释文定

与春渥。阴柯长秋槁。心慨荣去速。情苦忧来早。日华难久居。忧来伤人。谆谆亦至老。……迩朱白即赪。忧来伤人……"(《相逢行》)诗中饱含对岁月催人老的哀叹,"忧来伤人"反映出诗人对情志影响人健康的理解。又诗云:"久痗昏垫苦,旅馆眺郊歧。泽兰渐被径,芙蓉始发池。未厌青春好,已观朱明移。戚戚感物叹,星星白发垂。药饵情所止,衰疾忽在斯。逝将候秋水,息景偃旧崖。我志谁与亮,赏心惟良知。"(《游南亭诗》)诗人先叙霖雨不息、厌倦不止的苦闷,后又将心绪移到"泽兰""芙蓉"之中药之景,旅途中霖雨不息既易让人产生伤感思绪,又易使人水肿,泽兰利水消肿;此处的"芙蓉"即"清水出芙蓉"之荷花,借荷花初开以喻出淤泥而不染,不受阴雨天气影响,且荷花可祛湿消风,很是应景。又有诗云:"旅人心长久,忧忧自相接。故乡路遥远,川陆不可涉。泪泪莫与娱,发春托登蹑。欢愿既无并,戚虑庶有协。极目睐左阔,回顾眺右狭。日末涧增波,云生岭逾叠。白芷竞新苕,绿苹齐初叶。摘芳芳靡谖,愉乐乐不燮。佳期缅无像,骋望谁云惬。"(《登上戍石鼓山诗》)此诗为谢灵运在旅途中所作,起初诗人心情忧郁,后借旅途之境以抒怀,体现了诗人畅游山水以调节情志的养生理念,此外诗中还出现了"白芷""绿苹"等中药。白芷性温气厚,芳香行气;"绿苹"即浮萍,质轻上浮,具有疏散风热、解表透疹之功,二物行气、疏散之功正是郁郁旅途所需。

(二)王融之涉医诗歌

王融(468—494),字元长,南朝齐,琅琊临沂(今山东临沂)人。举秀才累官中书郎。史载武帝幸芳林园,禊宴朝臣,使融为曲水诗序,文藻富丽,称绝当世,为"竟陵八友"之一,后坐事瘐死。所谓"竟陵八友",即南北朝齐永明年间竟陵王萧子良左右的文学群体。据记载:"竟陵王子良开西邸，招文学，高祖（萧衍）与沈约、谢朓、王融、萧琛、范云、任昉、陆倕并游焉，号曰'八友'。"（《梁书·武帝本纪》）王融文辞辩捷，尤善仓卒属缀，有《王宁朔集》留世。他写的《药名诗》是现存最早的一首药名诗，诗曰："重台信严敝，陵泽乃闲荒。石蚕终未茧，垣衣不可裳。秦芎留近咏，楚蘅擢远翔。韩原结神草，随庭衔夜光。"诗句中嵌入了重台（玄参或蚤休）、陵泽（甘遂）、石蚕（石僵蚕或石蠹虫）、垣衣（苔藓）、芎（川芎）、蘅（杜衡）、神草（人参或天麻）、夜光（地锦或萤火虫）等药名，读后耐人寻味，更可贵的是为后世的药名诗奠定了基础。后梁元帝萧绎（《长歌行》《药名诗》《针穴名诗》）、沈约（《奉和竟陵王药名诗》《憩郊园和约法师采药》）、庾肩吾（《奉和药名诗》）等都有纂辑，为后世开了先河。

此外，王融的诗作《法乐辞》也俱反映了医学内容。诗云：

其四

袭气变离宫，重析惊层殿。

曼响感心神，修容展欢宴。

生老终巳萦，死病行当荐。

方为净国游，岂结危城恋。

其五

春枝多病夭，秋叶少欣荣。

心骸终委灭，亲爱暂平生。

长风吹北陇，迅景急东瀛。

知三既情畅，得一乃身贞。

———王融《法乐辞》其四、其五

《法乐辞》其四中的"死病"即药石无医的病，古人云："夫死病不可为医。"（《孔丛子》）《法乐辞》其五以春枝之病托寓诗人之病，该诗是诗人病中心绪的表达。王融的诗作《和南海王殿下咏秋胡妻诗》则提到了中药"萱草"，其诗云："三星亦虚映，四屋惨多愁。思君如萱草，一见乃忘忧。"诗中的"萱草"又称"忘忧草"，实际上是一味凉血止血、清热利尿的中药，内服可用于腮腺炎，黄疸小便不利，月经不调等症的治疗，外用可医治乳腺炎等疾病。

（三）沈约之涉医诗歌

沈约（441—513），字休文，吴兴武康（今浙江湖州德清）人，南朝史学家、文学家。他博览群书，极擅诗赋，与谢朓等创"永明体"诗，提出"声韵八病"之说，为"竟陵八友"之一。"八友"之中，沈约尤善写医药之诗。代表诗文有："郭外三千亩，欲以贸朝饘。繁蔬既绮布，密果亦星悬。"（《憩郊园和约法师采药》）"丹草秀朱翘，重台架危岊。木兰露易饮，射干枝可结。阳隰采辛夷，寒山望积雪。玉泉呕周流，云华乍明灭。合欢叶暮卷，爵林声夜切。垂景迫连桑，思仙慕云埒。荆实剖丹瓶，龙刍汗奔血。照握乃夜光，盈车非玉屑。细柳空葳蕤，水萍终委绝。黄符若可挹，长生永昭皙。"（《奉和竟陵王药名诗》）"佩服瑶草驻容色，舜日尧年欢无极。"（《四时白纻歌五首》其一《春白纻》）"飞光忽我遒，岂止岁云暮。若蒙西山药，颓龄倘能度。"（《宿东园诗》）沈约的诗中涵盖丹草（石长生）、重台（玄参，或蚤休）、木兰、射干、辛夷、合欢、龙刍（龙须草）等多味中药，还描写了永驻容颜的仙药"瑶草"和返老还童的仙药"西山药"。

（四）江淹之涉医诗歌

　　江淹（444—505），字文通，济阳考城（今河南省商丘）人，曾历仕宋、齐、梁三朝，是我们所熟悉的成语"江郎才尽"的主人公，是六朝文人中较为出色的一个，著有《齐史·十志》（今佚），《江淹集》九卷、《江淹后集》十卷（《隋书·经籍志》），在我国文学史上占有一定的席位。《草木颂十五首》是他赞颂山水草木的代表作之一，现选四首跟本草关系较为密切者分述如次。第一首为《菖蒲颂》，文中写道："药实灵品，爰乃辅性；却疴卫福，蠲邪养正。"第二首为《黄连颂》，诗中赞曰："黄连上草，丹砂之次。"在当时服食成风的时代里，能将黄连置于丹砂之上，这确实是难能可贵的。第三首为《薯蓣颂》，其谓："微根恍饵，弃剑为仙；黄金共寿，青腠争妍。"第四首是《藿香颂》，他描述说："桂以过烈，麝以太芬；摧阻天寿，夭折人文；讵及藿香，微馥微熏，摄灵百仞，养气青雰。"从这些论述可看出，江氏对本草知识是不无认识的。

二、北朝诗文，质朴医味

　　北朝（386—581）包括北魏、东魏、北齐、西魏和北周五朝，长期的战乱和民族因素使得北朝文化与南方迥乎不同，诗歌也呈现出不同的风格和情调，显示出粗犷质朴的意味，后因使臣的外交、士子的迁移、战乱等因素，南北两地的文化也在一定程度上有所交融，呈现出南北诗风融合的前景。北朝诗人也有涉医诗文，但数量远不及南朝，代表人物有庾信、颜之推、王褒、魏收等。

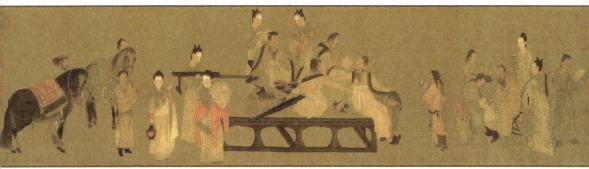

《北齐校书图》 北齐·杨子华 美国波士顿美术馆藏

《北齐校书图》是宋摹本残卷，据画卷题跋，原为杨子华所画，唐代画家阎立本再稿。画中所记录的是北齐天保七年（556）文宣帝高洋命樊逊等人刊校五经诸史的故事。

（一）庾信之涉医诗歌

庾信（513—581），字子山，小字兰成，南阳新野（今河南新野）人，出身士族，其家"七世举秀才""五代有文集"，父庾肩吾工诗善书，官南梁中书令。庾信前期诗歌讲究声律、文藻绮艳，与徐陵齐名，时称"徐庾体"，后奉命出使长安，因江陵陷落而被留居北朝，历仕西魏、北周两朝，官居开府仪同三司等职，诗文风格转至苍凉劲健。唐诗人杜甫赞云："庾信文章老更成，凌云健笔意纵横。"（《戏为六绝句》）

庾信今存诗 325 首，试以其中较为典型的涉医诗作举述如下。"盛丹须竹节，量药用刀圭。石似临邛芋，芝如封禅泥。"（《至老子庙应诏诗》）此诗写了用竹节盛放丹药，以刀圭量药的存药、取药过程，也对"芝"以及金石之药有所描绘。"金灶新和药，银台旧聚神。"（《仙山诗二首》其一）这首诗则记叙了制药的过程。"藏山还采药，有道得从师。"（《奉和赵王游仙诗》）此诗记载了诗人采药以及师从道家修习养生之术的经历。"时占季主龟，乍贩韩康药。"（《和张侍中述怀诗》）此诗是对巫医以龟壳卜筮、韩康采药卖药典故的描写。"危虑风霜积，穷愁岁月侵。留蛇常疾首，映弩屡惊心。稚川求药录，君平问卜林。野老时相访，山僧或见寻。

有菊翻无酒，无弦则有琴。讵知长抱膝，独为梁父吟。"(《卧疾穷愁诗》)这首诗叙写了诗人病中的心态，有对岁月流逝的忧心，有求医问药的经历，有菊、琴怡情的雅兴，也有对隐居养身的期盼。"忽闻桑叶落，正值菊花开。……从今觅仙药，不假向瑶台。"(《蒙赐酒诗》)这首诗写了中药"桑叶"和"菊花"，也抒发了诗人信奉道医，祈求仙药的心理。

(二)颜之推之涉医诗歌

颜之推(530—597，一说531—597)，字介，祖籍琅琊临沂(今山东临沂)，生于江陵(今湖北江陵)，幼受家学，博学多闻。西魏破江陵，颜之推携家入北齐，后北齐灭亡，又入北周与魏澹等重修《魏书》，任御史上士。颜之推著有北朝后期重要散文作品《颜氏家训》，被后世作为家教范本，广为传颂。

颜之推今存诗6首，反映医学文化的诗歌有3首。"风云落时后，岁月度人前。镜中不相识，扪心徒自怜。"(《神仙诗》)这首诗歌是对岁月流逝、容颜变化的感叹。"登山摘紫芝，泛江采绿芷。……悯悯思旧都，恻恻怀君子。白发窥明镜，忧伤没余齿。"(《古意诗二首》其一)"听秋蝉。秋蝉非一处。细柳高飞夕。长杨明月曙。……螳螂翳下偏难见。翡翠竿头绝易惊。"(《和阳纳言听鸣蝉篇》)上述诗歌出现了"紫芝""蝉""螳螂"等中药。其中"紫芝"即紫灵芝，是古来自有的灵芝品种，据《神农本草经》记载："灵芝有紫、赤、青、黄、白、黑六种。"而对于紫芝的产地，《本草纲目》说："紫芝生高山夏岭。"紫芝味稍苦，性温，可以治疗神经衰弱，食欲不振，久病体虚等症。蝉为常见中药，《本草纲目》云："蝉，主疗一切风热证，古人用身，后人用蜕。大抵治脏腑经络，当用蝉身；治皮肤疮疡风热，当用蝉蜕。"病位分表里，所用部位亦不同。螳螂的卵鞘即中药螵蛸，产在桑树上的称为桑螵蛸，独得桑白皮津液之精气，入药最好，可固精缩尿，补肾助阳，用于遗精滑精、遗尿尿频、小便白浊。

当然，北朝亦有其他诗人的诗歌涉及医学文化，如"北地三才"之一的刘逖所作诗歌《浴温汤泉诗》曰："骊岫犹怀土，新丰尚有家。神井堪消疹，温泉足荡邪。紫苔生石岸，黄沫拥金沙。振衣殊未已，翻能停使车。"诗人在当时已对泡温泉能治疗皮疹有了一定的认识。又如王褒诗文："采药名山顶，时节无春冬。……合沓似无径，间关定有踪。"（《和从弟佑山家诗二首》其一）这是典型的采药诗作，从诗的内容看，诗人知道一年四季都有不同的药物可以采摘，也非常熟悉采药的地形，想必是熟知药草之人。

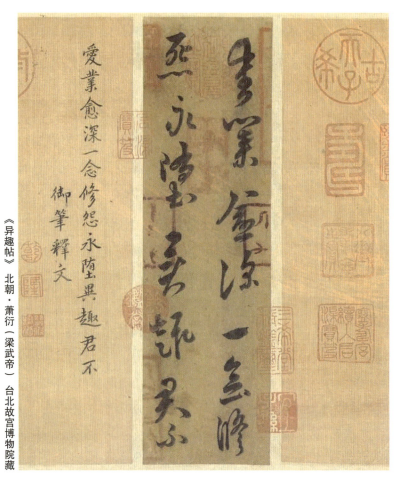

释文：「爱业愈深，一念修怨，永堕异趣，君不。」（乾隆御笔释文）萧衍与范云、萧琛、任昉、王融、谢朓、沈约、陆倕七人被称为「竟陵八友」。

《异趣帖》 北朝·萧衍（梁武帝） 台北故宫博物院藏

第三编

隋唐五代时期

白日依山尽，黄河入海流。

欲穷千里目，更上一层楼。

——王之涣《登鹳雀楼》

隋朝（581—618）与唐朝（618—907）是我国汉晋之后的大一统朝代，它结束了南北割据、战乱频仍的局面，社会步入稳定、发展的和平时期，从而促进了中古时代社会、政治、经济、文化的繁荣。五代（907—960），由于藩镇之祸，整个社会再度陷入混乱境地。纵观隋唐五代的文化艺术，唐朝的诗歌是最为耀眼的一颗明珠，其他诸如敦煌文化、音乐、绘画、制陶等方面的发展也都十分繁荣。

隋朝建立的时间较短，仅有 38 年，对中国文学的影响不大。隋朝南北著名文士，总数不过十余人，诗人亦没有公认的大家，且有一部分诗人主要生活在南北朝或是唐朝，故此时期没有专门的诗集。隋朝诗人的诗作被收在今人逯钦立辑成的《先秦汉魏晋南北朝诗》中，隋诗共 10 卷，有名姓作者 89 人，全诗 460 首，残诗 3 句，涉及医药的诗很少。

唐朝是我国诗歌的黄金时代，艺术成就上炉火纯青，数量上也不可胜计。全唐和五代诗词主要依据《全唐诗》《全唐诗逸》《全唐五代词》三部书。《全唐诗》由彭定求、杨中讷等十人奉康熙敕令修纂，成书于康熙四十五年十月，全书 900 卷，收诗 48900 余首，残诗（含谚语等）1393 句，作者 2200 余人；《全唐诗逸》由日本人上毛河世宁纂辑，共 3 卷，收《全唐诗》遗收的诗 78 首，残诗 289 句；《全唐五代词》由近人张璋、黄畲编辑，共 8 卷，收词 2500 余首，作者 170 余家，其中医学内容不多，且部分词作也被收入了《全唐诗》中。

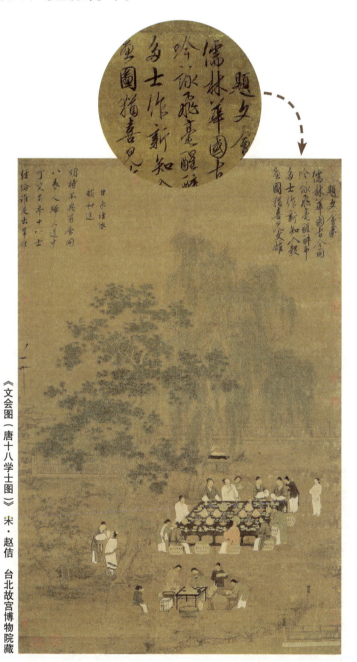

《文会图（唐十八学士图）》 宋·赵佶 台北故宫博物院藏

此图应与唐代以来「十八学士」的主题有关。画面的内容包括游园、赋诗、奏乐、宴饮、戏马、观鹤，聚会上都有茶酒美食，士人在溪亭、花石、松竹丛中，品尝茶艺欣赏风景。全画场景宏阔，人物姿态丰富、生动，彰显了当时文人学士轻松愉悦的生活风情。图中右上有赵佶亲笔题诗：「题文会图：儒林华国古今同，吟咏飞毫醒醉中。多士作新知入彀，画图犹喜见文雄。」

第一章
不废江河万古流：唐诗中的医药养生观

松下问童子，言师采药去。
只在此山中，云深不知处。

——贾岛《寻隐者不遇》

唐朝国家统一、社会安定，为经济、文化的繁荣和科技的发展进步提供了保障。这一时期的医药学较以前有了较大进步，出现了《诸病源候论》（隋·巢元方等撰）、《千金方》（唐·孙思邈著）、《外台秘要》（唐·王焘著）、《新修本草》（唐·苏敬等编修）、《本草拾遗》（唐·陈藏器著）、《蜀本草》（五代后蜀·韩保升等编著）、《食疗本草》（唐·孟诜撰）、《海药本草》（唐·李珣撰）等大量医药学著作。

唐代，医学教育也已发展到比较成熟的阶段。公元 624 年，唐政府设立"太医署"，由行政、教学、医疗、药工四部分组成，并在许多州建立了地方性的医学教育机构。因此很多文人懂医识药，诸如王勃、王维、李白、杜甫、柳宗元、刘禹锡、白居易等，并出现了很多儒医，如孙思邈、孟诜、王焘等。

"儒医"一词出自宋代洪迈《夷坚甲志·谢与权医》："有蕲人谢与权，世为儒医。"儒医的出现也是一种历史悠久的社会文化现象。通俗地讲，儒医即集儒学和医药学于一身者。

据学者王思瑔在《唐代知识阶层笔下的医学叙事》中统计,《全唐诗》中写眼病最多,共37人91次;其后是糖尿病,共18人35次;再后是头风(高血压),共13人23次;第四是疮疡,12人17次,惟疮疡可能是糖尿病的并发症;耳病并列第四,12人17次;足疾(可能是痛风)第六,11人15次。这也促使人们知医识药,关注养生。

全唐五代诗词中涉及的医药学内容非常丰富,计诗词997首(不包括禅诗),作者(有名姓者)145人。这些诗词中,关涉中医的病因病机、养生保健、临床各科、针灸推拿,以及中药的种植、采收、加工炮制、药性功用等。因为后面有关于王维、李白、杜甫等的专门章节,在此仅就唐诗中的医药养生观做一梳理。

一、斋心自然,养生之道

养生就是根据生命活动发展的规律,采取能够保护生命、保养身体、增进健康、减少疾病、延年益寿的方法、手段而进行的一种自我保健。所谓养,就是供养、保养、调养、护养之意;所谓生,就是生命、性命之意。养生之道是养生的理论,养生的指导思想。

(一)顺应自然

中医经典著作《黄帝内经》主张"天人合一",其具体表现为"天人相应"学说,从而形成了中医的整体观念理论,包括季节气候、昼夜晨昏和地区方域都与人息息相关。"人与天地相参也,与日月相应也。"(《灵枢·岁露》)因此在养生的过程中,既不可违背自然规律,同时也要重视人与社会的统一协调。

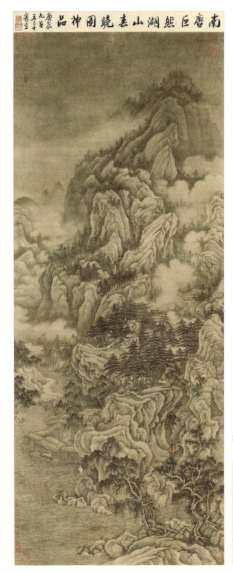

《湖山春晓图》 五代南唐·巨然
美国大都会艺术馆藏

《湖山春晓图》将高山的雄伟和幽静深刻地表现了出来。画中绘江南一派湖山，山色迤逦平雅，傲远凝重，怡然秀丽。山中央坐落几间房屋，犹如伫立在仙境之中。画中所绘之人，或行走赶路，或游玩戏水，或倚床小憩，山势的雄伟和生活的安逸，在画意中充分流露出来。

诗曰：

偶来松树下，高枕石头眠。

山中无历日，寒尽不知年。

——太上隐者《山居书事》(一作《答人》)

诗曰：

穷达天应与，人间事莫论。

微官长似客，远县岂胜村。

竟日多无食，连宵不闭门。

斋心调笔砚，唯写五千言。

——姚合《武功县中作三十首》之十

　　穷达，贫穷和显达；天应，上天的感应、显应；五千言，老子《道德经》的代称。诗人要表达的意思是，人的穷富与上天的安排有关，莫要过多地人为干预，要顺应自然。这也是老子所说的上下不相慕，是安贫乐道道家思想的表现。姚合，生卒不详（具体生卒年有多种说法），陕州峡石（今河南省陕州区南）人，唐朝诗人，元和十一年（816）进士，授武功主簿，官秘书少监，世称"姚武功"，其诗派也称"武功体"。姚合所作诗篇多写个人日常生活和自然景色。从他的很多诗作中可以看出其受道家思想影响的痕迹。

诗曰：

四时无止息，年去又年来。

万物有代谢，九天无朽摧。

东明又西暗，花落复花开。

唯有黄泉客，冥冥去不回。

——寒山《诗三百三首》之十七

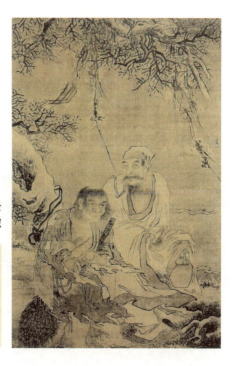

《寒山拾得图》　明末清初·蒋贵
美国普林斯顿大学美术馆藏

　　"和合二仙"，是隋唐之时的天台山名僧寒山、拾得。寒山与拾得为中国唐代高僧，举止多奇特，被誉为文殊、普贤两位菩萨的化身。一般常见的是寒山握卷、拾得持帚之姿。图中左边的拾得怀中抱一扫帚，寒山左手提一罐子，他们的面部带有自然的微笑，颇有超然物外的禅意。

寒山认为自然界的四季更替，年年无休无止，是自然规律，无法抗拒。可见，生活在自然界的万物必须遵循这一规律。寒山，生卒年、姓名均不详，长安（今陕西省西安）人，唐代著名诗僧。他出身于官宦人家，屡试不第，后出家，30岁后隐居于浙东天台山，享年百余岁。

（二）贵柔守雌

老子十分重视养生之道，主张"道法自然"（《老子·二十五章》）和"贵柔""守雌"，后来的庄子进一步发展了这一思想，指出"道"是万物之本源，养生之哲理。万物之源的"道"，决定着世界万物生、长、壮、老、已这个全过程，就人类而言，那就是重视"精气"（也就是先天禀赋）的作用。这是老庄道家养生思想的核心，也与中医强调的重视精气是一致的。

> 诗曰：
> 金炉承道诀，玉牒启玄机。
> 云逐笙歌度，星流宫殿飞。
> 乘风嬉浩荡，窥月弄光辉。
> 唯有三山鹤，应同千载归。
> ——张说《道家四首奉敕撰》之三

张说（667—730），唐朝宰相、政治家、军事家、文学家。其《道家四首奉敕撰》奉皇帝之命而作，可见当时唐王朝是崇尚道家学说的。由于朝廷的提倡，以至道家思想在朝野很受重视。"金灶调上药，宝案读仙经"（《道家四首奉敕撰》之二），"金炉承道诀，玉牒启玄机"（《道家四首奉敕撰》之三），诗中的"仙经""道诀"指的是道家的养生学说，可见作者对道家"贵柔""守雌"的养生观点是认同的。"贵柔""守雌"，就是告诉人们滴水穿石、刚直易折的道理，让人们做到以柔克刚，勿要过分争胜好强，要走中和的养生之道。

诗曰：

扰扰走人寰，争如占得闲。

防愁心付酒，求静力登山。

见药芳时采，逢花好处攀。

望云开病眼，临涧洗愁颜。

春色流岩下，秋声碎竹间。

锦文苔点点，钱样菊斑斑。

路远朝无客，门深夜不关。

鹤飞高缥缈，莺语巧绵蛮。

养拙甘沈默，忘怀绝险艰。

更怜云外路，空去又空还。

——雍陶《卢岳闲居十韵》

雍陶（约834年前后在世），字国钧，成都（今四川省成都市）人，晚唐诗人。唐文宗大和八年(834)进士，曾任侍御史等官职。后辞官闲居，超然外物，不知所终。雍陶《卢岳闲居十韵》:"养拙甘沈默,忘怀绝险艰。"养拙,谓才能低下而闲居度日,常用为退隐不仕的自谦之辞;沈默,沉默;忘怀,忘却、不系恋于世事。采取退让、沉默、忘怀等做法,避免争胜好强,践行的就是"贵柔""守雌"的思想。

（三）重视元气

养生是中国传统的保健身心的一门学问，旨在通过各种手段和方法来摄养身心，以期身心健康、延年益寿。中国传统养生理论和方法建立在传统文化的基础之上，以哲学的"气一元论"和"阴阳五行学说"等为指导，以精气神论、经络学说为理论基础，并融导引、气功等各种身心炼养术为一体而构成的传统养生体系。我国古人认为，气是宇宙万物的本质和基础，也是生命的本原。天地元气是人寿夭强弱之本，"人禀元气于天，各受寿夭之命，以立长短之形"（汉·王充《论衡》）。气是生命的本质基础，也是健康的本质和基础。阴阳二气在人体内外不停地流动运行，人体内阴阳二气的平衡与和谐，是健康状态的基本表现，也是健康长寿和古代养生的基本要求。

诗曰：

弟子得其诀，清斋入空房。

守神保元气，动息随天罡。

……

勤劳不能成，疑虑积心肠。

虚羸生疾疢，寿命多夭伤。

身殁惧人见，夜埋山谷傍。

求道慕灵异，不如守寻常。

——张籍《学仙》节选

张籍（786—830），字文昌，原籍吴郡（今江苏省苏州市）。贞元进士，历任太常寺太祝、水部员外郎、国子司业等职。一生蹭蹬于仕途，卑官冷职，贫病终身。张籍是中唐著名的诗人，今存诗440首，其中关涉医药的诗作32首。养生内容在其诗中占有的比例较大，"自收灵药读仙书"（《忆故州》），可见他对养生是颇为留意的。不仅如此，他的诗还写到摄生的成效，"修养年多气力强……全家解说养生方"（《赠阎少保》）。养生是为了却疾强身，颐享天年。其养生观重视守神保元、心境恬淡和顺应自然等，"守神保元气，动息随天罡"（《学仙》），天罡，道教指神煞，这里借指自然。

许浑《赠萧炼师》："养气齐生死。"养气必须要有恒心，终生坚持不懈。卢同《赠金鹅山人沈师鲁》："人皆食谷与五味，独食太和阴阳气。"

太和,天地间冲和之气,借指人的精神、元气。人不但要饮食五谷以充机体,还要依靠在人体内外不停流动运行的阴阳二气来维持生命和健康。

(四) 恬淡虚无

"恬淡虚无",出自《素问·上古天真论》,是指思想上要保持安闲清净,没有杂念,外不受物欲之诱惑,内不存情感之激扰,物我两忘的境界。这是上古时代那些懂得养生之道的人,告诫普通大众养生时应注意的关键问题,故而得到了后世的尊崇。

> 诗曰:
>
> 何须服药觅升天,粉阁为郎即是仙。
>
> 买宅但幽从索价,栽松取活不争钱。
>
> 退朝寺里寻荒塔,经宿城南看野泉。
>
> 道气清凝分晓爽,诗情冷瘦滴秋鲜。
>
> ——王建《寄杜侍御》节选

王建(768—835),字仲初,颍川(今河南省许昌)人。出身寒微,大历进士。晚年为陕州司马,又从军塞上。王建以写乐府诗见长,与张籍齐名。关涉医药之诗共 33 首,主要是讨论养生的。王建注重恬淡无欲,在《寄杜侍御》诗中说,只要心境虚无恬淡,即可达摄养目的,"何须服药觅升天",就没有必要服食长生不老的药物了。

> 诗曰:
>
> 泛然无所系,心与孤云同。
>
> 出入虽一杖,安然知始终。
>
> ——李颀《赠苏明府》节选

"泛然无所系，心与孤云同。"心中淡然无所挂念，如同单独飘浮的云片一样，自由自在。李颀（690—751），唐代诗人。祖籍赵郡（今河北省赵县），河南颍阳（今河南省登封市）一带人；旧说东川（今四川省绵阳市三台县）人。开元二十三年（735）中进士，任新乡县尉。由于久未迁升，就辞官归隐，炼丹求仙。李颀任侠好道术，养生思想受道家影响颇深。

诗曰：

中岁尚微道，始知将谷神。

抗策还南山，水木自相亲。

深林开一道，青嶂成四邻。

平明去采薇，日入行刈薪。

云归万壑暗，雪罢千崖春。

——储光羲《终南幽居献苏侍郎三首时拜太祝未上》节选

储光羲（约706—763），唐代田园山水诗派代表诗人之一。兖州（今属山东省）人，一说润州（江苏省镇江）人。开元进士，官监察御史。曾因仕途失意,隐居过终南山。储光羲《杂诗二首》其一云:"达士志寥廓，所在能忘机。"寥廓，指虚无之境；忘机，意为不存心机、淡泊无争。此处用以指淡泊清净，忘却世俗烦庸，与世无争。《终南幽居献苏侍郎三首时拜太祝未上》云："中岁尚微道，始知将谷神。"微道，微妙之道，指道家的养生之道；谷神，即生养之神，出自《道德经·六章》。

诗曰：

闲归日无事，云卧昼不起。

有客款柴扉，自云巢居子。

居闲好芝术，采药来城市。

家在鹿门山，常游涧泽水。

手持白羽扇，脚步青芒履。

闻道鹤书征，临流还洗耳。

——孟浩然《白云先生王迥见访》

　　孟浩然（689—740），唐代著名诗人。本名不详（一说名浩），字浩然，世称"孟襄阳"，与另一位山水田园诗人王维合称为"王孟"。孟浩然以写田园山水诗为主，因他未曾入仕，又被称为"孟山人"。他曾隐居鹿门山，40 岁时游历长安，参加进士科考落榜。早年有志用世，在经历仕途困顿、痛苦失望后，隐居终身，过着恬淡的生活。《白云先生王迥见访》诗中的款，意为叩或敲；巢居子，泛指隐士；芝术，指灵芝、白术；鹤书，书体名，也叫鹤头书，古时用于招贤纳士的诏书，后以"鹤书征"喻指朝廷征辟贤士；洗耳，出自上古高士许由听到尧让位给自己而感到耳朵受到了污染，因而临水洗耳的典故。后遂以"洗耳""许由洗耳"等表示心性旷达于物外，以接触尘俗的东西为耻辱。此外，其诗《越中逢天台太乙子》云："往来赤城中，逍遥白云外。"赤城，山名，多称土石色赤而状如城堞的山为赤城，在浙江省天台县北，属天台山脉，为登天台山必经之山，以"佛宗道源，山水神秀"而享誉海内外。综上可见，孟浩然过着飘然物外的自在生活。

诗曰：
茅堂对薇蕨，炉暖一裘轻。
醉后楚山梦，觉来春鸟声。
采茶溪树绿，煮药石泉清。
不问人间事，忘机过此生。

——温庭筠《赠隐者》

"不问人间事，忘机过此生"，表现了温庭筠远离尘事，淡泊名利的人生态度。

> 诗曰：
> 渐至鹿门山，山明翠微浅。
> 岩潭多屈曲，舟楫屡回转。
> 昔闻庞德公，采药遂不返。
> 金涧饵芝术，石床卧苔藓。
> ——孟浩然《登鹿门山怀古》节选

孟浩然写这首诗时尚未到鹿门山隐居，只是为记录往游鹿门山之经历，表达对隐居此地前贤之仰慕之心。《后汉书·逸民传》载：庞德公，襄阳人，居岘山南，不曾入城府，躬耕垄亩。荆州牧刘表数延请，不能屈。建安中，携妻子登鹿门山，采药不返。金涧，指风景秀美的山涧。芝术，灵芝、白术。鹿门山在今湖北襄樊东之汉水北岸，东汉末高士庞德公曾于此隐居，孟浩然晚年亦隐居于此。

二、陶冶身心，养生之术

养生之术是在养生理论指导下的具体做法，即养生的方法。唐诗中的养生方法林林总总，颇为丰富。

（一）静处幽居

静处幽居，远离喧嚣，能使人清净的心境，自然有利于养生。这也是古人比较看重的养生做法之一。

诗曰：

自扫一间房，唯铺独卧床。

野羹溪菜滑，山纸水苔香。

陈药初和白，新经未入黄。

近来心力少，休读养生方。

——王建《原上新居》之六

诗人王建主张静处幽居，把居处的清幽看得比"养生方"还重要；王建《题金家竹溪》《题江寺兼求药子》的诗中对此也有所提及。

诗曰：

北场芸藿罢，东皋刈黍归。

相逢秋月满，更值夜萤飞。

——王绩《秋夜喜遇王处士》

又曰：

别有青溪道，斜亘碧岩隈。

崩榛横古蔓，荒石拥寒苔。

野心长寂寞，山径本幽回。

步步攀藤上，朝朝负药来。

几看松叶秀，频值菊花开。

无人堪作伴，岁晚独悠哉。

——王绩《黄颊山》

王绩（约590—644），绛州龙门县（今山西省河津县）人，初唐诗人。他爱好广泛，但其最突出的成就是诗歌。他的山水田园诗朴素自然、意境浑厚，被后世公认为是五言律诗的奠基人。唐初，诏以前朝官待诏门下省，曾任太乐丞。不久，即弃官而去，隐居东皋（今山西省河津县东皋村，或安徽宿州东皋山），自号东皋子。王绩喜欢饮酒，酒量很大，五斗不醉。

《秋夜喜遇王处士》写的是他清幽的田园生活，在屋北菜园锄完豆地里的杂草，又从东边田里收割黍归来。在月圆静谧的秋夜，恰逢老友王处士相访，更有穿梭飞舞的萤火虫从旁助兴。多么好的一幅世外养颐图！正如《黄颊山》所言："无人堪作伴，岁晚独悠哉。"安静的环境，更能清净尘心。

诗曰：

东园垂柳径，西堰落花津。

物色连三月，风光绝四邻。

鸟飞村觉曙，鱼戏水知春。

初晴山院里，何处染嚣尘。

——王勃《仲春郊外》

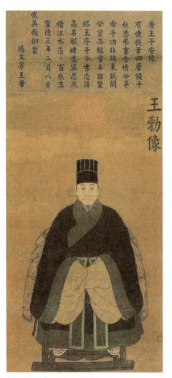

《王勃像》 明末清初·王声

王勃在《仲春郊外》诗中说：茂密的垂柳，掩映着东园的小路，缤纷的落花，飘洒在西坝的渡口。这里连续数月的好风景，是周围所没有的。鸟儿在村里飞翔，人们便知道到天亮了；鱼儿在水中嬉戏，人们便晓得春天来了。刚刚雨过天晴，山村的庭院里哪里会染上世俗尘杂呢。这首诗作于诗人虢州参军任内（673—674）。诗人恃才傲物，被皇帝所不容，被同僚所嫉妒，因此萌发了归隐的念头。"下策图富贵，上策怀神仙"（《述怀拟古诗》），把修身长寿看得比富贵重要。不管王勃的归隐是被动也好，还是主动也罢，对于养颐的目的都是一样的。

王勃（650—676），字子安，绛州龙门（今山西省河津县）人，出身儒学世家，叔祖父就是著名诗人王绩。王勃与杨炯、卢照邻、骆宾王并称为"初唐四杰"，且为四杰之首。王勃为学习医药知识，拜师名医曹元门下，学习《周易》《黄帝内经八十一难》15个月。之后，为《黄帝八十一难经》作注，18岁时写了《黄帝八十一难经序》。可见，王勃是一位对中医学很有研究的著名诗人。

诗曰：

病身坚固道情深，宴坐清香思自任。

月照静居唯捣药，门扃幽院只来禽。

庸医懒听词何取，小婢将行力未禁。

赖问空门知气味，不然烦恼万涂侵。

——李煜《病中书事》

诗曰：

今日游何处，春泉洗药归。

悠然紫芝曲，昼掩白云扉。

鱼乐偏寻藻，人闲屡采薇。

丘中无俗事，身世两相违。

——宋之问《春泉洗药》

静处幽居养生的道理，上至帝王下至臣民都知晓明白。如李隆基"松溪万籁虚"（《送道士薛季昌还山》），李煜"月照静居唯捣药，门扃幽院只来禽"（《病中书事》），白居易"葺茅为我庐，编蓬为我门"（《咏拙》），宋之问"丘中无俗事，身世两相违"（《春泉洗药》）等，俯拾皆是。

（二）调摄情志

情志，是机体对外界环境刺激的不同情绪反应。其中有代表性的七种正常情志活动，喜、怒、忧、思、悲、惊、恐被称为"七情"。在正常情况下，情志活动一般不会使人生病，只有突然、强烈或长期持久的情志刺激，超过了人体本身的正常生理活动范围，使人体气机紊乱，脏腑阴阳气血失调，才会导致疾病的发生。这就需要控制和调节情志，使其不伤及身体。中医典籍《素问·上古天真论》曰："志闲而少欲，心安而不惧。"意思是心志安闲，少有欲望，情绪安定而没有焦虑。

诗曰：

沃州传教后，百衲老空林。

虑尽朝昏磬，禅随坐卧心。

鹤飞湖草迥，门闭野云深。

地与天台接，中峰早晚寻。

——皇甫冉《题昭上人房》

诗曰：

秋风绕衰柳，远客闻雨声。

重兹阻良夕，孤坐唯积诚。

果柜移疾咏，中含嘉虑明。

洗涤烦浊尽，视听昭旷生。

未觉衾枕倦，久为章奏婴。

达人不宝药，所保在闲情。

——孟郊《酬李侍御书记秋夕雨中病假见寄》

诗曰：

生计甘寥落，高名愧自由。

惯无身外事，不信世间愁。

好酒盈杯酌，闲诗任笔酬。

凉风从入户，云水更宜秋。

——姚合《闲居遣怀十首》之九

　　李白在《怨歌行》中写道："沉忧能伤人，绿鬓成霜蓬。"诗人主张对忧思要切戒之，务以心怀畅达为要，他的豪放性格也是对此很好的说明。储光羲《田家杂兴》其五："平生养情性，不复计忧乐。"平生注意调养情性，不计较忧与乐。皇甫冉《题昭上人房》诗中的沃州，又作沃洲，山名，在浙江省新昌县东，相传为晋朝高僧支遁放鹤养马处。"虑尽朝昏磬，禅随坐卧心。"在寺院从早到晚的磬声中，所有思虑都没有了；在或坐或卧的禅定里，不净的尘心就淡然了。孟郊《酬李侍御书记秋夕雨中病假见寄》："达人不宝药，所保在闲情。"懂得摄生的明白人，不专注于药物，而是在于清闲安静的心境。姚合《闲居遣怀十首》其九中的"惯无身外事，不信世间愁"两句，是说心无杂事牵挂，就无世间的忧愁烦恼。

（三）种药采药

　　种植药草，既能美化环境，又可活动腰身，还能了解药性，认识药物的功用主治，为防病祛疾提供帮助。

1. 种药

诗曰：

春畦生百药，花叶香初霁。

好容似风光，偏来入丛蕙。

——钱起《药圃》

诗曰：

戟户洞初晨，莺声雨后频。

虚庭清气在，众药湿光新。

鱼动芳池面，苔侵老竹身。

教铺尝酒处，自问探花人。

独此长多病，幽居欲过春。

今朝听高韵，忽觉离埃尘。

——张籍《酬李仆射晚春见寄》

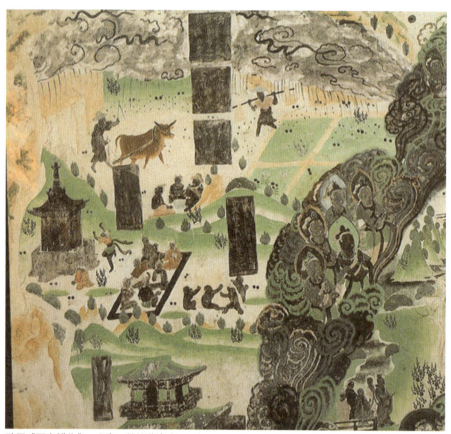

壁画《雨中耕作》 盛唐·敦煌莫高窟 23 窟

钱起（722?—780），字仲文，吴兴（今属浙江省）人。天宝年间进士，曾任蓝田尉，官终考功郎中。"大历十才子"之一。存诗531首，涉及医诗24首，且都围绕草药的种、采、制和用。《药圃》写自己的药田，沐浴春光，花繁叶茂，药香宜人的情景；《锄药咏》写他辛勤耕耘药田的愉快心情，"莳药穿林复在巘，浓香秀色深能浅。……对之不觉忘疏懒，废卷荷锄嫌日短。……但使芝兰出萧艾，不辞手足皆胼胝……"；《山居新种花药与道士同游赋诗》写种药场地及其四周的情况，场地中种有兰、黄精、江蓠、杜若、葛等多种草药。另外，《过鸣皋隐者》《题温处士山居》《仲春宴王补阙城东小池》《中书王舍人辋川旧居》等诗都写到种药。至于种药的目的，他在《闲居寄包何》诗中作了披露："种药幽不浅，杜门喧自忘。"张籍在《和李仆射西园》（"栏药吐红尖。虚坐诗情远"）和《酬李仆射晚春见寄》（"众药湿光新"）中也写到种药。

诗曰：

虽不旧相识，知君丞相家。

故园伊川上，夜梦方山花。

种药畏春过，出关愁路赊。

青门酒垆别，日暮东城鸦。

——岑参《送陈子归陆浑别业》

岑参《送陈子归陆浑别业》中"种药畏春过"一句，写出了诗人关心种药的节气。韦应物《种药》诗中亦有："好读神农书，多识药草名。"可见他有志于药学，以种药为乐事。《对萱草》诗还述及萱草的功用。

2. 采药

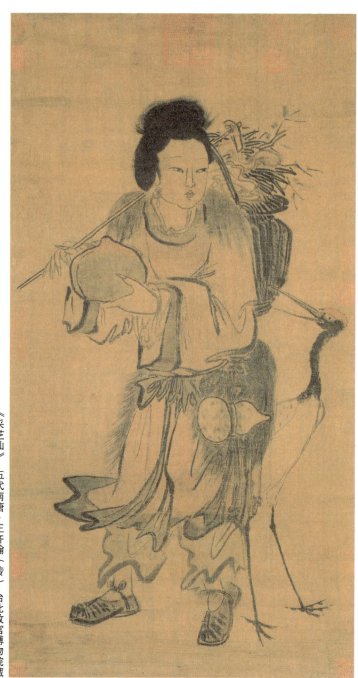

采芝仙，手捧大桃，肩荷锄头，手挂盛有灵芝的篮子，后有一仙鹤随行。灵芝是延年益寿的药材，传说仙人服用灵芝，以追求长生，后来引申为祝寿之意。

《采芝仙》 五代南唐·王齐翰（传） 台北故宫博物院藏

诗曰：

赏心无远近，芳月好登望。

胜事引幽人，山下复山上。

将寻洞中药，复爱湖外嶂。

古壁苔入云，阴溪树穿浪。

谁言世缘绝，更惜知音旷。

莺啼绿萝春，回首还惆怅。

——钱起《独往覆釜山寄郎士元》

诗曰：

归来物外情，负杖阅岩耕。

源水看花入，幽林采药行。

野人相问姓，山鸟自呼名。

去去独吾乐，无然愧此生。

——宋之问《陆浑山庄》

　　钱起在《自终南山晚归》《独往覆釜山寄郎士元》《东陵药堂寄张道士》《登秦岭半岩遇雨》《登覆釜山遇道人二首》《罢章陵令山居过中峰道者二首》其二等诗中都写到登名山采药饵之事，所采的药物多为芝苓之属。孟浩然《寄天台道士》"裛露采灵芝"，裛，古同"浥"，沾湿，意思是一早不顾露水沾湿衣服去采灵芝。张籍《和令狐尚书平泉东庄近居李仆射有寄十韵》（"斜分采药径"）、《送僧往金州》（"若箇溪头药最多"）、宋之问《陆浑山庄》（"幽林采药行"）、王绩《黄颊山》（"步步攀藤上，朝朝负药来"）均写采药。

3. 药物的生长情况

诗曰：

几岁乱军里，蒋亭名不销。

无人知旧径，有药长新苗。

树宿山禽静，池通野水遥。

何因同此醉，永望思萧条。

——姚合《寄题蔡州蒋亭兼简田使君》

诗曰：

死酬知己道终全，波暖孤冰且自坚。

鹏上承尘才一日，鹤归华表已千年。

风吹药蔓迷樵径，雨暗芦花失钓船。

四尺孤坟何处是，阖闾城外草连天。

——许浑《经故丁补阙郊居》

"蘋叶初齐白芷生"（钱起《送李评事赴潭州使幕》），写白芷生长时节；"有药长新苗"（姚合《寄题蔡州蒋亭兼简田使君》），药圃里长出了小药苗；"风吹药蔓迷樵径"（许浑《经故丁补阙郊居》），药草生长茂盛，遮挡了山路。

4. 制药

诗曰：

无事门多闭，偏知夏日长。

早蝉声寂寞，新竹气清凉。

闲对临书案，看移晒药床。

自怜归未得，犹寄在班行。

——张籍《夏日闲居》

诗曰：

溪水碧于草，潺潺花底流。

沙平堪濯足，石浅不胜舟。

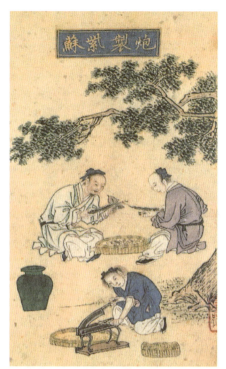

《炮制紫苏》 选自明代刘文泰等撰修的《本草
品汇精要》(明弘治本副本) 北京图书馆藏

洗药朝与暮，钓鱼春复秋。
兴来从所适，还欲向沧洲。
——岑参《终南东溪中作》

钱起《春暮过石龟谷题温处士林园》"晒药背松阴"，皇甫冉《寻戴处士》(又作许浑)"晒药竹斋暖，捣茶松院深"，张籍《夏日闲居》"看移晒药床"，这些都是写晒药。岑参《终南东溪中作》"洗药朝与暮"，宋之问《春泉洗药》(又作《春日山家》)"春泉洗药归"，这些都是写洗药。

5. 用药

诗曰：
东林生早凉，高枕远公房。
大士看心后，中宵清漏长。
惊蝉出暗柳，微月隐回廊。
何事沈痾久，含毫问药王。
——钱起《静夜酬通上人问疾》

诗曰：
幽室独焚香，清晨下未央。

山开登竹阁，僧到出茶床。

收拾新琴谱，封题旧药方。

逍遥无别事，不似在班行。

——张籍《和陆司业习静寄所知》

"何事沈痼久，含毫问药王。"说的是药物用来医疾，身有痼疾，提笔询问医生开方用药。"封题旧药方"，亦写用药等。张籍《卧疾》写道："身病多思虑，亦读《神农经》。……服药察耳目，渐如醉者醒。"服药后病人先醉后醒的反应，可能就是所谓的"眩瞑"；俗话说多病知医，要知医就要学习医学知识，这可能就是作者把《神农本草经》置放案头翻读的原因了。因此，他对种药、采药、晒药等都产生了兴趣。

说到用药，不得不提柳宗元。柳宗元是我国中唐时期杰出的文学家和思想家，且对医药之学亦深有研究。柳州任上时，柳宗元严令禁止江湖巫医骗人，又通过举办和发展文化卫生事业，来破除迷信落后的不良风俗。他亲自栽种仙灵毗（仙灵脾）、木槲花、白蘘荷、苍术、白术等中草药，还自采、自晒、自制，研究它们的效用，并写了《种仙灵毗》《种术》《种白蘘荷》诗，来宣传它们治病的神奇疗效，如诗中说的仙灵脾治脚病功效卓著。他还结合自己治病的切身体验，宣传推广"治疗疮方""治霍乱盐汤方"等验方（收入刘禹锡编著的《传信方》中）；和朋友们往来的书信中，也经常讨论到关于医药方面的一些问题。

诗曰：

春园芳已遍，绿蔓杂红英。

独有深山客，时来辨药名。

——司空曙《药园》

唐诗中写药的诗很多，如司空曙《药园》，李德裕《忆药苗》《花药栏》《忆药栏》等，不胜枚举。

(四) 合理膳食

"民以食为天。"（《汉书·郦食其传》）饮食是人们赖以生存的最重要手段。我国历来崇尚饮食文化，所以饮食的种类、口味和花样繁多。饮食不光是充饥饱腹，还关乎着健康，故而更需要做到合理膳食。

1．节制美味

煎炒炙煿，美食厚味，不能食之太过，要有节制，适量而已。王维曾在《赠李颀》诗中感叹："悲哉世上人，甘此羶腥食。"羶腥，即膻腥，指鱼肉类食物，这里泛指一切美食厚味。"高粱之变，足生大丁"（《素问·生气通天论》），是指对膏粱厚味餍食无度者，容易得疔疮一类的疾病。

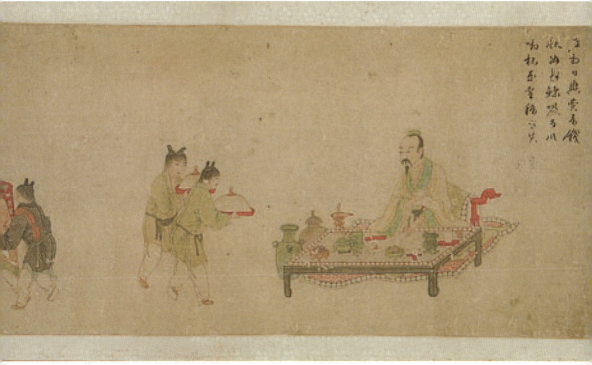

《饮中八仙图》（李适之扶几持杯） 明·尤求 厦门市博物馆藏

根据杜甫《饮中八仙歌》诗意绘。

诗曰：

玉皇符诏下天坛，玳瑁头簪白角冠。

鹤遣院中童子养，鹿凭山下老人看。

法成不怕刀枪利，体实常欺石榻寒。

能断世间腥血味，长生只要一丸丹。

——王建《赠王屋道士赴诏》

2. 少食生冷

韦应物《清明日忆诸弟》"冷食方多病"，认为冷食容易损伤脾胃导致疾病。如古代为纪念介子推的"寒食节"（在清明前两天），人们要禁烟火，冷食一天，这就是一种不好的习俗，所以慢慢被取消了。这些都来源于生活的实践经验。

诗曰：

冷食方多病，开襟一忻然。

终令思故郡，烟火满晴川。

杏粥犹堪食，榆羹已稍煎。

唯恨乖亲燕，坐度此芳年。

——韦应物《清明日忆诸弟》

3. 强调素食

"松下清斋折露葵"（王维《积雨辋川庄作》），是说坚持吃清淡素食，自然利于养生。当然，提倡素食没有错，但也不能绝对，应是荤素搭配为好。

诗曰：

积雨空林烟火迟，蒸藜炊黍饷东菑。

漠漠水田飞白鹭，阴阴夏木啭黄鹂。

山中习静观朝槿，松下清斋折露葵。

野老与人争席罢，海鸥何事更相疑？

——王维《积雨辋川庄作》

（五）重视药膳

晋唐时期是我国药膳食疗的形成阶段。这一时期药膳理论有了长足发展，出现了一些专门著述。唐代名医孙思邈《备急千金要方》中设有"食治"专篇。例如"食能排邪而安脏腑，悦情爽志以资气血"，说明了食疗的功用；"凡欲治疗，先以食疗，既食疗不愈，后乃用药耳"，强调了食疗在疾病治疗中的作用；并进一步指出"若能用食平疴，释情遣疾者，可谓良工，长年饵老之奇法，极养生之术也"。食疗不但能治疗疾病，还能预防疾病，健身强体。唐朝大臣，著名学者、医学家、食疗学家孟诜的《食疗本草》，是我国第一部集食物、中药为一体的食疗专著，也是世界上现存最早的食疗专著。书中详细记载了食物的性味、保健功效、过食、偏食的副作用，以及食物加工、烹调方法等。这些养生思想和方法也必然会反映到唐代的诗歌中来。

> 诗曰：
>
> 令节三秋晚，重阳九日欢。
>
> 仙杯还泛菊，宝馔且调兰。
>
> 御气云霄近，乘高宇宙宽。
>
> 今朝万寿引，宜向曲中弹。
>
> ——宋之问《奉和九日幸临渭亭登高应制得欢字》

古人认为久服菊花利血气，轻身耐老延年，久服兰草益气轻身不老，故菊兰入馔，受到青睐。韦应物《清明日忆诸弟》："杏粥犹堪食，榆羹已稍煎。"诗中写到用于食疗的杏粥、榆羹。杏粥，用杏仁制成的粥。杏仁有止咳平喘、润肠通便的作用。榆羹，用榆荚和榆面煮成的羹。榆荚，又名榆实、榆仁，陶弘景《证类本草》记载："初生榆荚仁，以作糜羹，令人多睡。"榆荚具有健脾安神的功效。榆面，榆树皮磨成的粉，很黏腻，有利水消肿的作用。

王建认为要养生健体，就勿酗酒，宜食药膳，"慎勿多饮酒，药膳愿自强"（《送张籍归江东》）。诗僧寒山《诗三百三首》其七十七："暖腹茱萸酒，空心枸杞羹。"茱萸酒，暖胃散寒；枸杞羹，不但充饥，尤适于虚劳羸瘦之人。

诗曰：

当昼暑气盛，鸟雀静不飞。

念君高梧阴，复解山中衣。

数片远云度，曾不蔽炎晖。

淹留膳茶粥，共我饭蕨薇。

敝庐既不远，日暮徐徐归。

——储光羲《吃茗粥作》

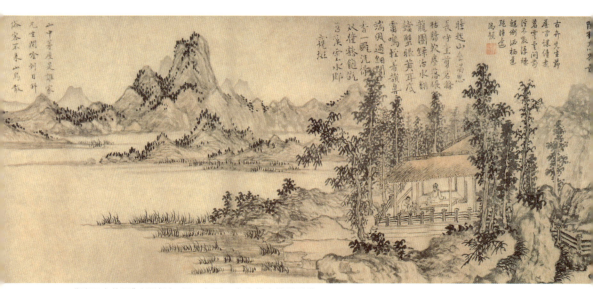

《陆羽烹茶图》（局部） 元·赵原 台北故宫博物院藏

陆羽，唐代茶学家，被誉为"茶仙"，尊为"茶圣"，祀为"茶神"。撰《茶经》三卷，对茶的性状、品质、产地、种植、采制、烹饮、器具等皆有论述，是世界上第一部茶叶专著。《陆羽烹茶图》以陆羽烹茶为题材，图绘山水清远、茅檐数椽，屋内峨冠博带、倚坐榻上者即为陆羽，前有一童子烹茶。画面图文并茂，描述了茶圣陆羽在山水间烹茶闲居的悠然生活。

储光羲在《吃茗粥作》诗中说的茗粥，是一种用茶粉煮的粥，亦称"茶粥"，吃茶的原始方法。蕨薇，蕨类植物，嫩叶可食用。诗中写的是作者在友人家做客，主人留客请他吃茗粥和蕨薇。据唐代《膳夫经手录》记载："茶，古不闻食之，近晋宋以降，吴人采其叶煮，是为茗粥。"茶不仅是人们的日用饮品，还是一味中药。

诗曰：

君隐处，当一星。

莲花峰头饭黄精，仙人掌上演丹经。

鸟可到，人莫攀，隐来十年不下山。

袖中短书谁为达，华阴道士卖药还。

——岑参《赠西岳山人李冈》

岑参（718？—769？），荆州江陵（今湖北省江陵县）人或南阳棘阳（今河南省南阳市）人，唐代诗人，与高适并称"高岑"。岑参诗歌富有浪漫主义特色，气势雄伟、想象丰富、色彩瑰丽、热情奔放，尤其擅长七言歌行，现存诗 403 首。《赠西岳山人李冈》"莲花峰头饭黄精"，黄精，补气养阴，健脾、润肺、益肾，常作药膳用。

（六）节制饮酒

饮酒在我国有着十分悠久的历史，在中国数千年的文明发展史中，酒与文化的发展基本上是同步进行的。上至朝廷官员，下至文人雅士，乃至平民百姓都有饮酒的习俗。白酒能和血通脉、祛寒壮神、宣导药势，米酒可温养脾胃。米酒、黄酒均有一定补益作用。但饮酒要有禁忌：一是湿热或痰湿蕴结、失血、阴虚、痔疮病人等要忌用；二是不能过量多饮。王建在《送张籍归江东》诗中指出，"慎勿多饮酒"，饮酒要适量，有节制，不能酗酒。姚合在《武功县中作三十首》其二十七中指出，"饮酒多成病"，应少饮，有所节制。

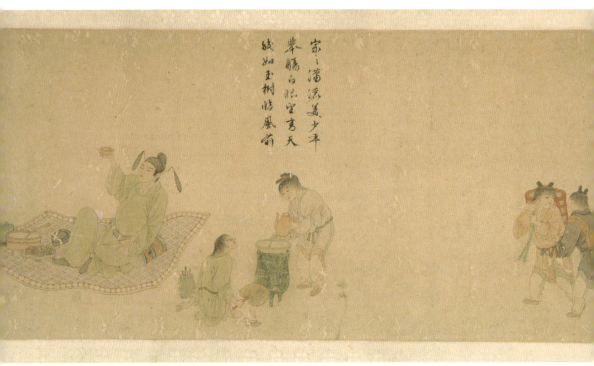

《饮中八仙图》（崔宗之举杯邀明月） 明·尤求 厦门市博物馆藏

诗曰：

主印三年坐，山居百事休。

焚香开敕库，踏月上城楼。

饮酒多成病，吟诗易长愁。

殷勤问渔者，暂借手中钩。

——姚合《武功县中作三十首》其二十七

（七）修炼气功

古代养生主张通过动静结合、内外结合、炼养结合、形神结合等方法，实现阴阳元气和体内精气神的平衡充盈。具体方法就是通过导引、气功等来调通经络，流畅气血，协调阴阳，从而促进机体健康。

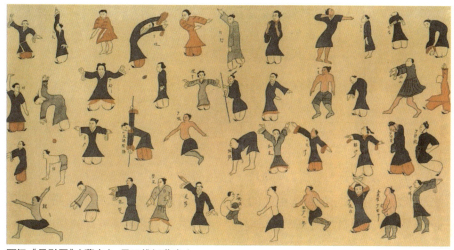

西汉《导引图》(摹本) 马王堆汉墓出土

诗曰：

松树当轩雪满池，青山掩障碧纱幮。

鼠来案上常偷水，鹤在床前亦看棋。

道士写将行气法，家童授与步虚词。

世间有似君应少，便乞从今作我师。

——王建《赠王处士》

诗人王建很推崇气功，"道士写将行气法"（《赠王处士》），是指静功；"导引多时骨似绵"（王建《赠太清庐道士》），指的是动功。李白《大鹏赋》"参玄根以比寿，饮元气以充肠"，说的是练守丹田气功法。食气，也称行气、服气，是道教常用的一种养生保健手段。

导引，是我国古代的呼吸运动（导）与肢体运动（引）相结合的一种养生术，也是气功中的动功之一。通过摇动筋骨，引动肢体，辅以行气，存思守一，达到舒筋壮骨，通利血脉的目的。柳宗元经常练习东汉末年名医华佗传下来的"五禽戏"来强健自己的身体。

诗曰：
吾友太乙子，餐霞卧赤城。
欲寻华顶去，不惮恶溪名。
歇马凭云宿，扬帆截海行。
高高翠微里，遥见石梁横。

——孟浩然《寻天台山》

"吾友太乙子，餐霞卧赤城"，意指餐食日霞，呼吸修炼。中医学认为人体之气与天地之气是相通的，通过吐故纳新的呼吸锻炼，呼出体内浊气，吸纳天地自然之清气，便可获得补益，达到强身益寿的目的。

（八）适量运动

生命在于运动。古人云："流水不腐，户枢不蠹。"说的就是这个道理。

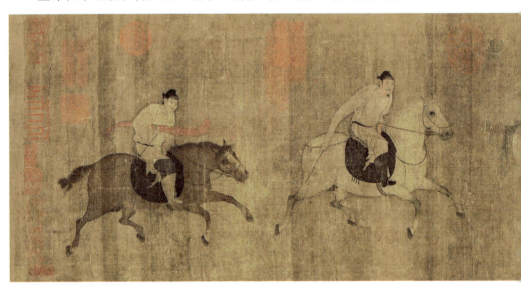

1. 习武

诗曰：

忆昔作少年，结交赵与燕。

金羁络骏马，锦带横龙泉。

——李白《留别广陵诸公》节选

唐朝，随着封建社会经济的发展和繁荣，武术重新兴起，国家开始实行武举制，这一通过考试选拔武术人才的制度，自然而然地促进了社会上的练武活动。诗人李白就经常习武舞剑，"十五好剑术"（《与韩荆州书》）；或"仗剑去国，辞亲远游"（《上安州裴长史书》），仗剑游历祖国各地。

2. 登山涉水

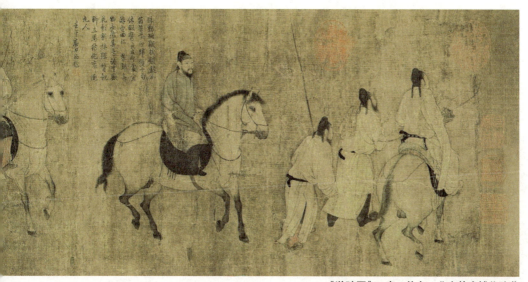

《游骑图》 唐·佚名 北京故宫博物院藏

此图描绘一队人马由左向右出行的场面。

诗曰：

日照香炉生紫烟，遥看瀑布挂前川。

飞流直下三千尺，疑是银河落九天。

——李白《望庐山瀑布》

诗曰：

南山塞天地，日月石上生。

高峰夜留景，深谷昼未明。

山中人自正，路险心亦平。

长风驱松柏，声拂万壑清。

即此悔读书，朝朝近浮名。

——孟郊《游终南山》

诗曰：

远上寒山石径斜，白云生处有人家。

停车坐爱枫林晚，霜叶红于二月花。

——杜牧《山行》

唐人写登山望岳、荡舟涉水的诗很多，如李白、孟郊和杜牧在诗中都写到登山涉水，放松身心。

3. 叩齿

诗曰：

叩齿焚香出世尘，斋坛鸣磬步虚人。

百花仙酝能留客，一饭胡麻度几春。

——王昌龄《题朱炼师山房》

诗曰：

先生修道处，茆屋远嚣氛。

叩齿坐明月，支颐望白云。

精神含药色，衣服带霞纹。

无话瀛洲路，多年别少君。

——贾岛《过杨道士居》

　　叩齿，主要目的是健齿、固齿，是一种较常见的牙齿保健方法。王昌龄（约698—756），字少伯，河东晋阳（今山西省太原）人，盛唐著名边塞诗人，后人誉之为"七绝圣手"。王昌龄《题朱炼师山房》"叩齿焚香出世尘"，权德舆《与道者同守庚申》"叩齿集神灵。……居常痾恙轻"，贾岛《过杨道士居》"叩齿坐明月"，均提到经常叩齿确实具有保健效果，经常练习能让人少生病，即使生病症状也轻。

4．垂钓

诗曰：

溪水碧于草，潺潺花底流。

沙平堪濯足，石浅不胜舟。

洗药朝与暮，钓鱼春复秋。

兴来从所适，还欲向沧洲。

——岑参《终南东溪中作》

诗曰：

方拙天然性，为官是事疏。

惟寻向山路，不寄入城书。

因病多收药，缘餐学钓鱼。

养身成好事，此外更空虚。

——姚合《武功县中作三十首》之二

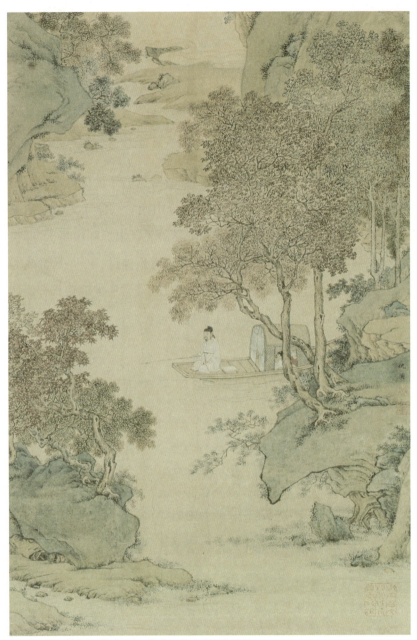

《枫溪垂钓图轴》（局部） 明·仇英 湖南省博物馆藏

画面展示了深秋辽阔的山川郊野的壮丽景色；远处楼阁隐现于山间的丛林和流动的云雾中；
中景处层峦叠嶂；近景为红枫映掩的溪江上，身着素色朝服的士大夫在轻舟上静坐垂钓。

岑参《终南东溪中作》"洗药朝与暮，钓鱼春复秋"，是说每天早晚清洗采来的药材，每年春秋去钓鱼。古时隐士往往修心修身，为了寻求长寿而服食药饵，为了追求宁静往往垂钓。这两句渲染平时闲居在家的惬意和闲适。姚合《武功县中作三十首》其二有"因病多收药，缘餐学钓鱼"诗句，直白地说钓鱼是为了享口福。

5. 散步

诗曰：

停午闻山钟，起行散愁疾。

寻林采芝去，转谷松翠密。

——孟浩然《疾愈过龙泉寺精舍呈易、业二公》节选

孟浩然在《疾愈过龙泉寺精舍呈易、业二公》诗中，首先描写诗人病愈后外出闲游遣闷，于沿途及龙泉寺所见的幽静环境。再写顺便拜访易、业二位故人，一起游玩观赏休憩，表现出了诗人病愈后的愉悦心情。

6. 弈棋

诗曰：

洞里烟霞无歇时，洞中天地足金芝。

月明朗朗溪头树，白发老人相对棋。

——曹唐《小游仙诗九十八首》之十八

诗曰：

山僧对棋坐，局上竹阴清。

映竹无人见，时闻下子声。

——白居易《池上二绝》其一

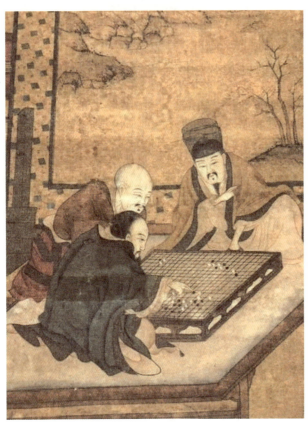

《对弈图》 唐·李真

对弈江山，胸中丘壑。脑力劳动对养生而言也颇为重要。

从曹唐的诗中可以看到，明月当空，溪水清清，树影婆娑，老人对弈，物我两忘，一幅多么恬静的对弈图。白居易的诗描写了两个僧人坐着下棋，竹影遮盖了棋盘，周围无人，非常清静，即使在竹林外也能听到轻轻的落子声。下棋不仅是紧张激烈的智力竞赛，更是有利身心健康、延年益寿的娱乐活动。因此古人有"善弈者长寿"的说法。

（九）赋诗作画

赋诗作画是历代文人的雅好，如王维的诗画作品就被后世称赞为"诗中有画，画中有诗"。写诗作画有利于净化心胸，陶冶心灵，有益于健康长寿。

诗曰：
僻巷邻家少，茅檐喜并居。
蒸梨常共灶，浇薤亦同渠。
传屐朝寻药，分灯夜读书。
虽然在城市，还得似樵渔。

——于鹄《题邻居》

诗曰：
林下事无非，尘中竟不知。
白云深拥我，青石合眠谁。
山静捣灵药，夜闲论古诗。
此来亲羽客，何日变枯髭。

——刘昭禹《仙都山留题》

卢鸿也是一位诗人、画家，其《草堂十志》题跋中的诗词，多表现他恬淡无为、清修静养的思想。皇甫冉《闲居作》"多病辞官罢，闲居作赋成"，写罢官后写作诗赋；于鹄《题邻居》"传屐朝寻药，分灯夜读书"，写夜间读书；刘昭禹《仙都山留题》"山静捣灵药，夜闲论古诗"，写夜间谈论古人的诗作。姚合的多首诗都写到写诗和吟诗，如《闲居遣怀十首》其三"展书寻古事，翻卷改新诗"，写修改自己新写的诗；《武功县中作三十首》其八、其九"诗好带风吟"和"夜静咏诗多"，分别写吟咏诗篇的情景；《武功县中作三十首》其十"斋心调笔砚，唯写五千言"，写自己清心寡欲，研墨调笔，书写老子的《道德经》。

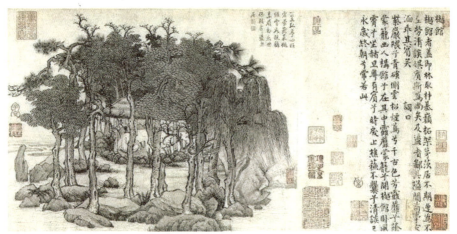

《草堂十志·樾馆》 唐·卢鸿 台北故宫博物院藏

卢鸿的绘画作品，主要是反映他清闲自得的隐居生活。最出名的是《草堂十志（嵩山十景）图》，包括草堂、倒景台、樾馆、云锦淙、期仙磴、涤烦矶、洞玄室、金壁潭等十景，谓之"玄居十志"，每幅之前各书景名并题咏，讴歌自然，赞美隐逸的生活。

（十）音乐陶性

古籍《乐记》中说："凡音之起，由人心生也，人心之动，物使之然也。"认为音乐由心而生，与人的情志关系密切。因此，以音乐来调剂人们的精神生活，改善人们的精神状态，陶冶人们的道德情操，可以预防和治疗心理疾病，从而达到颐养身心的目的。

诗曰：

促轸乘明月，抽弦对白云。

从来山水韵，不使俗人闻。

——王绩《山夜调琴》

轸，弦乐器上调弦的轴，这里指弹琴；促轸，旋紧调弦的轴；抽弦，指缓缓拨动琴弦。云白月皎，琴曲高雅，怎么能洗不去人身上的俗气呢？王绩喜好弹琴，曾改编琴曲《山水操》，为世人所称道。

诗曰：

金坛疏俗宇，玉洞侣仙群。

花枝栖晚露，峰叶度晴云。

斜照移山影，回沙拥篆文。

琴尊方待兴，竹树已迎曛。

——王勃《山居晚眺赠王道士》

诗曰：

中峰青苔壁，一点云生时。

岂意石堂里，得逢焦炼师。

炉香净琴案，松影闲瑶墀。

拜受长年药，翩翻西海期。

——王昌龄《谒焦炼师》

诗曰：

佳树盘珊枕草堂，此中随分亦闲忙。

平铺风簟寻琴谱，静扫烟窗著药方。

幽鸟见贫留好语，白莲知卧送清香。

从今有计消闲日，更为支公置一床。

——皮日休《夏景无事因怀章来二上人二首》之二

　　唐代诗人擅长琴瑟者颇多。王勃《山居晚眺赠王道士》"琴尊方待兴，竹树已迎曛"，抚琴饮酒兴正浓，不知不觉已黄昏。陈子昂《于长史山池三日曲水宴》云："金弦挥赵瑟，玉指弄秦筝。"金弦，言弦之精美；赵瑟，瑟，战国时流行于赵国，故称；玉指，手指的美称；秦筝，传为秦朝蒙恬所造。

　　王昌龄《谒焦炼师》"炉香净琴案"，写焚香抚琴；于鹄《山中访道者》"隔窗梳发声，久立闻吹笛。抱琴出门来，不顾人间客"，写吹笛弹琴；顾非熊《题马儒乂石门山居》"此地客难到，夜琴谁共听"，写山居偏远，

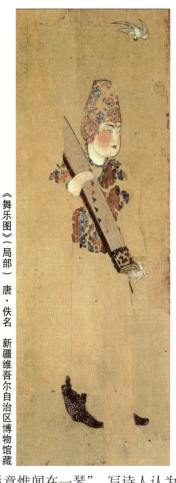

《舞乐图》（局部）唐·佚名 新疆维吾尔自治区博物馆藏

图中乐伎怀抱箜篌。

夜间弹琴，自娱自乐；姚合《闲居遣怀十首》其八"独行看影笑，闲坐弄琴声"，写孤影自赏，弹琴己听，心性淡然；许浑《秋日》"买山兼种竹，对客更弹琴"，写买山地种植修竹，为造访的客人奏琴添雅兴，另一首《赠萧炼师》诗中有："吹笙延鹤舞，敲磬引龙吟。"以吹笙击磬来写隐居修炼者的生活；皮日休《夏景无事因怀章来二上人二首》其二"平铺风簟寻琴谱，静扫烟窗著药方"，写铺上竹簟，寻来琴谱，弹上一曲，而后再坐在幽静窗前的案几上书写药方；李中《贻庐山清溪观王尊师》"弹琴常到月轮低"，写弹琴投入，以致常常忘记时间；伍乔《龙潭张道者》"养生不说凭诸药，适意惟闻在一琴"，写诗人认为养生最重要的是弹琴，至于药物等均为其次，把音乐养生看得至高无上。

（十一）药囊药酒

药囊药酒都有着悠久的历史，是古人用来防病治病的常用方法。郭震《子夜四时歌·秋歌》："辟恶茱萸囊，延年菊花酒。"佩戴茱萸囊来预防传染性疾病，饮用菊花酒来延年益寿，这也是古人的一般常识。郭震（656—713），字元振，魏州贵乡（今河北省邯郸市大名县）人，唐朝名将、宰相，《全唐诗》存诗23首。

诗曰：

邀欢空伫立，望美频回顾。

何时复采菱，江中密相遇。

辟恶茱萸囊，延年菊花酒。

与子结绸缪，丹心此何有。

——郭震《子夜四时歌·秋歌》

（十二）品茶养生

饮茶有益于养生。据医书记载，茶能清头目、除烦渴、化痰湿、利小便、解热毒。现代研究认为茶中不但含有蛋白质、氨基酸、多糖、维生素与无机盐，而且还含有丰富的生物活性物质——茶多酚。茶多酚具有很强的抗氧化性和生理活性，是人体自由基的清除剂，可以阻断亚硝酸胺等多种致癌物质在体内合成。因为茶能防治疾病，抗衰老，抗氧化等，所以备受人们的喜爱。

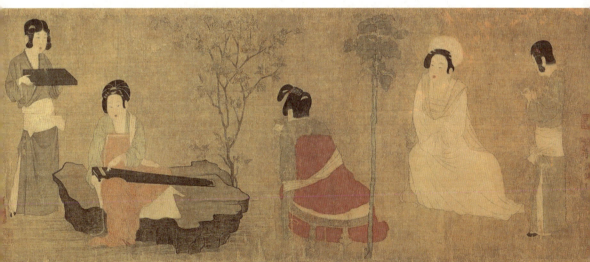

《调琴啜茗图》 唐·周昉 美国纳尔逊·艾京斯艺术博物馆藏

画中三位坐在庭院里的贵妇在两个女仆的伺候下，弹琴、品茶、听乐，表现了唐代贵族妇女闲散恬静的享乐生活。

诗曰：

几年为郡守，家似布衣贫。

沽酒迎幽客，无金与近臣。

捣茶书院静，讲易药堂春。

归阙功成后，随车有野人。

——于鹄《赠李太守》

于鹄《赠李太守》"捣茶书院静"，捣茶，古代常把茶捶成茶末后再沏泡，这是古人饮茶的一种风尚；卢同《忆金鹅山沈山人二首》"一片新茶破鼻香"，写茶叶气味的清香；常达《山居八咏》其五"啜茶思好水"，写冲泡茶叶要讲究水质。

（十三）服食药物

1. 进食益于健身药物

诗曰：

僧貌净无点，僧衣宁缀华。

寻常昼日行，不使身影斜。

饭术煮松柏，坐山敷云霞。

欲知禅隐高，缉薜为袈裟。

——孟郊《赠道月上人》

我国最早的中药学著作《神农本草经》，把药物分上、中、下三品。上品无毒，久服不伤人，如人参、地黄、大枣等；中品无毒或少毒，需判别药性来使用，如百合、当归、龙眼等；下品多毒，不可久服。李颀《送王道士还山》"嵩阳道士餐柏实"，柏实，又名柏子仁，《神农本草经》将其列为上品，"主惊悸，安五脏，益气，除湿痹，久服令人润泽美色，目聪明,不饥不老,轻身延年"。孟郊《赠道月上人》诗中也有,"饭术煮松柏",诗中的"术",指中药白术或苍术,都有健脾利湿的作用。姚合《寄华州李中丞》"常餐亦芝术",芝,灵芝,能补气安神,有保健作用,故一直受到古人的青睐。

2. 拒绝服食丹石之药

诗曰:

服柏不飞炼,闲眠闲草堂。

有泉唯盥漱,留火为焚香。

新雨闲门静,孤松满院凉。

仍闻枕中术,曾授汉淮王。

——于鹄《题服柏先生》

尽管兴起和盛行于魏晋的炼丹服食之风对养生保健毫无裨益,致残致死的也大有人在,但是迄至唐朝尚有一定影响,部分人还在服食。不过很多有识之士认识到了服食丹药剧烈的毒副作用,开始呼吁拒绝丹药。王绩在《赠学仙者》诗中说:"相逢宁可醉,定不学丹砂。"宁可多喝酒,也不服食丹药。于鹄《题服柏先生》亦云:"服柏不飞炼。"可以吃柏子仁,不可炼丹服丹药。枕中术,藏在枕中的秘术。汉淮王,指汉淮南王刘安。刘安召集方士们编撰的《淮南子·中篇》,专讲烧丹之事。诗中"枕中术",即指炼丹之术。权德舆《与道者同守庚申》更进一步指出:"岂资金丹术,即此驻颓龄。"怎么可以靠着服食丹药来让人不老呢!

3. 迷信服食烧炼丹药

唐诗中迷信炼丹服食的诗歌还是有一些的。如钱起有"炼药"服食诗；王建更是迷信炼丹服食，《上李吉甫相公》《赠太清卢道士》等诗中都写到过；唐明皇李隆基"《参同》如有旨，金鼎待君烧"（《送玄同真人李抱朴谒潜山仙词》），《参同》即《周易参同契》，是讲内外丹理论的著作；孟浩然《清明日宴梅道士房》"丹灶初开火"，丹灶，指道家炼丹的丹炉；张籍对当时社会上流行的服食之说基本上持赞同态度，"仙人劝我食，令我头青面如雪"（《寄菖蒲》），他在《学仙》《不食仙姑山房》《和卢常侍寄华山郑隐者》《赠王秘书》《招周居士》等诗中，都触及此题。这些都是不可取的。

诗曰：
常闻汉武帝，爰及秦始皇。
俱好神仙术，延年竟不长。
金台既摧折，沙丘遂灭亡。
茂陵与骊岳，今日草茫茫。

——寒山《诗三百三首》之二十七

养生的目的主要有两个方面：一是修身养性，强壮身体；二是益寿延年。至于羽化成仙，长生不死是不存在的。韦应物《马明生遇神女歌》《学仙二首》用三个学道成仙的故事来说明欲成正果，必须牢记"精坚"二字真言。当然，专诚精一、坚贞不移是养生必不可少的条件，至于仙而不死却是不存在的，这应该说是作者的思想局限。养生是为了却疾强身，颐享天年，张籍的《求仙行》诗就是以"汉皇欲作飞仙子"为例，说明人有生就有死，绝不能羽化升仙。寒山《诗三百三首之二十七》也指出，汉武帝、秦始皇都嗜好神仙之术，结果都没有活得长久。养生不能误入歧途，修炼神仙长生之术，这样必然会事与愿违，不但不能长寿，反而损寿。

第二章
松下悄然问童子：王维的禅诗与养生

山中相送罢，日暮掩柴扉。

春草明年绿，王孙归不归？

——王维《山中送别》

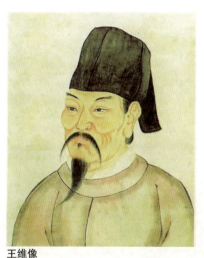

王维像

王维（701—761），字摩诘，号摩诘居士，唐朝著名诗人、画家，太原祁县（今山西省祁县）人，其父王处廉时，迁居于蒲州（今山西省永济县）。唐开元九年（721）中进士（一说开元十九年状元及第），开始入仕为官。唐玄宗李隆基天宝年间，王维拜吏部郎中、给事中。"安史之乱"平定后，他因迫受伪职被降为太子中允。唐肃宗乾元年间任尚书右丞，故世称"王右丞"。

王维多才多艺，精通诗、书、画、音乐、佛学和道学等，以诗、画闻名于开元、天宝年间。尤长五言，多咏山水田园，与孟浩然合称"王孟"，并有"诗佛"之称，存诗 374 首。其画穷极其妙，后人推其为南宗山水画之祖。苏东坡曾评之"诗中有画""画中有诗"。

诗曰：

远看山有色，近听水无声。

春去花还在，人来鸟不惊。

——王维《画》

　　禅诗是将诗与禅合二为一，以禅入诗，即蕴含禅意的诗。禅诗一般可分为写佛理佛法的禅理诗和反映修行者的参禅悟道诗。王维的禅诗属于后者。参禅悟道诗是通过描写洁净无尘的深谷幽居和超凡脱俗的山林幽境，来表达淡泊宁静、四大皆空的心境的。这一点与道家的"清静无为"和医家的"恬淡虚无"是一样的。因此，要判别一首诗歌是否是禅诗，应看其作者是否知佛晓禅，单从出世隐居、淡泊无为的意境上来看是很不够的。

诗曰：

暮持筇竹杖，相待虎溪头。

催客闻山响，归房逐水流。

野花丛发好，谷鸟一声幽。

夜坐空林寂，松风直似秋。

——王维《过感化寺昙兴上人山院》

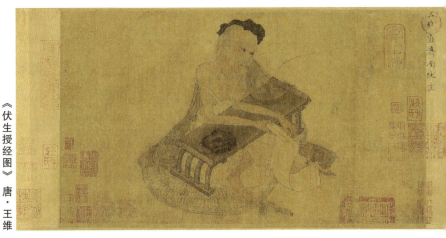

王维参禅悟理，学庄信道，有"诗佛"之称。

《伏生授经图》唐·王维　日本大阪市立美术馆藏

一、磬声佛语，皆关禅性

佛教自西汉末年传入我国后，经过魏晋南北朝的传播发展，到唐代进入黄金时期，影响到当时社会生活的各个领域。王维自幼就生长在一个佛教氛围很浓的家庭里，其母崔氏，"师于大照禅师三十余岁，褐衣蔬食，持戒安禅，乐住山林，志求寂静"。大照禅师即普寂，蒲州河东（今山西省永济西）人，为禅宗北派祖师神秀的大弟子，唐代高僧。崔氏拜大照禅师为师，习禅守戒 30 余年，定然是颇有修养的居士。在母亲的影响下，王维和他弟弟王缙"弟兄俱奉佛，居常蔬食，不茹荤血"（《旧唐书·王维传》）。由于家庭的影响，他从小就结下了佛缘。

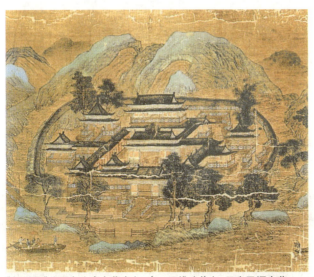

《辋川图》（现存为唐人摹本） 唐·王维（传） 日本圣福寺藏

王维的《辋川图》在流传中已形成具有丰富文化含义的象征，被后人不断临摹。王蒙、赵孟頫、沈周、仇英、文徵明等大家对其均有摹临，辋川图式可谓风靡数朝。辋川，几可看成文人理想的山居之所、精神栖息的家园，这是王维赋予辋川最大的文化意义。

诗曰：

山林吾丧我，冠带尔成人。

莫学嵇康懒，且安原宪贫。

山阴多北户，泉水在东邻。

缘合妄相有，性空无所亲。

安知广成子，不是老夫身！

——王维《山中示弟》

"嵇康懒"，嵇康，曾任中散大夫，因不满司马氏集团专政，不愿出仕，说自己生性疏懒，不修边幅，时常不洗脸、不洗头，甚至夜里憋尿也懒得起来解手，身上布满虱子，等等（见《晋书·嵇康传》、嵇康《与山巨源绝交书》）。后以"嵇康懒"指散漫疏懒，不耐官事。"原宪贫"，原宪，孔子七十二弟子之一，为古之清高贫寒之士。原宪家贫，但不愿迎合世俗去当官干坏事，后用"原宪贫"咏贤士能安贫乐道。"广成子"，古代传说中的仙人，隐居崆峒山石室中，黄帝曾向他问道。

王维在少年时就和弟弟王缙离开了家乡，到当时的西京长安和东都洛阳生活，为以后入世施展安邦治国的抱负铺路。他中进士步入仕途后，命运坎坷，难以实现自己的政治抱负和理想。后来得到宰相张九龄的赏识提拔，先后出任右拾遗、监察御史、左补阙、吏部郎中、文部郎中等官职。可见，王维青壮年时期也曾积极从政，对张九龄"不卖公器（意为不卖官鬻爵），动为苍生谋"（王维《献始兴公》）的贤明政治给予支持。

几年后，张九龄被罢相离开京都。这对王维是一个打击，使他萌生归隐的想法。王维后奉皇帝之命去凉州（今甘肃省武威市）劳军，未能如愿归隐田园，两年后回京为殿中侍御史，开元二十八年（740）又被派遣到襄阳（今湖北省襄阳市）主持"南选"考试。大约在当年或次年，王维自襄阳回到长安，至天宝三年（744），当他40多岁的时候，终于"归隐"（实际是半官半隐）了。

诗曰：

山中多法侣，禅诵自为群。

城郭遥相望，唯应见白云。

——王维《山中寄诸弟妹》

　　他在京城南面的蓝田县辋川购置了一所别墅——辋川别业（或辋川别墅），用来修身养性。该别墅原为初唐诗人宋之问所建，位于终南山之东缘北麓，南向即可望见终南山绵延不断的峰峦。那里环境幽静，视野开阔，有青山也有绿水，有树林也有溪谷，其间散布着多个馆舍。他在《终南别业》诗中说："中岁颇好道。"又说："一生几许伤心事，不向空门何处销。"（《叹白发》）达则兼济天下，穷则独善其身，仕途的不如意使他更加热衷于参禅习佛，到空门中去寻求寄托了。说王维归隐，其实是亦官亦隐，因为他一直都在做官，直到去世。究其原因，张九龄被贬谪后，奸相李林甫当政，王维既不愿意与李林甫同流合污、谄媚求进，又在政治上抱有一定的幻想，所以没有毅然辞官归隐，只能求其次，身官心隐了。

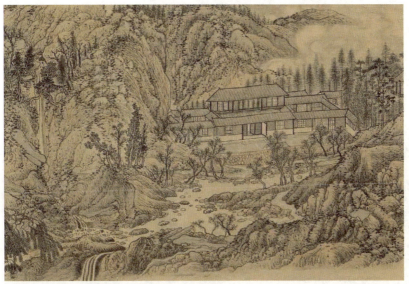

《仿黄鹤山樵辋川别墅图卷》（局部）　明·宋旭

此画卷以王维的辋川别业为题材所绘。卷中所画的自然是他理想中的文人归隐之所，是意中山水。

诗曰：

宿昔朱颜成暮齿，须臾白发变垂髫。

一生几许伤心事，不向空门何处销！

——王维《叹白发》

王维在步入社会后，交往了一些修佛参禅的朋友，裴迪、崔兴宗就是与他一起习禅的人。同时，他们也都与当时有名的禅师联系密切。王维热心习禅，与他的个人遭遇和个性都有着密切关系。仕途的坎坷，性格的软弱，让他不能在官和隐之间做出果断取舍，故而后半生只好过着半官半隐的生活。从王维的字（摩诘）和号（摩诘居士）中就可以看出其禅心佛缘。摩诘，系维摩诘（梵语）的简称，意译为"净名"或"无垢称"。《维摩经》中说维摩诘是毗耶离城中一位大乘居士，和释迦牟尼同时，善于应机化导。因此，王维也让自己成为带发的居士，有时还过

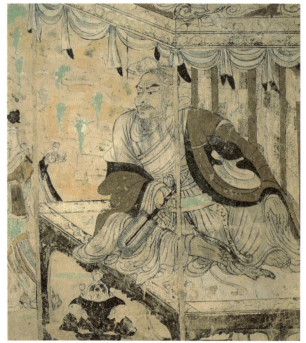

《维摩诘》（壁画）　唐·吴道子（传）　敦煌莫高窟103窟

着亦官亦隐的生活。《旧唐书》本传记载，王维"在京师，日饭十数名僧，以玄谈为乐，斋中无所有，唯茶铛、药臼、经案、绳床而已。退朝之后，焚香独坐，以禅诵为事"。可见，他取字号"摩诘"，显然是表达对维摩诘这位大乘居士的敬仰。

诗曰：

高处敞招提，虚空诋有倪？

坐看南陌骑，下听秦城鸡。

渺渺孤烟起，芊芊远树齐。

青山万井外，落日五陵西。

眼界今无染，心空安可迷。

——王维《青龙寺昙壁上人兄院集（并序）》

秦城，在唐诗中特指唐朝国都长安。万井，古代以地方一里为一井，万井即一万里。五陵，汉代五个皇帝的陵墓，即长陵、安陵、阳陵、茂陵、平陵，均在长安附近。当时富家豪族和外戚都居住在五陵附近，因此，后世诗文常以五陵代指富豪人家聚居之地。王维的这首诗宛如一幅意境幽远的禅意画：高筑的平台上建有寺庙，天地虚空没有边际（佛家认为世界万物本体不存在，但能感觉到，用虚空作比恰当不过）；坐看城南田间的车马，听山下长安城那边的鸡鸣声；缥缈的一柱孤烟袅袅升起，远处的树木青葱繁茂，错落有致；青山在万里之外，夕阳落在五陵的西边；眼睛所见到的景物，没有被世间污浊所污染，心境空灵怎么会迷失呢？诗的字句虽没有言禅，但禅性处处可见。

实际上王维的礼佛参禅，如思想上摒弃"贪、嗔、痴"三毒，饮食上拒绝荤腥厚味，生活环境上倾向遁世、远离纷扰，都与中医的恬淡无欲、清淡饮食等养生主张是一致的。

二、禅诗禅心，通透空灵

（一）回归自然

王维既参禅，也访道，从他的诗章中便可看出。他与道人炼士来往密切，这对他清修静养的养生观很有影响，"愿奉无为化，斋心学自然"（《奉和圣制庆玄元皇帝玉像之作应制》），就强调了养生要淡泊无为、道法自然。所以，在王维的人生中，佛与道、禅与道是融合的。

诗曰：
木末芙蓉花，山中发红萼。
涧户寂无人，纷纷开且落。

——王维《辛夷坞》

深山里的芙蓉花独自开谢，并不在意有无人欣赏。花儿到时候自己绽放，到时候又自己凋谢，没有任何外力的干扰，这不就是一种自然吗？诗人通过自开自落的芙蓉花来写自己，什么时候自己也能像芙蓉花那样，回归到自然中，没有尘事，没有世俗，自由自在地生活呢？

诗曰：
人闲桂花落，夜静春山空。
月出惊山鸟，时鸣春涧中。

——王维《鸟鸣涧》

该诗写的是溪山春夜、月出鸟惊的幽美情景。诗人远离世间纷争，清心静养，排除杂念。正是因为心中宁静，所以才能捕捉到外界细微的变化。而"惊"和"鸣"两字，又在动中写出了极静。故后人评价说，"读之身世两忘，万念皆寂"（《诗薮》），完全回归到了自然之中。

诗曰：
不知香积寺，数里入云峰。
古木无人径，深山何处钟？

泉声咽危石，日色冷青松。

薄暮空潭曲，安禅制毒龙。

——王维《过香积寺》

曲，水边；安禅，佛家术语，指身心安然进入清寂宁静的境界，在这里指佛家思想；毒龙，佛家比喻俗人的心中杂念。诗人要去拜访香积寺，但还"不知"寺庙的确切位置。"不知"而又要去寻访，表现出王维的洒脱不羁。因为"不知"，诗人便步入茫茫山林中去寻找，未行数里就进入白云缭绕的山峰之下。此句正面写人入云峰，实际映衬出香积寺深藏在山林深处。峰回路转，钟声传来，点出了古寺所在。诗的表面是写寻访古寺，实则是在写作者参禅悟道的心路。不知古寺在何处，便是说不能参透禅机，正在迷茫的时候，寺院的钟声传来，突然有了顿悟。在去往古寺的石径上，一派空寂景象展现在面前：泉水无声，日光清冷，山岩肃穆，松林苍茫。世人走到佛境，自然心灵净化，杂念消弭，如潭水般清明澄澈。

诗曰：

空山新雨后，天气晚来秋。

明月松间照，清泉石上流。

竹喧归浣女，莲动下渔舟。

随意春芳歇，王孙自可留。

——王维《山居秋暝》

山中秋雨停歇，空气更加清新，明月照耀下，松树枝叶上的水珠闪闪发光。雨后泉水多了，潺潺流过石上。这时竹林里传出浣纱姑娘们的说笑声，她们坐着小船缓缓划过，水中的荷花也轻轻摆动。诗人以动写静来反衬"空山"的空和静。诗中的"空山"当然不是空无所有的山，而是物我两忘的心灵感受。这种感受显示出内心的空寂和宁静，禅意也就自在其中了。

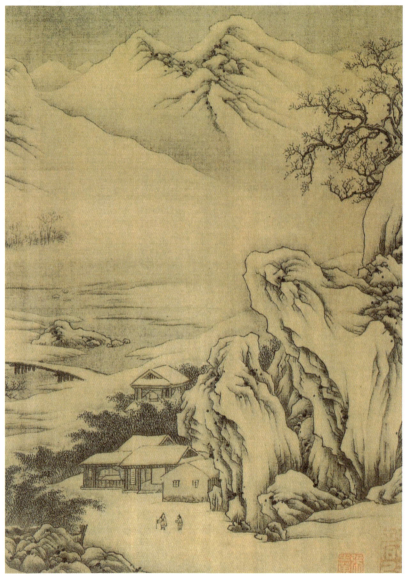

《江干雪霁图卷》（局部） 唐·王维 现藏于日本

画中山石线条轻松，没有浓墨重彩，一切从简，这便是王维晚年生活的真实写照，做最简单的人，吃最简单的饭，过最简单的日子。

（二）隐居参禅

陶渊明是东晋著名的诗人和隐士，后来的归隐者多奉之为楷模，王维也不例外。陶渊明写的《桃花源记》，以浪漫主义的笔法，虚实结合，层层设疑，虚构了一个与现实相对立的美好境界——桃花源，这也是王维所向往的去处。

王维有了辋川别墅后，还专门作了一幅《辋川图》，并与好友裴迪以这里的孟城坳、华子岗等20景各赋诗一首，共成40首，结集为《辋川集》。可见王维对这里的居处环境的喜爱。他在《菩提寺禁口号又示裴迪》诗中说：

> 安得舍罗网，拂衣辞世喧。
> 悠然策藜杖，归向桃花源。

罗网（又作"尘网"），捕捉鸟兽的网，比喻名利网；藜杖，藤藜做的拐杖。摆脱世间的名利网罗，掸去身上沾染的尘土，远离社会喧嚣纷争，悠然自得地扶着藜杖，走向那向往的世外桃源。

> 诗曰：
> 新家孟城口，古木余衰柳。
> 来者复为谁，空悲昔人有。
>
> ——王维《孟城坳》

《孟城坳》是王维收在《辋川集》中的第一首诗。孟城口即孟城坳，就在他的别墅附近。在离别墅不远的孟城坳的旁边还生长着一棵衰败的柳树，可昔日种柳之人——宋之问早已消失得无影无踪了。现在来到这里居住而感慨世事沧桑的人是我，再以后还不知道来这里安家的人又是谁呢？更不知道是否会有人追念现在的人和事。其实，物换星移是自然规律，我们不必徒然地悲叹这里昔日的主人。诗人经历过"开元盛世"的繁荣，也目睹过"安史之乱"的衰败，国家社稷的兴衰如此，个人命运的荣辱亦如此。宋之问曾以"文才出众""媚附权贵"显赫一时，后两度贬谪，客死异乡，别墅也就随之荒芜。现在王维成了这里的新主人，触景伤情，透露出他难言的心曲，也是情理之中的事。

诗曰：
空山不见人，但闻人语响。
返景入深林，复照青苔上。

————王维《鹿柴》

王维一人静坐在空山中，相伴的只有峰峦、树林和溪水，人间所有的喧嚣都消失在这无边的空寂之中。"人语"在无人的空山里似有似无，若真若幻。夕阳的余晖穿过层层密林，透过枝叶，闪闪烁烁地照射在青苔之上，斑斑点点，时明时暗，显得那么空寂清冷。尽管这些静止景象中有"人语"的声响，但又真幻难辨；夕照移动的弱光，却又或明或灭。所以，世上只有静止和寂灭，才是永恒的。

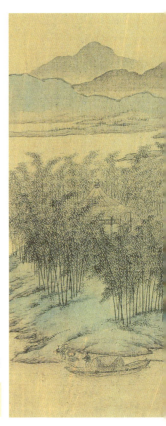

诗曰：
独坐幽篁里，弹琴复长啸。
深林人不知，明月来相照。

————王维《竹里馆》

《辋川十景图卷》（局部） 明·仇英　辽宁省博物馆藏

王维写过《辋川二十咏》，即二十处胜景一景一诗，移步换景，确是极其适合入画。图为仇英对"辋川样"的演绎——《辋川十景图》的一景。

诗人独自闲坐在幽静的竹林里，时而弹琴时而长啸；无人知晓我在这密林深处，只有一轮明月静静与我相伴。王维在意兴清幽、心灵澄净的状态下，与竹林、明月本身所具有的清幽澄净的属性悠然相会，自然也无需别人知晓。隐居山里林中就是为寻找清净，与这山间明月、树木花草、山石溪水为伴，不正是自己的所求吗？可见，诗人的精神是与天地相通的。文字不写禅，却句句有禅意。

诗曰：

轻舟南垞去，北垞淼难即。

隔浦望人家，遥遥不相识。

——王维《南垞》

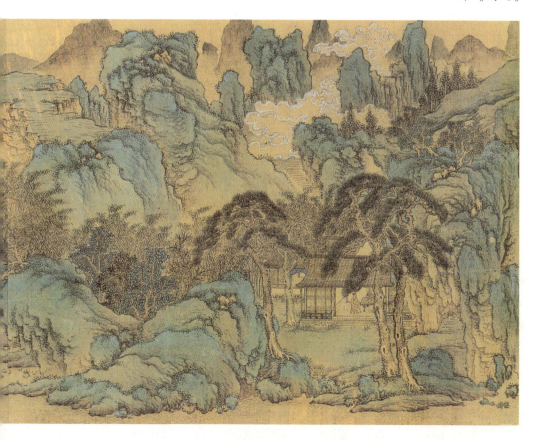

垞，小土丘；淼，水流广大的样子。王维踏上一叶轻舟缓缓离开南垞驶向北垞，但水面辽阔无法靠近；只能隔水遥望北垞人家，又因遥远不能识别住在那里的人们。王维寄身小舟之中，小舟漂泊在浩瀚的水面上，却无法在要去的北垞靠岸。其实，这表现的是作者的自况。王维心里一直向往出世归隐，摆脱名缰利锁，无牵无挂地去学佛参禅，可他并没如愿到达"北垞"彼岸，只能身留世心出世。佛教把人生看成是流转不息的水流，生命的流逝不仅像水流一样易逝难追，更如同瞬间幻灭的水泡。佛教是讲人生轮回的，无论多亲近的人，迟早有一天都会变成故人，然后失散在轮回的宿命里。这首诗看似是写人生轮回的心理体验，实际上是写人生感悟的禅语。

王维很多诗中都有类似《南垞》中的"遥遥不相识"含义的诗句，如"樵人不可知"（《斤竹岭》），"空山不见人"（《鹿柴》），"深林人不知"（《竹里馆》），"涧户寂无人"（《辛夷坞》）等，甚至还说过"畏有山僧来"（《宫槐陌》）这样的话。王维不仅与世俗人存有距离感，而且连出家人也要回避了。

诗曰：

仄径荫宫槐，幽阴多绿苔。

应门但迎扫，畏有山僧来。

——王维《宫槐陌》

由此可见，王维有意淡化或抹去世俗定义中"我"与"他人"的存在，而把真正的"我"融于无穷的山水之中，用一种空虚的眼光去反映天地自然。

唐代伟大的医学家和养生学家孙思邈在《千金翼方·退居》中说，择居要"人野相近，心远地偏，背山临水，气候高爽，土地良沃，泉水清美，如此得十亩平坦处便可构居"。王维的辋川别墅就非常符合这一要求，人与大自然亲近，远离了尘嚣，心境自然也就变得恬淡悠远了。

（三）淡泊无为

王维一生儒道释兼修，出世入世的思想也使他纠结了一生。他在40岁之后，虽然是半官半隐，但心灵上的归隐占据较大比重。他大约写于唐肃宗乾元元年（758）之后的诗歌《终南别业》，就表现出他厌恶尘事，向往淡泊无为的意向。

> 诗曰：
> 中岁颇好道，晚家南山陲。
> 兴来每独往，胜事空自知。
> 行到水穷处，坐看云起时。
> 偶然值林叟，谈笑无还期。
>
> ——王维《终南别业》

说他中年以后好道之心愈浓，直到晚年才在终南山旁边安家寄身。高兴时常常独自去游山玩水，有快乐的事情就自我欣赏自我陶醉。有时走到水的尽头去寻源，有时坐看天空中云雾变化。偶然在林间遇到乡村父老，谈笑聊天每每忘记了回家的时间。这首诗没有描绘具体的山川景物，而重在渲染他隐居时悠闲自得的心境。

> 诗曰：
> 晚年惟好静，万事不关心。
> 自顾无长策，空知返旧林。
> 松风吹解带，山月照弹琴。
> 君问穷通理，渔歌入浦深。
>
> ——王维《酬张少府》

诗人说自己晚年喜欢清静，不太关心世事。既然没有报效国家的良策，那就不如回归山林，面对清风明月弹琴自乐。你想要问命运的穷困与显达,不如去浦水旁边听听渔人的歌声吧。全诗写自己隐逸生活的情趣，情景浑成，物我两忘，令人涵泳不尽。

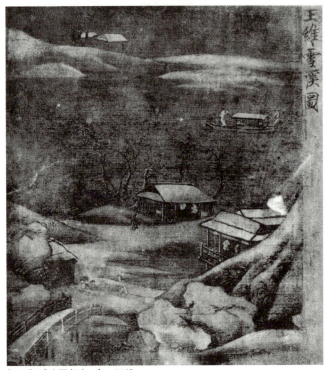

《雪溪图》（局部） 唐·王维

《雪溪图》被称为"四空"，即人"空"、山"空"、水"空"、天"空"，由此达到了心"空"和心"静"的境界。这是王维后半生回归平静的写照。

（四）素食向佛

《旧唐书·王维传》记载，王维"奉佛，居常蔬食，不茹荤血"。他信仰佛教，只吃素食，不沾鱼肉之物。"悲哉世上人，甘比膻腥食"（《赠李颀》)，就强调了要素食薄味，认为这样才有益于身心的清修；同时诗中还带有感叹世人茹食荤腥的做法。

诗曰：

抖擞辞贫里，归依宿化城。

绕篱生野蕨，空馆发山樱。

香饭青菰米，嘉蔬绿笋茎。

誓陪清梵末，端坐学无生。

——王维《游化感寺》

贫里，贫民聚居之地。化城，一时幻化的城郭，佛教用以比喻小乘境界。佛恐众生畏难，先说小乘涅槃，犹如化城，进而求取大乘真正的佛果。清梵，谓僧尼诵经的声音。无生，佛教语，谓没有生灭，不生不灭。常年的素食生活并没有让王维感到什么清苦，一碗青菰饭，一钵绿笋茎，都是很好的美食。"山中习静观朝槿，松下清斋折露葵"（《积雨辋川庄作》），简朴自然的素食生活，尽管粗茶淡饭，却心安自得。

王维很多田园山水诗都写得超凡脱俗，意境清冷、空灵、幽邃，全无人间烟火气，充满深深禅意。诗中的田园山水意境，不但有自然的美感，更融入了禅学的精髓。王维的禅诗不用禅语而得禅理，这也正是他学佛修禅有所成的必然体现。

第三章
俱怀逸兴壮思飞：李白诗中蕴含的养生文化

弃我去者，昨日之日不可留；

乱我心者，今日之日多烦忧。

长风万里送秋雁，对此可以酣高楼。

蓬莱文章建安骨，中间小谢又清发。

俱怀逸兴壮思飞，欲上青天览明月。

抽刀断水水更流，举杯消愁愁更愁。

人生在世不称意，明朝散发弄扁舟。

——李白《宣州谢朓楼饯别校书叔云》

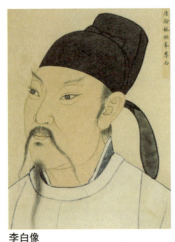

李白像

李白（701—762），字太白，其先世于隋末远谪西域，直到705—707年，李白之父才携家迁回内地，居于绵州昌隆县青廉乡（今四川省江油）。他自称"五岁诵六甲，十岁观百家，轩辕以来颇得闻矣"（《上安州裴长史书》）；又说"十五观奇书，作赋凌相如"（《赠张相镐》）。李白所学内容颇为驳杂，少年时还学过剑术，有任侠之风。他受到古代思想家多方面的影响，其中，最主要的是道家思想。他青少年时期生活在一个道教活动非常活跃的地方，"家本紫云山，道风未沦落"（《题嵩山逸人元丹丘山居》）和"十五游神仙，仙游未曾歇"（《感兴八首》之五）就是自白。李白出蜀，仗剑远游，与道家思想的影响也不无关系。他在《秋下荆门》中说："此行不为鲈鱼鲙，自爱名山入剡中。"在《庐山谣寄卢侍御虚舟》中说："五岳寻仙不辞远，一生好入名山游。"为求仙学道而漫游名山大川，可见其养生思想是建立在道学的基础上的。

诗曰：

十五游神仙，仙游未曾歇。

吹笙吟松风，泛瑟窥海月。

西山玉童子，使我炼金骨。

欲逐黄鹤飞，相呼向蓬阙。

——李白《感兴六首》之四

又曰：

霜落荆门江树空，布帆无恙挂秋风。

此行不为鲈鱼鲙，自爱名山入剡中。

——李白《秋下荆门》

一、专气致柔，过刚易折

"贵柔"和"道法自然"是老子、庄子的养生思想。"专气致柔"（专精守气，致力柔和）（《老子·十章》），这里的"柔"是柔和、柔弱的意思，与刚强相对，是道家的一种生存和养生的理念。老子认为：刚强的东西属于死亡之类，柔弱的东西属于生存之类……树木强大就容易被摧折。凡是强大的是向下发展的，而柔弱的是向上发展的。(《老子·七十六章》)李白也继承了老庄的衣钵，认为养生应顺应自然，"不矜大而暴猛，每顺时而行藏"(《大鹏赋》)，否则就惹祸遭害。"直木忌先伐，芳兰哀自焚"(《古风》其三十六)，用"直木先伐，芳兰易焚"的道理来比喻处事勿逞强争胜,主张要以"柔"为贵。这种观点基本上是正确的,只是还不全面,因为顺应自然的同时，还应主动地改造自然，一味追求"柔"是不行的。

诗曰：

抱玉入楚国，见疑古所闻。

良宝终见弃，徒劳三献君。

直木忌先伐，芳兰哀自焚。

盈满天所损，沉冥道为群。

东海沈碧水，西关乘紫云。

鲁连及柱史，可以蹑清芬。

——李白《古风》其三十六

卞和向楚王献玉，反遭怀疑和酷刑，古今皆知。巨大挺直的树木总是被先采伐，芳香的兰草常是被焚烧，以得到其香气。还是老子说得对，事物盈满了就必将亏损，因为这是天道。鲁仲连为守义宁可沉海而死，老子驾紫云西出函谷关去传道。我应该与道为伍，做像他们那样的道德高尚之人。鲁连，指鲁仲连，战国时齐人，有计谋，但不肯做官，周游列国到赵国时，正逢秦兵围赵都邯郸。魏王因惧秦而派辛垣衍劝说赵王尊秦为帝，鲁仲连和辛垣衍激辩，并表示宁愿跳海而死，也不做暴秦的臣民。柱史，代指老子。直木先伐、芳兰易焚、盈满则亏，这些都是人们知晓的自然之理，所以养生也应该遵循它。

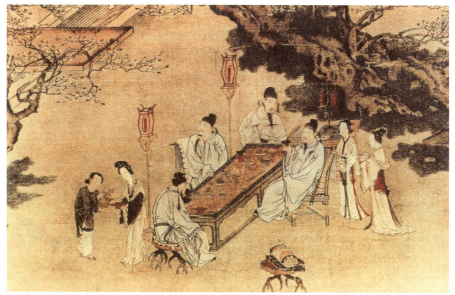

《春夜宴桃李园图》（局部） 明·仇英 北京故宫博物院藏

本图内容取材于李白的《春夜宴桃李园序》，描绘了李白同众从弟一道月夜宴饮、诗酒唱和的风流雅事。

二、天地合气，命之曰人

诗曰：

日出东方隈，似从地底来。

历天又入海，六龙所舍安在哉？

其始与终古不息，人非元气，安得与之久徘徊？

草不谢荣于春风，木不怨落于秋天。

谁挥鞭策驱四运？万物兴歇皆自然。

羲和！羲和！汝奚汩没于荒淫之波？

鲁阳何德，驻景挥戈？

逆道违天，矫诬实多。

吾将囊括大块，浩然与溟涬同科！

——李白《日出行》

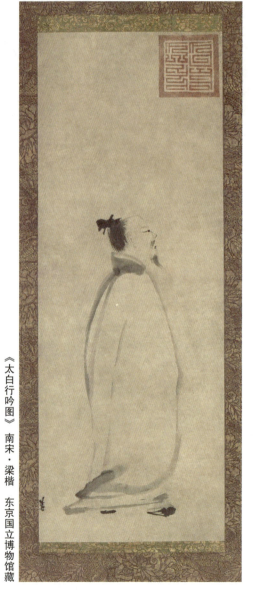

　　元气，是中国古代的哲学概念，指产生和构成天地万物的原始物质。元气被引入到中医学中，又名"原气""真气"，是人体最基本、最重要的气，是人体生命活动的原动力。"阴阳为庖，造化为宰，餐元气，洒太和……"（《明堂赋》）和"造化合元符，交媾腾精魄"（《草创大还赠柳官迪》）指出自然界"造化"万物是靠了元气，人也是天地间万物之一，当然不会例外。

　　李白对传统的日出日落说法予以否认，指出日的运行是"气"的作用，并以此推论到人，人体整个生命活动的原动力是"元气"，元气的有无，决定着生命的存亡，这一点与老庄创立的道家思想也是一致的。

三、清静无为，离境坐忘

诗曰：

故人栖东山，自爱丘壑美。

青春卧空林，白日犹不起。

松风清襟袖，石潭洗心耳。

羡君无纷喧，高枕碧霞里。

——李白《题元丹丘山居》

道教通过对世界的生成、社会的发展，人与社会以及自然界的关系等的观察，形成了"清静无为""离境坐忘"的精神修炼观。"我家仙翁爱清真……欲卧鸣皋绝世尘，鸣皋微茫在何处？五崖峡水横樵路。"（《鸣皋歌奉饯从翁清归五崖山居》）鸣皋，山名，在今河南省嵩县东北。"自矜林湍好，不羡朝市乐。"（《题嵩山逸人元丹丘山居》）置身山水，远离红尘，清养静修"恬淡"之心。《白毫子歌》《元丹丘歌》《题元丹丘山居》和《留别广陵诸公》等诗写的也都是这方面内容。《题元丹丘山居》诗中：碧霞，指高山深处；元丹丘，李白20岁左右在蜀中认识的道友，曾一起在河南嵩山隐居。李白很佩服元丹丘的道术，当时他们一起在嵩山隐居修道，写了这首诗。

四、练守丹田，呼吸精气

诗曰：

仙人十五爱吹笙，学得昆丘彩凤鸣。

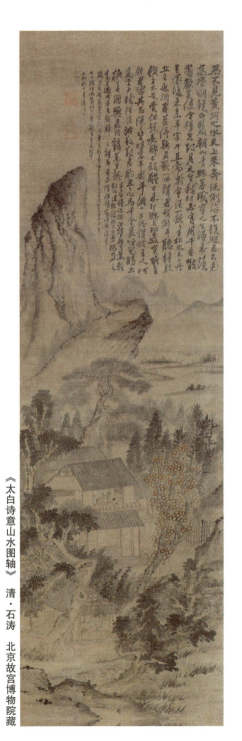

《太白诗意山水图轴》 清·石涛 北京故宫博物院藏

始闻炼气餐金液，复道朝天赴玉京。

玉京迢迢几千里，凤笙去去无穷已。

——李白《凤吹笙曲》节选

呼吸修炼，属于气功养生的范畴，不论是道家、儒家、佛家、医家、武术家，都注重从呼吸入手进行修炼。李白《大鹏赋》"参玄根以比寿，饮元气以充肠"，说的是练守丹田气功法；"始闻炼气餐金液"（《凤吹笙曲》），似讲调息吐纳功法；他在《赠嵩山焦炼师》诗序中说焦炼师"常胎息绝谷"。后来李白对这门呼吸修炼的"绝学"学到与否，惜无从查考了。

五、倚剑登高，修炼形体

生命在于运动，古人早就知道"流水不腐，户枢不蠹，动也"（《吕氏春秋·尽数》）的道理。李白在形体方面的修炼，一是习武舞剑,二是登山涉水。唐朝文人多喜好剑术,常常舞剑自乐。"倚剑登高台"(《古风》其五十四),诗人身佩宝剑,登高望远,抒发胸怀。"人生在世不称意,明朝散发弄扁舟"(《宣州谢朓楼饯别校书叔云》),"轻舟已过万重山"(《早发白帝城》),写的是涉水。

诗曰:

朝辞白帝彩云间,千里江陵一日还。

两岸猿声啼不住,轻舟已过万重山。

——李白《早发白帝城》

又曰:

天台邻四明,华顶高百越。

门标赤城霞,楼栖沧岛月。

凭高登远览,直下见溟渤。

云垂大鹏翻,波动巨鳌没。

风潮争汹涌,神怪何翕忽。

观奇迹无倪,好道心不歇。

攀条摘朱实,服药炼金骨。

安得生羽毛,千春卧蓬阙。

——李白《天台晓望》

《天台晓望》诗写的是登山采药活动。天台山邻近四明山,清丽的山顶是古时候百越国最高的山峰。赤城山红霞般的崖石迎入朱门,沧岛的明月似栖息在山上的高楼里。登高远望,一直看到浩瀚无际的大海,空中云彩翻腾不息,就像大鹏扇动的翅膀,海中的鲸鱼掀起巨浪。巨浪追逐着旋风,波浪滔天,好似闪电那样时隐时现,那是否就是传说中的神仙和妖怪?见到这奇异的现象,却找不到神仙的踪迹,学道的心思也难以平静下来。攀援树木，摘下红色的果实，生起炉火炼制丹药，据说服食炼成的丹药能用来脱胎换骨，可是，怎么才能羽化成仙，千秋万代，在蓬莱仙岛逍遥自在呢？

其实，李白也应该知道，答案是否定的。

六、修炼外丹，以求长生

诗曰：

奇峰出奇云，秀木含秀气。

清晏皖公山，巉绝称人意。

独游沧江上，终日淡无味。

但爱兹岭高，何由讨灵异。

默然遥相许，欲往心莫遂。

待吾还丹成，投迹归此地。

——李白《江上望皖公山》

外丹是相对内丹而言的，古称炼丹术，是将一些金石矿物放在炉鼎中锻炼成丹药，通过服食（又作"服石"）这些丹药而达到长生的目的。炼丹服食之风盛行于魏晋，很多人因服食丹药中毒，轻者致病致残，重者毙命。服食之风到唐代还在士大夫阶层中流行。

"天地为橐籥，周流行太易。造化合元符，交媾腾精魄，自然成妙用，孰知其指的。"（《草创大还赠柳官迪》）这是说天地就好像牛皮做的风箱，一呼一息，如同原始混沌的状态周而复始。阴阳造化与祥瑞相合，犹如交媾时候腾升的精魄。妙用在于自然之道，应该深刻了解它的确切所在。橐籥，古代冶炼时用以鼓风吹火的装置，犹今之风箱。太易，古代指原始混沌的状态。元符，大的祥瑞。指的，确切指明。

李白好远游，和道士司马承祯、元丹丘等一起求仙论道，一边诗酒漫游，一边采药炼丹。

李白一生非常热衷于炼丹求仙，在许多诗中提及炼丹服丹的情景，比如："闲窥石镜清我心，谢公行处苍苔没。早服还丹无世情，琴心三叠道初成。遥见仙人彩云里，手把芙蓉朝玉京。先期汗漫九垓上，愿接卢敖游太清。""尚恐丹液迟，志愿不及申。"直到他被流放夜郎途中，忆秋浦旧游，还写到"三载夜郎还，于兹炼金骨"，念念不忘秋浦这个炼丹的好地方。

他写的有关炼丹服食的诗很多，如《古风》(其四和其九)《飞龙引》(二首)《杨叛儿》《山人劝酒》《来日大难》《访道安陵遇盖寰为予造真箓，临别留赠》《登敬亭山南望》。

在此，还要说明的一点是：当时最高统治者李隆基尚道，"道"甚至成了入仕的阶梯，即时人所谓的"终南捷径"。李白学道也与此有一定的关系，实际上他就是在道士吴筠的引荐下步入宫禁的。当然，慕仙求道、漫游山水并不是他生活的全部，他有自己的远大政治抱负——安邦治国。天宝元年（742），李白入京供奉翰林这段时间，对"道"变得淡漠了；"赐金放还"之后，才又炽烈起来，并以此来寄托自己的情怀。

七、狂放纵酒，何能解忧

李白曾言："天若不爱酒，酒星不在天。地若不爱酒，地应无酒泉。"仿佛酒是这天地之间独树一帜之灵物，理应得天地的钟爱。由此李白之喜酒可见一斑。杜甫也评价他："天子呼来不上船，自称臣是酒中仙。"(《饮中八仙歌》)酒贯穿于李白的一生，也与他的命运和写作风格息息相关。

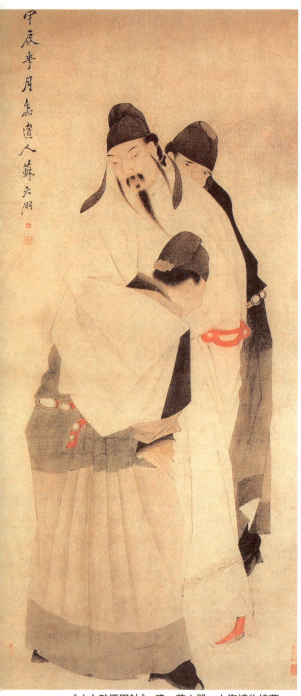

《太白醉酒图轴》 清·苏六朋 上海博物馆藏

长安元年，李白出生于"蜀酒浓无敌"的蜀郡绵州，自然有了喜酒善饮的渊源。开元年间漫游东鲁之时，李白与友人因酒结缘，写下："兰陵美酒郁金香，玉碗盛来琥珀光。但使主人能醉客，不知何处是他乡。"此时李白的诗文因酒的融入更显灵气逼人。开元二十三年，李白在长安与贺知章诗酒相交，引以为知己。后贺知章在玄宗面前对李白赞不绝口，为李白的仕途求取机会。天宝元年，李白在游历泰山时得到朝廷召见入京的传唤，他立刻回到家中，痛饮白酒，高呼："仰天大笑出门去，我辈岂是蓬蒿人。"逢大喜之事要饮酒，酒孕育出了李白的洒脱。

诗曰：
花间一壶酒，独酌无相亲。
举杯邀明月，对影成三人。
月既不解饮，影徒随我身。
暂伴月将影，行乐须及春。
我歌月徘徊，我舞影零乱。

醒时同交欢，醉后各分散。（同交欢一作：相交欢）

永结无情游，相期邈云汉。

——李白《月下独酌》其一

唐玄宗天宝三年，李白居长安，空有满腔抱负却只能在闲职上无为度日，最后甚至被赐金放还。花间月下，独自一人，自酌自饮，欣悦与自伤交融于月色里，唯有酒能化解几分凄凉，让诗人能潇洒地对月邀饮，载歌载舞，祈愿"但愿永远尽情漫游，相逢于星梦与天河之上"。

"李白一斗（一作斗酒）诗百篇，长安市上酒家眠"（杜甫《饮中八仙歌》），在酒的推波助澜下，李白自如地挥洒着才气，"笔落惊风雨，诗成泣鬼神"。酒成就了李白，让他从世俗的闲情愁绪中得以短暂解脱，塑造了他的谪仙气质。

遭受谗毁而被排挤出长安，他却没有沉湎于消沉自伤的情绪中，面对美酒"金樽清酒斗十千"，他自信且豪迈"长风破浪会有时，直挂云帆济沧海"；栖居于南台山上，山色空蒙，野花烂漫，与幽人对酌，李白"一杯一杯复一杯"，等醉了，直言"我醉欲眠卿且去，明朝有意抱琴来"；沉醉于洞庭的一汪秋水，李白慢悠悠地驶着小舟，"且就洞庭赊月色，将船买酒白云边"；饮过雄黄酒，望着漫山遍野的黄花，李白讪讪自嘲"九日龙山饮，黄花笑逐臣"；想象着意气风发的英雄少年，满身豪侠气质，饮过酒"托交从剧孟，买醉入新丰。笑尽一杯酒，杀人都市中"；朦朦胧胧中欣赏这巴山楚水，风景独绝"巴陵无限酒，醉杀洞庭秋"；三杯烈酒下肚，万事皆如过眼云烟，"三杯吐然诺，五岳倒为轻"……可谓身是酒星魂，口吐天上文。

诗曰：

君不见黄河之水天上来，奔流到海不复回。

君不见高堂明镜悲白发，朝如青丝暮成雪。

人生得意须尽欢，莫使金樽空对月。

天生我材必有用，千金散尽还复来。

烹羊宰牛且为乐，会须一饮三百杯。

岑夫子，丹丘生，将进酒，杯莫停。

与君歌一曲，请君为我倾耳听。

钟鼓馔玉不足贵，但愿长醉不愿醒。

古来圣贤皆寂寞，惟有饮者留其名。

陈王昔时宴平乐，斗酒十千恣欢谑。

主人何为言少钱，径须沽取对君酌。

五花马、千金裘，呼儿将出换美酒，与尔同销万古愁。

——李白《将进酒》

唐玄宗天宝十一年，李白在政治上依旧被排挤，依旧报国无门，只能每日放歌纵酒以消解苦闷。可长醉终有酒醒时，典裘卖马的豪情万丈，却依然为怀才不遇而忧愁；"千金散尽还复来"的潇洒，却在酒醒时候依旧要面对"举杯销愁愁更愁"的现实。"但愿长醉不愿醒"后，终究迎来《旧唐书》记载的"以饮酒过度，醉死于宣城"的结局。狂放纵酒，何能解忧？酒虽能解一时之忧，但长期沉湎其中，只会在伤害身体的同时沦丧神志，逐渐与现实渐行渐远。

《灵枢·论勇》中载："酒者，水谷之精，熟谷之液也，其气慓悍。"《汉书·食货志》载："酒，百药之长。"《本草纲目》中更是详细记录了米酒、老酒、烧酒等酒的药性，认为酒具有"行药势，杀百毒邪恶气"的功效。但毫无疑问，饮酒过量导致的酒精中毒可导致多种疾病。中医认为，酒滋味醇厚，性热有毒，甘辛味苦，适量饮之，可以活血行气、暖身御寒；过量饮之，甚至纵酒酗酒，就会损害健康，有悖于养生了。

第四章
映阶碧草自春色：杜甫诗中蕴含的药学文化

丞相祠堂何处寻，锦官城外柏森森。

映阶碧草自春色，隔叶黄鹂空好音。

三顾频烦天下计，两朝开济老臣心。

出师未捷身先死，长使英雄泪满襟。

——杜甫《蜀相》

杜甫（712—770），字子美，自号少陵野老，祖籍襄阳，后来迁居河南巩县。他早年阅读广泛，博览群书，接受过良好的文化教育。20岁时，开始漫游吴越和齐赵，过了十年左右裘马清狂的生活。35岁后，到长安求官，但应诏考试不第，以至困居长安近十载，直到44岁时才当上了一个右卫率府胄曹参军的小官。是年恰逢"安史之乱"，先被叛军拘留长安，后逃至肃宗皇帝所在地凤翔，得了个左拾遗的职位，旋又被贬为华州司功参军。48岁后，他弃官入蜀，长期漂泊西南，这时他本来健康的身体已被疾病侵害，终日苦于病魔缠绵。57岁离蜀，漂流湖北、湖南一带。59岁病死于湘水舟中。

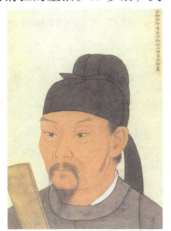

杜甫像

后半生"贫疾昏老"(《新唐书·本传》),百疾缠身,使他因病知医;生活拮据,采药换粮,使他因贫识药,如"卖药都市"(《进三大礼赋表》)、"远寻留药价"(《魏十四侍御就弊庐相别》)。正是这种境遇的逼迫使他走进了中医药学的天地,成了"不为良相,则为良医"的实践者,并给我们留下了不少医药学史料。

这期间,他还写出了凭吊诸葛亮的名篇《蜀相》,通过缅怀蜀汉名相来感叹自己治国安邦的抱负无法实现的无奈。《蜀相》一诗从某种意义上来说,也成了他仕途不达转而关心医药的写照。

杜甫一生吟诗种药,辛勤躬耕。他体弱多病,草药常常是养生之资;他一生困顿,草药时为生活之资;他热爱自然,草药也是吟咏抒怀的题材之资。草药在杜甫笔下更是精神生活的表现,是他内心深处道家隐逸意趣与儒家仁爱思想结合而成的一种象征性寄托。杜甫现存的 1439 首诗中,关涉医药的诗篇有 80 余首。

一、故山多药,因病而识

杜甫迫于生计和自身的疾病,曾经采药、种药和卖药。这就使他对药物药理颇为了解。其涉及这方面的诗有 22 首,对药物的种植、生长、采收、加工、辨识及功用等都做了一定介绍。

(一)药物的生长分布

诗曰:
百顷风潭上,千重夏木清。
卑枝低结子,接叶暗巢莺。

鲜鲫银丝脍，香芹碧涧羹。

翻疑柂楼底，晚饭越中行。

——杜甫《陪郑广文游何将军山林》其二

又曰：

一县葡萄熟，秋山苜蓿多。

关云常带雨，塞水不成河。

羌女轻烽燧，胡儿制骆驼。

自伤迟暮眼，丧乱饱经过。

——杜甫《寓目》

　　《陪郑广文游何将军山林》其二，诗歌大意为：百顷水潭，清波荡漾；夏天树木，郁郁葱葱。树上水果压枝低，树叶层层叠叠，遮蔽着莺巢。把活鲜的鲫鱼切成银丝煲脍，用碧水涧旁的芹菜熬成香羹。这应该是在南方越中一带吃晚饭啊，哪里像是在陕西的船舱里用餐呢？

　　诗中提及的香芹，即芹菜，可入药，分布在山林。

　　唐肃宗乾元二年（759），诗人为躲避饥荒，弃官前往秦州（今甘肃省天水市一带）时，作了一首题为《寓目》的五言律诗，写了葡萄、苜蓿等药物在秋季的生长情况。《佐还山后寄》其三，也写了葳蕤（玉竹）、芰（菱，俗称菱角）、女萝和薤白诸药物在秋季的生长情况。

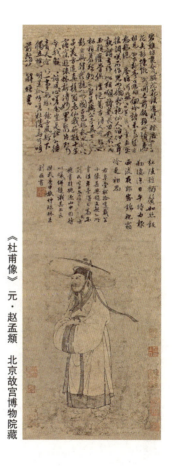

《杜甫像》 元·赵孟頫 北京故宫博物院藏

（二）药物的种植

诗曰：

楠树色冥冥，江边一盖青。

近根开药圃，接叶制茅亭。

落景阴犹合，微风韵可听。

寻常绝醉困，卧此片时醒。

——杜甫《高楠》

杜甫酷爱耕耘，他经常吟诵"故山多药物，胜概忆桃源"的诗句。杜甫由陇入蜀后和妻儿在浣花溪畔造茅屋，并在新居草堂附近的一棵大楠树边开辟了一块药圃（《高楠》）。对于怎样种药，杜甫深有研究。《太平寺泉眼》一诗："何当宅下流，余润通药圃。三春湿黄精，一食生毛羽。"描写引泉水灌溉药园的情景。

诗曰：

药条药甲润青青，色过棕亭入草亭。

苗满空山惭取誉，根居隙地怯成形。

——杜甫《绝句》其四

《绝句》其四诗歌大意为：药材枝叶长得郁郁葱葱，青绿的颜色越过棕亭爬入草亭；药苗长满了空山的美誉我愧不敢当，只怕它们的根在干裂的土地中长不好。药条、药甲，指种植的药材。过棕亭、入草亭，言药圃之大。成形，指药材之根所成的形状，有的药材是根茎入药。

明代王嗣奭的《杜臆》曾评曰："公常多病，所至必种药，故有'种药扶衰病'之句，有条有甲，见种药多品。"可见这块药田不小，且种植的药物也颇多，药苗一派生机，长势喜人。"雨中百草秋烂死，阶下决明颜色鲜。"(《秋雨叹》其一）秋天百草凋谢，中药决明子还生长着。"丁香体柔弱，乱结枝犹垫。细叶带浮毛，疏花披素艳。"(《丁香》）柔弱的丁香，叶子漂亮，花淡雅芳香。

诗人观察细微，喜悦之情也溢于言表。《赠李八秘书别三十韵》"幕府筹频问，山家药正锄"，写他在药田里辛勤劳作。《将赴成都草堂途中有作先寄严郑公》"常苦沙崩损药栏"，可看出他对药圃倾注了大量心血和厚爱。

尽管如此爱药惜药，当邻人有病需药时，杜甫也慷慨相送，"药许邻人劚（砍、挖）"(《正月三日归溪上有作简院内诸公》）充分体现了他种药济世救人的思想。

> 诗曰：
> 野外堂依竹，篱边水向城。
> 蚁浮仍腊味，鸥泛已春声。
> 药许邻人劚，书从稚子擎。
> 白头趋幕府，深觉负平生。
> ——杜甫《正月三日归溪上有作简院内诸公》

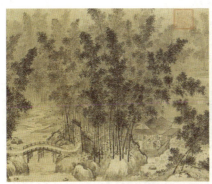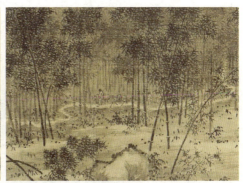

《杜甫诗意图》（局部） 宋·赵葵 上海博物馆藏

此图描绘《陪诸贵公子丈八沟携妓纳凉晚际遇雨》中"竹深留客处，荷净纳凉时"一句的诗意。

（三）药物的采收

诗曰：

寄语杨员外，山寒少茯苓。

归来稍暄暖，当为劚青冥。

翻动神仙窟，封题鸟兽形。

兼将老藤杖，扶汝醉初醒。

——杜甫《路逢襄阳杨少府入城戏呈杨员外绾》

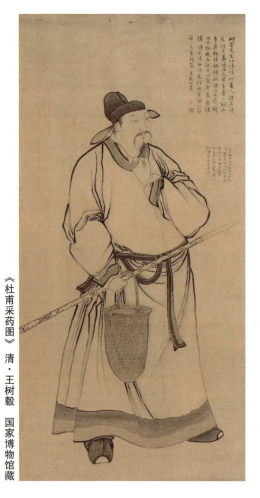

图中杜甫穿着特征明显的唐代服饰，手里拿着采药的工具，雍容大度。

《杜甫采药图》 清·王树穀 国家博物馆藏

杜甫不仅种药，还亲自上山采药，"编蓬石城东，采药山北谷"（《写怀》其一），即为真实的写照。对于药物的采收季节，他也很熟悉。在《路逢襄阳杨少府入城戏呈杨员外绾》诗中，他还提醒杨员外，山寒地冻，不要去采挖茯苓，待天气稍暖，才是采挖的好时机。茯苓长在松根下，挖开神仙洞窟一般的松树根系，就能找到像鸟或兽形状的茯苓了。另外，他还让孩子们去采药，《驱竖子摘苍耳》写道："童儿且时摘……侵星驱之去。"

(四) 药物的炮制

诗曰：

水槛温江口，茅堂石笋西。

移船先主庙，洗药浣沙溪。

——杜甫《绝句》其二

在药物的炮制上，杜甫也花费了不少工夫，做起来既认真又仔细。一洗，"洗药浣花溪"（《绝句》其二）；二晒，"晒药能无妇"（《秦州杂诗二十首》其二十），"晒药安垂老"（《独坐》）；有的还要蒸后再晒，"乌麻蒸续晒"（《寄彭州高三十五使君适虢州岑二十七长史参三十韵》）。

他精心炮制药草，晒干后自服或售卖。

(五) 药物的功用和服法

诗曰：

自为青城客，不唾青城地。

为爱丈人山，丹梯近幽意。

丈人祠西佳气浓，缘云拟住最高峰。

扫除白发黄精在，君看他时冰雪容。

——杜甫《丈人山》

丈人山，即青城山，位于四川省都江堰市西南。相传轩辕黄帝遍历五岳，封青城山为"五岳丈人"，故名。黄精，中药名，具有补益之功，故能乌发。冰雪容，典出《庄子·逍遥游》：在遥远的姑射山上，住着一位神人，皮肤润白像冰雪，体态柔美如处女，不食五谷，吸清风饮甘露，乘云气驾飞龙，遨游于四海之外。唐诗中常用作咏神仙的典故。此诗表达出杜甫隐居游仙之意。

"卷耳况疗风，童儿且时摘。侵星驱之去，烂熳任远适。放筐亭午际，洗剥相蒙幂（覆盖）。登床半生熟，下箸还小益。加点（掺杂）瓜薤间，依稀橘奴（橘树）迹。"（《驱竖子摘苍耳》）此诗不仅写出苍耳"主疗疼痛风湿固痹，四肢拘挛"（李时珍《本草纲目》）的功用，还具体说明了服用方法。

二、颠沛流离，诸病缠身

杜甫年轻的时候身体强健，后来他因仕途坎坷、颠沛流离的生活境况而衰病缠身。因此，他也用了不少笔墨记叙自己的这些疾病，计有 38 首之多。

（一）疟疾

诗曰：

疟疠三秋孰可忍，寒热百日相交战。

头白眼暗坐有胝，肉黄皮皱命如线。

——杜甫《病后遇王倚饮赠歌》节选

杜甫的《病后遇王倚饮赠歌》，把疟疾的发病特点及久病气血虚少的表现都写了出来。《寄薛三郎中（据）》："峡中一卧病，疟疠终冬春。春复加肺气，此病盖有因。"疟疾未除，又添上了肺气之疾。至于发病，他认为是"疟病餐巴水"（《哭台州郑司户苏少监》）的结果。

（二）肺病

诗曰：

高秋苏病气，白发自能梳。

药饵憎加减，门庭闷扫除。

杖藜还客拜，爱竹遣儿书。

十月江平稳，轻舟进所如。

——杜甫《秋清》

他的《敬寄族弟唐十八使君》（"归朝跼病肺"）、《秋峡》（"肺气久衰翁"）、《秋清》（"高秋苏病气"）、《北风》（"且知宽疾肺"）等诗作都是在肺病期间写下的。到后来，肺病加剧，以致"衰年肺病惟高枕"（《返照》），不能平卧了。

（三）消渴

诗曰：

肺枯渴太甚，漂泊公孙城。

呼儿具纸笔，隐几临轩楹。

作诗呻吟内，墨澹字欹倾。

感彼危苦词，庶几知者听。

——杜甫《同元使君春陵行》节选

消渴，相当于（但不等于）现在的糖尿病。消渴病给诗人带来的痛苦最大，为此写下的诗也最多，从病因、症状、治疗到并发症等都写到了。"消中祇自惜"（《赠王二十四侍御契四十韵》），说自己染上了消渴病。其病因病理是"触热生病根"（《贻华阳柳少府》）、"肺枯渴太甚"（《同元使君春陵行》）、"内热比何如"（《寄李十四员外布十二韵》）。其突出症状是"渴"和"内热"。这些都与病在上焦肺脏是一致的。"病渴三更回白首"（《示獠奴阿段》）和"消中内相毒"（《客堂》），写消渴病给自己带来的痛苦，以至三更半夜还在摇着生满白发的头。

诗曰：

此身飘泊苦西东，右臂偏枯半耳聋。

寂寂系舟双下泪，悠悠伏枕左书空。

十年蹴鞠将雏远，万里秋千习俗同。

旅雁上云归紫塞，家人钻火用青枫。

秦城楼阁烟花里，汉主山河锦绣中。

春去春来洞庭阔，白苹愁杀白头翁。

——杜甫《清明》其二

至于消渴病的并发症，有目暗、耳聋、脱发、偏枯、弱足等，分别见于《耳聋》（眼复几时暗，耳从前月聋）、《水宿遣兴奉呈群公》（耳聋须画字，发短不胜篦）、《复阴》（牙齿半落左耳聋）、《清明》其二（右臂偏枯半耳聋）、《寄赞上人》（年侵腰脚衰）等诗作之中。

诗曰：

懒心似江水，日夜向沧洲。

不道含香贱，其如镊白休。

经过调碧柳，萧索倚朱楼。

毕娶何时竟，消中得自由。

豪华看古往，服食寄冥搜。

诗尽人间兴，兼须入海求。

——杜甫《西阁》其二

在治疗上，有药疗、食疗，还有针灸，可见途径之多。"蔗浆归厨金碗冻，洗涤烦热足以宁君躯"（《入奏行赠西山检察使窦侍御》），这是食疗；"消中日伏枕，卧久尘及屦……针灸阻朋曹……"（《雨》），这是针灸。关于消渴与季节的关系，在《过南岳入洞庭湖》中有"病渴身何去？春生力更无"的记载；对自己的消渴病经过治疗有所好转的情况也有记载："消中得自由。"（《西阁》其二）

这首诗中，含香，指古代尚书郎奏事答对时，口含鸡舌香以去秽，故常用来指侍奉君王；镊白，拔除白发和白须；消中，中医病名，即消渴，相当于现在的糖尿病；冥搜，尽力寻找，搜集。

（四）泄泻

诗曰：

气暍肠胃融，汗湿衣裳污。

吾衰尤拙计，失望筑场圃。

——杜甫《雷》节选

暍，暑热；融，腹泻。从诗中可见杜甫是外感暑湿之邪发病的，而且病情不轻。

（五）齿病

诗曰：

亭午颇和暖，石田又足收。

当期塞雨干，宿昔齿疾瘳。

裴回虎穴上，面势龙泓头。

柴荆具茶茗，径路通林丘。

与子成二老，来往亦风流。

——杜甫《寄赞上人》节选

这首诗是杜甫在唐肃宗乾元二年（759）秋，于秦州（今甘肃天水市）所作。意思是说等到雨停路干，牙疼的老病好了以后，再邀您同去西谷，徘徊于虎穴山之上，观览于龙潭水之侧。"宿昔齿疾瘳"，杜甫患有牙痛之疾。

（六）风疾

诗曰：

轩辕休制律，虞舜罢弹琴。

尚错雄鸣管，犹伤半死心。

圣贤名古邈，羁旅病年侵。

舟泊常依震，湖平早见参。

——杜甫《风疾舟中伏枕书怀三十六韵奉呈湖南亲友》

杜甫在病逝前写的最后一首诗《风疾舟中伏枕书怀三十六韵奉呈湖南亲友》中提到自己患有"风疾"。他所言的"风疾"，当是肢体活动不灵的风痹病。他在诗中感慨道：收起轩辕黄帝制出的律管，也撤下虞舜弹过的琴，我身患风疾已不能再弹奏，错将雄管当作雌管吹，听到弹出变了调的琴声伤透了我半死的心；古代圣贤的名声远播，羁旅他乡病情一年重于一年；船往汉阳每晚总停泊在东北的震方，湖面平阔很早就能见到报晓的参星。字里行间都流露出风疾带给他的痛苦。

诗曰：

北城击柝复欲罢，东方明星亦不迟。

邻鸡野哭如昨日，物色生态能几时。

舟楫眇然自此去，江湖远适无前期。

出门转眄已陈迹，药饵扶吾随所之。

——杜甫《晓发公安》

杜甫常身置药圃，手拣方书，学用结合。"药饵抚吾随所之"（《晓发公安》）和"囊中药未陈"（《寄张十二山人彪三十韵》），是说他用药之频之多；"傍架齐书帙，看题减（一作检）药囊"（《西郊》），是寻求理论和实践的统一。

他知医识药，不仅自医，还常常医人。"老妻忧坐痹，幼女问头风。"（《遣闷奉呈严公二十韵》）"子何面黧黑，焉得豁心胸。"（《赠苏四徯》）"省郎忧病士，书信有柴胡。饮子（此指柴胡饮子）频通汗，怀君想报珠。亲知天畔少，药味峡中无。"（《寄韦有夏郎中》）这些都是对施医于亲友的记载。饮子是古人对汤药的称谓，杜甫所言柴胡饮子的药物组成不详，通过"饮子频通汗"可知，方中当有发汗解表一类药物。关于唐代的金针拨障术，杜诗中也有记述："金篦空刮眼，镜象未离铨。"（《秋日夔府咏怀奉寄郑监李宾客一百韵》）"金篦刮眼膜，价值百车渠。"（《谒文公上方》）车渠（即琲）是西域宝玉的一种，可见在当时行此手术费用相当昂贵。

三、养生延年，亦在于食

诗曰：

二年客东都，所历厌机巧。

野人对膻腥，蔬食常不饱。

岂无青精饭，使我颜色好。

苦乏大药资，山林迹如扫。

李侯金闺彦，脱身事幽讨。

亦有梁宋游，方期拾瑶草。

——杜甫《赠李白》

豪门大户天天进食酒肉美味，而自己连粗茶淡饭也吃不饱。难道说就没有那可以益寿延年的青精饭，叫我吃了后容颜变得更加美好吗？这里很缺乏炼制丹药的原料，山林里找不到药材，如同都被打扫没了一样。杜甫诗中涉及养生的共有 6 首，《赠李白》就是其中之一。

青精饭，又叫乌米饭，相传首为道家太极真人所制，服之延年。《三洞珠囊》（唐·王悬河编）、《登真隐诀》（梁·陶弘景编撰）均有载，并称其能"填胃补髓，消灭三虫"。其实是"用南烛草木叶，杂茎皮煮，取汁浸米蒸之，令饭作青色"。南烛草木，又名南天烛（《本草图经》），枝叶苦、平、无毒，能止泄除秽，强筋骨，益气力。青精饭的功用到底如何，还有待以后研究。

大药，道家的金丹。李侯，指李白，侯是尊称。金闺，指金马门，汉代宫门名，为等候皇帝召见的地方。彦，旧时对贤德之士的美称，也喻指有才华的人。事幽讨，指在山林中采药访道。梁宋，指河南开封、商丘一带地方。除了《赠李白》，还有几首诗也都谈及了炼丹、服食，但都写得比较肤浅简略。

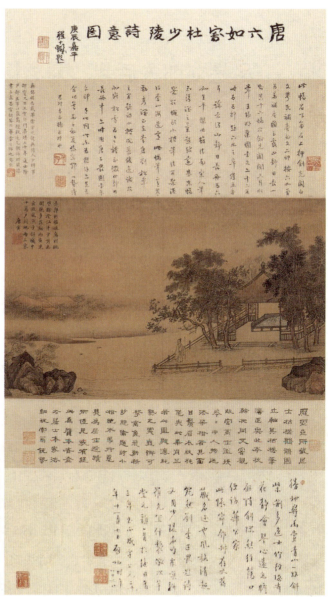

唐寅以杜甫五言律诗《水槛遣心》为题创作了这幅作品，画中描绘了乡间草庐、江滨庭院、江水岸石，透着秀逸洒脱之美。

《杜少陵诗意图》 明·唐寅

第五章
尽是刘郎去后栽：刘禹锡与儒医文化

紫陌红尘拂面来，无人不道看花回。

玄都观里桃千树，尽是刘郎去后栽。

——刘禹锡《玄都观桃花》

　　刘禹锡（772—842），字梦得，唐代著名诗人、文学家、哲学家，洛阳（今属河南省）人。贞元九年（793），他和柳宗元同榜进士及第。当年又登博学宏词科，官监察御史。永贞年间，参与王叔文革新运动，被贬为连州（今广东省连州市）刺史，因《玄都观桃花》"语涉讥刺"，再被贬为朗州（今湖南省常德市）司马，后受裴度推荐，晚年任太子宾客，故后世称"刘宾客"。刘禹锡涉猎题材广泛，诗文俱佳，与柳宗元并称"刘柳"，与韦应物、白居易合称"三杰"，并与白居易合称"刘白"，白居易誉其为"诗豪"。其诗文多反映时事和民生疾苦，并在继承前人优秀文学遗产的基础上，吸取民间文学精华，形成了自己独特的创作风格。有《刘

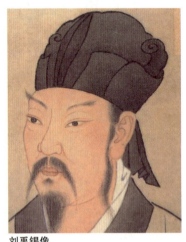

刘禹锡像

梦得文集》40卷,《全唐诗》存诗12卷。

儒医,简而言之即为既通儒又知医者。诗人刘禹锡就是精通医药学的一位儒医。

一、知医识药,缘由病苦

诗曰:

终朝对尊酒,嗜兴非嗜甘。

终日偶众人,纵言不纵谈。

世情闲静见,药性病多谙。

寄谢嵇中散,予无甚不堪。

——刘禹锡《偶作二首》其一

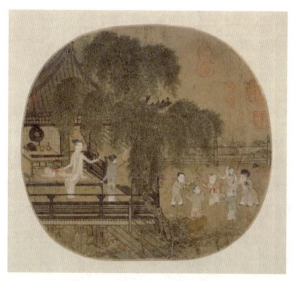

《荷亭婴戏图团扇》 五代·王齐翰 美国波士顿美术馆藏

刘禹锡童年时多病,身体较弱,经常延医服药。他自称每当见到同龄伙伴们"武健可爱"时,就免不了为自己的羸弱之躯难过,所以,他从小就有学医的愿望。对医药的兴趣促使他阅读了大量的医药书籍。他在《答道州薛侍郎方书书》中说："愚少多病，犹省为童儿时，凤具襦袴，保姆抱之以如医巫家。针烙灌饵，咺然啼号。"襦袴，短衣与裤，此指衣服；针烙灌饵，用火针割治疮疡，灌服药物；咺，小孩哭泣。

　　正是因为身体多病多灾，故从少时起他就开始留心医药，先后用心研读过《素问》《本草》《药对》《小品方》等医药书籍。他不但掌握了丰富的医学知识，并且把其所学用于实践，为亲朋好友诊治疾病，每每收到满意的治疗效果，以致"行乎门内，疾辄良已，家之婴儿，未尝诣医门求治"。全家人生疾得病，都不用去医馆看病，全部由他在家诊治了。

二、救民疾厄，编纂方书

（一）编写缘起

诗曰：
何处秋风至？萧萧送雁群。
朝来入庭树，孤客最先闻。

——刘禹锡《秋风引》

　　刘禹锡的这首五言绝句写于他被贬连州时，他用一种伤感的口吻道尽了思乡之苦，也感悟到了人生的无奈。于是，他把这种思乡之苦藏在了心中，将目光投入贬谪地连州的劳苦大众中。

　　唐朝时的连州是极为偏僻荒蛮之地。刘禹锡被贬连州期间，目睹了这里交通闭塞、物资匮乏、文教不昌、乡民贫困之状，特别是生疾得病，更是缺医少药。因此，他想要编写一本实用的方书，为地方百姓解除病苦。

正好这时，刘禹锡收到了好友薛景晦所编纂的《古今集验方》。薛景晦与刘禹锡一起遭贬，当时任道州（今湖南省道县）刺史。刘禹锡以书信的方式与薛景晦就书中的方药进行了讨论。被贬柳州（今广西省柳州市）的好友柳宗元听说刘禹锡要编纂方书，在元和十一年（816）送来"治霍乱盐汤方"，次年元月和二月又分别送来"治疗疮方"和"治脚气方"。柳宗元送来的药方都是他本人亲自使用过确有疗效的方子。元和十三年（818），刘禹锡的《传信方》编写完成问世。

《传信方》共2卷，收方50余个，至元代时亡佚，但散见于其他医学典籍之中，如《重修政和经史证类备用本草》《苏沈良方》《集验方》《本草纲目》，以及日本《医心方》、朝鲜《东医宝鉴》等。今人冯汉镛加以辑佚，成书为《传信方集释》，收集到的方剂45个。《传信方》所载方剂被后世广泛引用，还传播到日本和朝鲜，其价值可见一斑。

（二）选方原则

验证有效，筛选审慎。刘禹锡之所以取名《传信方》，就是告诉人们书中所收的都是经过自己或朋友临床应用确实有效的方剂。"传信"，出自《谷梁传·桓公五年》："信以传信，疑以传疑。"可信的，就作为可信的留传下去；可疑的，仍然作为可疑的留传下去。这里指对文献资料及传说中的不同说法，采取客观审慎的态度。刘禹锡就是要把疗效确切的药方传告给别人。《传信方》中每个方药"皆有所自"，即都有来源出处，且大多数来自民间的经验方。比如"芦荟甘草治癣方"，是刘禹锡在少年时从楚州一卖草药摊上学来的；"葱涕治打仆损伤方"，是从一位不知名的"军吏"那里学到的；用大蓝汁加雄黄、麝香治疗蜘蛛咬伤，是由民间医生传授获得；"柳宗元救治三方"，是从好友柳宗元那里得来的。其中不少方药都是经刘禹锡反复试用证明有效后，才收入书中的。

刘禹锡还十分重视"一物足了病者"之单验方治病，如治气痢的"黄牛乳煎荜拨方"。气痢是指便痢赤白伴有肠鸣腹痛的痢疾，为中医病证名。《唐太宗实录》云："贞观中，上以气痢久未瘥，服名医药不应，因诏访求其方。有卫士进黄牛乳煎荜拨方，御用有效。"唐太宗李世民患气痢病久治不愈，下诏书寻求治疗方药，有一卫兵献上黄牛乳煎荜拨方，皇上服后就好了。刘禹锡《传信方》亦记其事云："后累试于虚冷者，必效。"多次治疗虚冷型气痢病人都有效果。

药物价廉，方便民众。《传信方》虽然收方不多，但是涉及了内、外、妇、儿、口腔、眼、痔漏等多科的常见病、多发病，如咳嗽、腹痛、霍乱、脚气、痢疾、疔疮、月经病、痔疮、虫咬伤等。所收方药具有简（方药制作简单）、便（药物易得）、廉（价廉）、验（有效）的特点，如生姜治腹痛、牛蒡子根治热厥、山李子和野蔷薇根治口疳(口舌生疮或龋齿疼痛)、稻草灰治跌打损伤等。所用的药都是房前屋后、路边沟旁易得易种的"贱药"，不用花钱或者花钱很少就能得到，因此这些方药深受乡野民众的欢迎。

诗曰：

三秋伤望眼，终日哭途穷。

两目今先暗，中年似老翁。

看朱渐成碧，羞日不禁风。

师有金篦术，如何为发蒙。

——刘禹锡《赠眼医婆罗门僧》

刘禹锡的这首五言律诗也写于连州任上，说的是这位婆罗门僧会以金篦术（即金针拨障术；金篦，印度语，一种眼科针具，形似箭镞）治疗眼病（白内障）。由于生活条件的艰苦，加之他又勤于读书写作，刘禹锡患上了眼疾。他向这位僧医请教治疗自己的眼疾之事,在他著成《传信方》中就收入有治疗眼疾的药方。

三、生老病死,人之自然

中医学认为"生长壮老已"(《素问·六微旨大论》),即出生、成长、壮盛、衰老和死亡五个阶段,是人类生命进程中不可抗拒的自然规律。

> 诗曰:
> 人谁不顾老,老去有谁怜?
> 身瘦带频减,发稀冠自偏。
> 废书缘惜眼,多灸为随年。
> 经事还谙事,阅人如阅川。
> 细思皆幸矣,下此便翛然。
> 莫道桑榆晚,为霞尚满天。
>
> ——刘禹锡《酬乐天咏老见示》

人谁不顾虑衰老,年老了又有谁来怜惜?身体渐瘦衣带越来越要收紧,头发稀少帽子戴不住常常偏向一边。不再读书是为了爱惜眼睛,经常艾灸是因为年老体衰。经历的事多了对事情就看得深远,看得清楚,所谓见多识广。仔细想想老了也有好的一面,正确认识了生老病死的自然规律,看淡衰老和疾病,就没有了思想包袱,从而能轻松开心地生活。不要说夕阳在桑榆已是晚景,晚霞也可以照得满天彤红呢。刘禹锡和白居易晚年同患足疾和眼疾,两人同病相怜,并有诗歌唱和。但白居易对老病的态度比较消沉,刘禹锡于是写了这首和诗来劝说老朋友。

诗曰：

案头开缥帙，肘后检青囊。

唯有达生理，应无治老方。

减书存眼力，省事养心王。

君酒何时熟？相携入醉乡。

——刘禹锡《闲坐忆乐天以诗问酒熟未》)

白居易曾痴迷烧药炼丹，但是都没有烧炼成功，后在刘禹锡的劝导下不再迷恋了。《闲坐忆乐天以诗问酒熟未》就是刘禹锡劝导白居易不要迷信丹药的一首诗。

缥帙，淡青色的书衣，此处指书卷；肘后，葛洪的医书《肘后备急方》，简称《肘后方》；青囊，古代医家存放医书的布袋；心王，佛教认为，心为三界万法之主，故称。

刘禹锡在诗中说自己案头、身边总有医药书籍相伴。他阅遍医书，发现世上并没有长生不老的方术，人的衰老是不可抗拒的自然规律，没有什么药方可以医治。炼丹服食能返老还童是不可信的，而情绪达观，注意保养，才是摄生的至理。少看书保护眼睛，排除杂念清净养心。请问白先生的酒何时热好？我们好一起把酒畅谈，进入物我两忘的"醉乡"。"唯有达生理，应无治老方"，不仅体现了刘禹锡的医疗观念，更蕴含着他对生命和人生的正视。

四、胸襟豁达，颐养身心

诗曰：

自古逢秋悲寂寥，我言秋日胜春朝。

晴空一鹤排云上，便引诗情到碧霄。

——刘禹锡《秋词》之二

刘禹锡襟怀豁达，不以物喜，不以己悲，随遇而安，自然也就有利于修养身心。悲寂寥，悲叹萧条空寂；诗情，作诗的情绪、兴致。这首诗是诗人被贬朗州（今湖南省常德）司马时所作。诗人博大的胸襟消解了被贬的不幸，他用积极乐观的心态来面对现实。

诗曰：
日午树阴正，独吟池上亭。
静看蜂教诲，闲想鹤仪形。
法酒调神气，清琴入性灵。
浩然机已息，几杖复何铭。

——刘禹锡《昼居池上亭独吟》

刘禹锡晚年退居洛阳，任分司闲职，虽然也感叹衰老，但总是保持着积极乐观的情绪，从《昼居池上亭独吟》诗中就可以得到印证。古有"圣人师蜂"说，从蜜蜂的性格中获得教益；古人认为鹤乃君子所化，他以白鹤自喻高洁。用酒来调节精神，使之振作；以琴来陶冶情操。最后用刘向《杖铭》句意，暗指朝廷妒才害能。自己经历了这么多磨难，抱负难以实现，还为几杖写什么铭文呢？这就是刘禹锡豁达性格的写照。

诗曰：
万卷堆床书，学者识其真。
万里长江水，征夫渡要津。
养生非但药，悟佛不因人。
燕石何须辨，逢时即至珍。

——刘禹锡《偶作二首》之二

文徵明行书刘禹锡的《陋室铭》

又曰：

散诞向阳眠，将闲敌地仙。
诗情茶助爽，药力酒能宣。
风碎竹间日，露明池底天。
同年未同隐，缘欠买山钱。
——刘禹锡《酬乐天闲卧见寄》

正是因为刘禹锡的豁达，所以他在养生中能够善于调摄自己的情绪。如《偶作二首》之二"养生非但药，悟佛不因人"，认为养生不仅是服用药物，参佛悟禅也不仅是表面上的烧香磕头，而是要有诚心和恒心。《酬乐天闲卧见寄》"散诞向阳眠，将闲敌地仙"，地仙，道教称住在人间的仙人为地仙，闲散无欲的人就比得上仙人了。《寄杨虢州与之旧姻》"玉城山里多灵药，摆落功名且养神"，摆脱功名，放弃利禄，淡泊无欲，就能很好地颐养心神了。"莫道桑榆晚，为霞尚满天"，日落桑榆又怎样，心中自有豪情万丈，晚霞依旧能映红满天。

第六章

大抵心安即是家：白居易的医学观

无论海角与天涯，大抵心安即是家。
路远谁能念乡曲，年深兼欲忘京华。
忠州且作三年计，种杏栽桃拟待花。

——白居易《种桃杏》

白居易（772—846），字乐天，自号香山居士，原籍太原，祖上迁居下邽（今陕西省渭南县）。他出生在一个"世敦儒业"的中小官僚家庭，这为他创造了一个很好的学习环境。"始既言，读书勤敏，与他儿异。

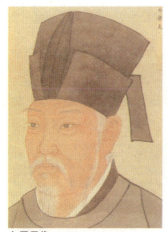

白居易像

五六岁识声韵，十五志诗赋，二十七举进士。"（元稹《白氏长庆集·序》）唐德宗贞元十八年（802），白居易正式步入仕途，先后做过秘书省校书郎、翰林学士、左拾遗、江州司马、杭州刺史等官，均颇有政绩。中年之后，官场黑暗，仕途艰难，迫使他放弃了早期"为民请命"的政治抱负，白居易慢慢走上了"独善"其身的道路，以学道参禅、寄情山水来排解内心的苦闷，这样也就使他接受了道家的修身养生思想，加之他身体违和，目病缠绕，又有了知医识药之缘。这也是他医学思想产生的根源。白居易现存诗2803首，涉及医学的有100首。

一、法天则地，养生在道

诗曰：
眼下有衣兼有食，心中无喜亦无忧。
正如身后有何事，应向人间无所求。
静念道经深闭目，闲迎禅客小低头。
犹残少许云泉兴，一岁龙门数度游。

——白居易《偶吟》其一

又曰：
以道治心气，终岁得晏然。
何乃戚戚意，忽来风雨天。
既非慕荣显，又不恤饥寒。
胡为悄不乐，抱膝残灯前。

——白居易《雨夜有念》节选

白居易在《病中诗十五首》序中说："余早栖心释梵，浪迹老庄，因疾观身，果有所得。"可见他的修身养生思想，熏染上了浓重的道家和释家色彩。他在《偶吟》其一诗中就说："静念道经深闭目，闲迎禅客小低头。"这说明他对道家和佛家的著作都有研读，但是对他影响最大的还是道家思想。诗中的道经可以理解为《道德经》，老子思想对他的吸引力确实很大。

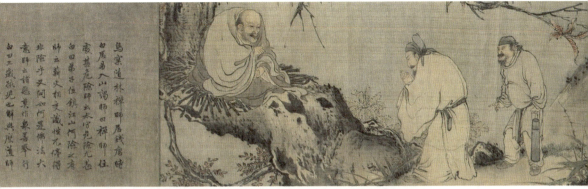

《八高僧图之三：鸟窠禅师与白居易》 南宋·梁楷 上海博物馆藏

白居易与鸟窠禅师结识之后，经常问禅于他。有一次，白居易以偈语请教鸟窠禅师。"特入空门问苦空，敢将禅事问禅翁。为当梦是浮生事，为复浮生是梦中。"鸟窠禅师以偈语答曰。"来时无迹去无踪，去与来时事一同。何须更问浮生事，只此浮生在梦中。"白居易从与鸟窠禅师的讨教中领悟到了自己的安身立命之处，成了一位意境很高、修为脱俗的大居士。

"药炉有火丹应伏，云碓无人水自舂。欲问参同契中事，更期何日得从容？"（《寻郭道士不遇》）这首诗记述了诗人访郭道士请教炼丹的事。另外，他与道士们的唱和之作也不少，内容也都是有关烧炼之事。

道家的创始人老子和庄子都非常注重"道"，认为道是万物之本源、养生之哲理。白居易对此也有所继承，认为"以道治心气，终岁得晏然"（《雨夜有念》）。他在《代书诗一百韵寄微之》诗中甚至这样说："定知身是患，应用道为医。"可见他对"道"的重视程度。诗人所说的"道"就是"贵柔守雌""道法自然"（《道德经·二十五章》），以顺应自然、调摄情志来防病医疾。

诗曰：
久为劳生事，不学摄生道。
少年已多病，此身岂堪老？

——白居易《病中作》

天地间有生命的万物，都逃脱不了生、长、壮、老、已的自然规律，"何物壮不老？"（《达理》其一）又有何物老而不死呢？自然是没有的。具体到人，生命的开始就意味着以后的死亡。白居易在《浩歌行》中曾形象地说："既无长绳系白日，又无大药驻朱颜。"在《叹老》其一诗中也说："吾闻善医者，今古称扁鹊。万病皆可治，唯无治老药。"当然，人们在生命的过程中，通过调摄，充分利用有利条件，避开不利因素，适当使生命延长，达到"天年"之限，这是完全可以的。可见他既能重视养生，又能比较正确地认识养生。

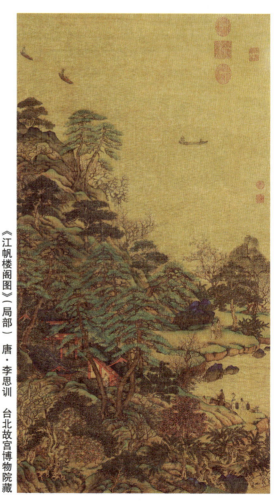

江上烟波万顷，舟船往来；岸边山花烂漫，殿宇巍峨；颇有唐诗中所吟咏的"迟日江山丽，春风花草香"之意境。

《江帆楼阁图》（局部）唐·李思训 台北故宫博物院藏

（一）养生的特点

1. 首重淡泊无欲

"澹然方寸内，唯拟学虚舟"（《秋寒》），虚舟，无人驾驶的船只，此指胸怀恬淡旷达。"身心一无系，浩浩如虚舟。富贵亦有苦，苦在心危忧。贫贱亦有乐，乐在身自由。"（《咏意》）"郑君得自然，虚白生心胸。"（《题赠郑秘书徵君石沟溪隐居》）虚白，指心中纯净无欲。"外物不可必，中怀须自空。"（《闻庾七左降因咏所怀》）"谢绝名利，洞身静修。"（《宿简寂观》）白居易这些诗句都强调了远红尘无欲望的重要性。即使在尘事困扰的情况下，也要"眼逢闹处合，心向闲时用。既得安稳眠，亦无颠倒梦"（《安稳眠》），做到"名利心既忘，市朝梦亦尽"（《宿简寂观》），从而达到"身不出家心出家"（《早服云母散》）的境界。他还在《问韦山人山甫》诗中以实例说明淡泊无欲是养生成功的关键。

诗曰：

雪鬓年颜老，霜庭景气秋。

病看妻检药，寒遣婢梳头。

身外名何有，人间事且休。

澹然方寸内，唯拟学虚舟。

——白居易《秋寒》

2. 主张静处幽居

"此外即闲放，时寻山水幽"（《咏意》），居处清静，避开喧嚣，自然有利于"谢绝名利，洞身静修"；"葺茅为我庐，编蓬为我门"（《咏拙》）；"隐几自恬淡，闭门无送迎"（《酬杨九弘贞长安病中见寄》）。这就是白居易的修养之所。

诗曰：

茸茅为我庐，编蓬为我门。

缝布作袍被，种谷充盘飧。

静读古人书，闲钓清渭滨。

优哉复游哉，聊以终吾身。

——白居易《咏拙》节选

3. 强调豁达勿忧

《达哉乐天行》云："达哉达哉白乐天！"胸怀豁达，喜怒哀乐皆有常，自是健身却病方。《枕上作》诗中也说："若问乐天忧病否？乐天知命了无忧！"可见作者的心胸非常开阔，从他的名字中就能见识一二。反之，"畏老老转迫，忧病病弥缚"（《自觉二首》），忧虑疾病不利于疾病的治疗与康复，应该做到"不畏复不忧，是除老病药"（《自觉二首》）。《病中五绝句》其一说得更透彻："世间生老病相随。"说得多么乐观。人老有病是自然规律，必须要坦然面对。

诗曰：

世间生老病相随，此事心中久自知。

今日行年将七十，犹须惭愧病来迟。

——白居易《病中五绝句》其一

白居易的豁达还表现在他能不以物喜，不以己悲，随遇而安。"无论海角与天涯，大抵心安即是家。"（《种桃杏》）无论身处天涯海角，只要内心平静就能安然地把寄身地当作家乡。这是豁达的表现，更是修身养性的境界。

白居易在不畏老、不忧病的同时，还要做到保持心境平和。"以此反自慰，常得心平和。寄言同病者，回叹且为歌。"（《寄同病者》）又说："自知气发每因情，情在何由气得平。"(《病气》)心境平和体康健，心境不平病丛生。

诗曰：

回观亲旧中，举目尤可嗟。

或有终老者，沉贱如泥沙。

或有始壮者，飘忽如风花。

穷饿与夭促，不如我者多。

以此反自慰，常得心平和。

寄言同病者，回叹且为歌。

——白居易《寄同病者》节选

(二) 养生的方法

1. 炼丹服食

白居易咏药诗的内容主要有三个方面：劝诫服食，讽刺修道长生；描写炼药修行，服食保健；描述其达观处事，宽心养生之法。

最著名的戒药诗当属《海漫漫戒求仙也》,诗中谓："山上多生不死药，服之羽化为天仙。"他直斥为"诳"。白居易有诗表明他反对丹药的态度："退之（韩愈）服硫黄，一病讫不痊。微之（元稹）炼秋石，未老身溘然。杜子（杜牧）得丹决,终日断腥膻。崔君（崔元亮）夸药力,经冬不衣棉。或疾或暴夭，悉不过中年。"(《思旧》)但是，他"戒求仙"的主张并没有坚持到底。由于仕途上的挫折，他从原来的讽刺求仙走向炼丹求道。

"亦曾烧大药，消息乖火候;至今残丹砂，烧干不成就。"(《不二门》)"漫把参同契，难烧伏火砂。有时成白首，无处问黄芽……唯将绿醅酒，且替紫河车。"(《对酒》)从诗中可看出，尽管作者手握魏伯阳的《周易参同契》，但还是没把丹炼成。这里所说的"大药"，是指外丹；"丹砂"，又称朱砂、辰砂，是汞的硫化物矿物；"黄芽"是从铅里炼出的精华；"火砂"是生丹砂炼制的半成品；"紫河车"则是指入药所用的人体胎盘，又指黄芽进一步炼制而成的紫色粉末。这些均为炼制丹药的主要成分和步骤，也成了白居易诗中经常出现的词汇，可见当时炼丹已成为他日常生活中的一部分。

《浔阳岁晚，寄元八郎中、庚三十二员外》《寻王道士药堂，因有题赠》等近 20 首诗都写到此事。白居易炼没炼成丹药，吃没吃过丹药呢？"剑学将何用，丹烧竟不成"（《江州赴忠州，至江陵已来，舟中示舍弟五十韵》），应该是炼丹药没有成功。

在《对镜偶吟，赠张道士抱元》中说，"白发万茎何所怪，丹砂一粒不曾尝"，他没有吃自己炼制的丹药。白居易所服用的养生药物——"丹药"，从诗中来看只有"云母散（粉）"。《梦仙》（"朝餐云母散"）和《宿简寂观》（"何以疗夜饥？一匙云母粉"）等诗中记载即是。云母，为硅酸盐类矿物白云母，药性甘温，《神农本草经》记载："除邪气，安五脏，益子精，明目。"诗人有目疾，服用云母还算对症，但作为延年益寿的丹药来服食就不可取了。药物毕竟不是饭菜，久服多服还是会有副作用的。

诗曰：

两眼日将暗，四肢渐衰瘦。

束带剩昔围，穿衣妨宽袖。

流年似江水，奔注无昏昼。

志气与形骸，安得长依旧？

……

亦曾烧大药，消息乖火候。

至今残丹砂，烧干不成就。

——白居易《不二门》节选

由于炼药失败，白居易的炼丹求仙之心略息。他在《北窗闲坐》中说："无烦寻道士，不要学仙方。自有延年术，心闲岁月长。"这表明他已体悟到养生贵在养心。

2. 修炼气功

白居易练的主要是"宴坐"和"服气"，《斋月静居》《病中宴坐》《赠王山人》《感事》诗中都有介绍。在他另一首《负冬日》诗中还具体写练气功时的情景，闭门练坐功，练得元气温煦全身，可使肌肉结实，皮肤健美。练功之初如饮醇酒，又似昆虫入洞冬眠，旁若无人，全身感到十分舒畅，此时杂念皆无，如步入一个空旷虚静的世界。不难看出，他的气功功底颇深厚。

> 诗曰：
> 杲杲冬日出，照我屋南隅。
> 负暄闭目坐，和气生肌肤。
> 初似饮醇醪，又如蛰者苏。
> 外融百骸畅，中适一念无。
> 旷然忘所在，心与虚空俱。
>
> ——白居易《负冬日》

3. 劳动锻炼

白居易的劳动锻炼可分为三个方面。其一，结茅造房，从事农桑，"结茅栽芋种畲田"（《夜宿江浦，闻元八改官，因寄此什》）；其二，炊饭煮茶，"嫩剥青菱角，浓煎白茗芽。淹留不知夕，城树欲栖鸦"（《春末夏初，闲游江郭》）；其三，步行游览名胜，"手把青筇杖，头戴白纶巾"（《题玉泉寺》），登山涉水，置身于优美的大自然中，物我两忘，既锻炼身体，又陶冶情怀。

《琵琶行图》 明·郭诩 北京故宫博物院藏

此画是根据白居易的《琵琶行》诗意创作的写意人物画，表现白居易与歌女邂逅相逢的情景。占画幅三分之二篇幅的是行书《琵琶行》。

4. 清淡饮食

白居易在《仲夏斋戒月》诗中说，他坚持一月不食鱼肉等肥甘厚味，自感神清体健，所以认识到少吃厚味，多食清淡的好处，以便更好地颐养天年。

诗曰：

仲夏斋戒月，三旬断腥膻。

自觉心骨爽，行起身翩翩。

……

我今过半百，气衰神不全。

已垂两鬓丝，难补三丹田。

但减荤血味，稍结清净缘。

脱巾且修养，聊以终天年。

——白居易《仲夏斋戒月》节选

5. 睡眠充足

"清宵一觉睡，可以销百疾"（《天竺寺七叶堂避暑》），充足的睡眠对人体健康的重要性。

诗曰：

郁郁复郁郁，伏热何时毕。

行入七叶堂，烦暑随步失。

檐雨稍霏微，窗风正萧瑟。

清宵一觉睡，可以销百疾。

——白居易《天竺寺七叶堂避暑》

6. 音乐陶情

作者在《味道》和《好听琴》诗中分别写道："自嫌习性犹残处，爱咏闲诗好听琴""本性好丝桐，尘机闻即空。一声来耳里，万事离心中。清畅堪销疾，恬和好养蒙。尤宜听三乐，安慰白头翁"。丝桐，指琴，古人削桐为琴，练丝为弦，故称；亦指乐曲。销疾，指治好疾病。养蒙，借指修养养生之道。三乐，这里指各种不同的乐曲。丝竹悠扬，使人陶醉在悦耳的音乐世界之中，万虑消除，自然有利于养生。

诗曰：

叩齿晨兴秋院静，焚香冥坐晚窗深。

七篇真诰论仙事，一卷檀经说佛心。

此日尽知前境妄，多生曾被外尘侵。

自嫌习性犹残处，爱咏闲诗好听琴。

——白居易《味道》

7. 闲谈畅怀

白居易还通过访友清谈、倾吐心曲、畅达胸怀的方式深有体会地告诉人们："闲谈胜服药，稍觉有心情。"（《病中友人相访》）人与人之间，需要有感情上的交流，交流融洽，自然有利于养生；没有这种交流，人会变得"孤独""孤僻"，这就有悖于养生了。

诗曰：

卧久不记日，南窗昏复昏。

萧条草檐下，寒雀朝夕闻。

强扶床前杖，起向庭中行。

偶逢故人至，便当一逢迎。

移榻就斜日，披裘倚前楹。

闲谈胜服药，稍觉有心情。

——白居易《病中友人相访》

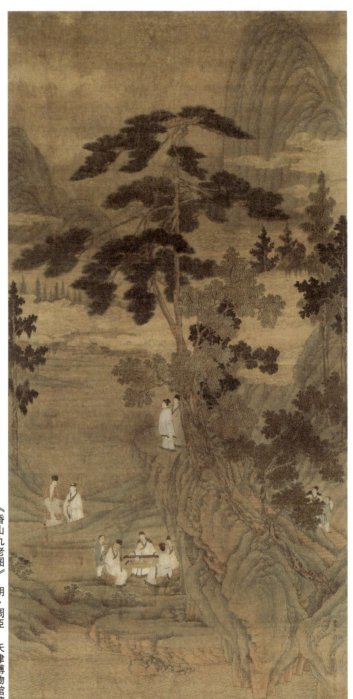

《香山九老图》 明·周臣 天津博物馆藏

此图描绘了唐代著名诗人白居易晚年与胡杲等老人在香山宴游的情景。「香山九老」又称「会昌九老」，画中人物或团坐，或交谈，或眺望，一派闲适幽雅气氛。

8. 生活规律

"朝餐夕安寝,用是为身谋。此外即闲放,时寻山水幽。"(《咏意》)
朝餐夕寝,吟诗喝茶,外出散步,游山玩水,生活规律,有益健康。

诗曰:

朝餐夕安寝,用是为身谋。

此外即闲放,时寻山水幽。

春游慧远寺,秋上庾公楼。

或吟诗一章,或饮茶一瓯。

身心一无系,浩浩如虚舟。

富贵亦有苦,苦在心危忧。

贫贱亦有乐,乐在身自由。

——白居易《咏意》节选

9. 读书品茶

案头沏一壶香茶,在散发着茗香的书房中,或读书或吟诗,洗涤尘虑,涵养精神。"或吟诗一章,或饮茶一瓯"(《咏意》),"官舍悄无事,日西斜掩门。不开庄老卷,欲与何人言"(《早春》),诗人正是在读书、吟诗和品茶中颐养身心。

诗曰:

雪消冰又释,景和风复暄。

满庭田地湿,荠叶生墙根。

官舍悄无事,日西斜掩门。

不开庄老卷,欲与何人言。

——白居易《早春》

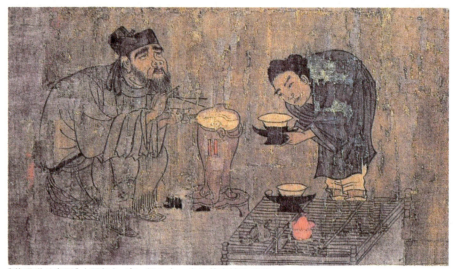

《萧翼赚兰亭图》（局部） 唐·阎立本 台北故宫博物院藏

此画不仅记载了古代僧人以茶待客的历史，而且真实再现了唐代烹茶的茶器以及煮饮茶的过程。

二、观己之身，悟病之机

诗曰：

自知气发每因情，情在何由气得平。

若问病根深与浅，此身应与病齐生。

——白居易《病气》

白居易对医学理论有着比较深刻的认识，从病因病机、脉诊到发病症状都有所研究。《病气》诗说，自己知道生气发怒是七情为患，但七情六欲时时都在，并伴随人的一生。《内经》认为：气为百病之母，因气所致的疾病是不少的。《病中书事》十二年冬，江西温暖，喜元八寄金石棱到，因题此诗》讨论了外因与疾病的关系。前诗"气嗽因寒发,风痰欲雨生",寒邪束肺,肺气失于宣发,则咳嗽,且以天阴雨来的自然现象作了印证;后诗"今冬腊候不严凝,暖雾温风气上腾……欲将何药防春瘴? 只有元家金石棱",应寒反温属气候异常,异常的"暖气"会致发"春瘴",也就是中医的"伏气"发病学说。春瘴,发生在春季的传染性疾病;金石棱,又作金石凌,用于治疗发热性疾病。

> 诗曰:
> 六十八衰翁,乘衰百疾攻。
> 朽株难免蠹,空穴易来风。
> 肘痹宜生柳,头旋剧转蓬。
> 恬然不动处,虚白在胸中。
>
> ——白居易《初病风》

《病中诗十五首》记述了白居易自己患"风痹"的情况。该诗的序言说:"冬十月甲寅旦,始得风痹之疾,体矜目眩,左足不支,盖老病相乘时而至耳。"风痹,"风痹客脬,难于大小溲,溺赤。"(《史记·仓公传》)可见是大小便困难,并伴有尿赤的一种病证。《初病风》写了诗人年迈体衰,气血亏少,经络空虚,招致了风邪入侵,体现了祖国医学"邪之所凑,其气必虚"的观点。"风疾侵凌临老头,血凝筋滞不调柔。"(《枕上作》)风邪入经脉,痹阻气血之运行,从而导致了目眩、肢体不利等临床症状和体征。通过诗作,"风痹"证的病因和病理便跃然于目,豁然于心了。

> 诗曰:
> 岂独年相迫,兼为病所侵。
> 春来痰气动,老去嗽声深。
> 眼暗犹操笔,头斑未挂簪。
> 因循过日月,真是俗人心。
>
> ——白居易《自叹》

白居易很重视中医的脉诊，他认为"候病须通脉，防流要塞津"，指出了脉诊的重要性。疾病与季节关系十分密切，特别是春季，万物萌动，人身上的痼疾也有可能诱发，也就是白居易在《自叹》诗中写的"春来痰气动"。可见，诗人对疾病的观察是很细心的。

三、治法颇丰，根本在心

诗曰：

门有医来往，庭无客送迎。

病销谈笑兴，老足叹嗟声。

鹤伴临池立，人扶下砌行。

脚疮春断酒，那得有心情。

——白居易《病疮》

又曰：

头痛汗盈巾，连宵复达晨。

不堪逢苦热，犹赖是闲人。

朝客应烦倦，农夫更苦辛。

始惭当此日，得作自由身。

——白居易《苦热》

白居易诗作中记载的疾病种类较多，涉及眼科、口腔科、内科、外科和骨伤科等，具体疾病有肺病（《浔阳岁晚，寄元八郎中、庚三十二员外》《和刘郎中曲江春望见示》）、齿疾（《东院》）、脚疮（《病疮》）、腰部跌伤（《夜闻贾常州、崔湖州茶山境会，想羡欢宴，因寄此诗》）、头痛（《苦热》）等，其中眼疾是令诗人最为痛苦的疾患，诸多诗作都有提到，且中医的理法方药都有所涉及。

诗曰：

其一

散乱空中千片雪，蒙笼物上一重纱。

纵逢晴景如看雾，不是春天亦见花。

僧说客尘来眼界，医言风眩在肝家。

两头治疗何曾瘥，药力微茫佛力赊！

其二

眼藏损伤去已久，病根牢固去应难。

医师尽劝先停酒，道侣多教早罢官。

案上谩铺龙树论，合中虚撚决明丸。

人间方药应无益，争得金篦试刮看！

——白居易《眼病诗二首》

"早年勤倦看书苦，晚岁悲伤出泪多。眼损不知都自取，病成方悟欲如何……千药万方治不得……"（《眼暗》），找出了自己眼病的原因，同时也说明了治疗的困难。《得钱舍人书问眼疾》中载："春来眼暗少心情，点尽黄连尚未平。"用了黄连的汁液点眼治疗，效果也不理想。《眼病诗二首》写得尤为详尽，近似于一则病案讨论了。当时对白居易眼病的病

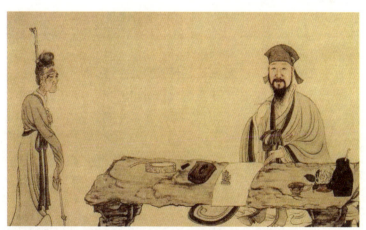

《南生鲁四乐图·解姬》 明·陈洪绶　苏黎世瑞特保格博物馆藏

解姬，画南生鲁居士坐于石案后，一老姬扶杖立于前，表现白居易作诗通俗，老姬可解。

因、证治等有两派不同意见:医家秉传统医学之宗旨着重于内因治肝入手,劝其停酒,治以"决明丸";而僧人(亦称道侣)之医,则认为是外因"客尘"侵眼,劝其辞官静修,僧医以《龙树论》(宋朝因避英宗赵曙讳,改《龙目论》,后亦作《龙木论》)为圭臬,力主行金篦刮障术(即金针拨障术)治疗。但"金篦石水用无功"(《病中看经赠诸道侣》),显然诗人所患的眼病不是刮障术的适应证,这是术者失于辨察了。金针拨障术,用来治疗白内障,唐代王焘的医学著作《外台秘要》中有记载。

诗曰:
闲来对镜自思量,年貌衰残分所当。
白发万茎何所怪,丹砂一粒不曾尝。
眼昏久被书料理,肺渴多因酒损伤。
今日逢师虽已晚,枕中治老有何方。
——白居易《对镜偶吟,赠张道士抱元》

从白居易的《对镜偶吟,赠张道士抱元》诗中可知,诗人不但因读书过度患上目疾,而且因饮酒失节导致了消渴病(糖尿病),感叹一旦疾病生成,就再难有治疗的良方了。

诗曰:
目昏思寝即安眠,足软妨行便坐禅。
身作医王心是药,不劳和扁到门前。
——白居易《病中五绝句》之四

白居易对疾病的治疗,不光依靠针药,还推崇心理疗法。"不须忧老病,心是自医王。"(《斋居偶作》)他在《病中五绝句》之四诗中说,人有了睡意就去睡觉,腿脚酸软,身体累了就去坐禅休息。学会自我调气养神,就是最好的治疗,又何必劳烦医和与扁鹊这样的名医呢。医王,言医术极精的人;和扁,指古代名医医和与扁鹊。

唐白居易書

冬候斗寒不審

動止何似居易蒙免卑楊孟宗

直陳清等且連奉三問併慰馳心

洛下今年旱損甚放太半経費

白居易书法拓片《与刘禹锡书》乃是他给好友刘禹锡的一封信。

第七章

壶中日月任婵娟：吕洞宾的养生思想

著意黄庭岁久，留心金碧年深。为忧白发鬓相侵，仙诀朝朝讨论。
秘要俱皆览过，神仙奥旨重吟。至人亲指水中金，不负平生志性。

——《西江月》

吕洞宾（798—？），唐末道士，道家丹鼎派祖师。名嵒（一作岩），字洞宾，道号纯阳子，自称回道人，传为京兆（今陕西省西安市）人，一作河东蒲州河中府（今山西省芮城永乐镇）人。唐武宗会昌（841—846）中，他两次参加科举考试均未考取，遂浪迹江湖。在他64岁时，据传遇钟离权（约168—约256，魏晋时期人，全真道祖师）传以丹法。曾隐居终南山等地修道，后游历全国各地。他道成之后，普度众生，世间多有传说，如江淮斩蛟、岳阳弄鹤、客店醉酒等。北宋期间被列入八仙（铁拐李、钟离权、张果老、蓝采和、何仙姑、

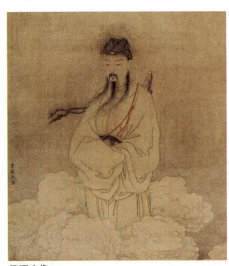
吕洞宾像

吕洞宾、韩湘子、曹国舅）之列。元代封他为"纯阳演政警化孚佑帝君"，后世称"吕祖"，并在晋宁路河中府解州（今山西省运城市芮城）修建了大纯阳万寿宫，又名永乐宫。道教全真教尊其为北五祖之一。宋元以来，小说、戏曲多有记述和演绎。

在《全唐诗》中，吕洞宾存诗 281 首，尽涉修养之术，描写内丹术的诗尤多。《忆江南》云："修身客，莫误入迷津。气术金丹传在世，象天象地象人身。不用问东邻。"

一、以身为炉，完善内丹

内丹，内指身体内部，丹指人体精气神结合而成的产物，是道家养生修炼的一种法术。内丹相对外丹而言，也是古人发现外丹服食巨大的毒副作用后，才慢慢发展起来的。一般认为在汉末魏伯阳的《周易参同契》、魏夫人《黄庭经》和东晋葛洪《抱朴子》书中，开始有了内丹思想的萌芽。中晚唐时期，元阳子（道士，一作晋代人，又作唐代人）等丹法大家开始外丹、内丹一齐修炼，逐渐形成了内丹术的雏形。至唐末时期，出现了钟离权、吕洞宾等人。隋唐以来道教在服气、存思、守一、房中、静功等诸种内修术的基础上，经过改造使内丹术进一步完善，形成了较为完整的体系，其理论与功法记载于《灵宝毕法》（钟离权）、《钟吕传道集》（施肩吾）书中。吕洞宾通过自身的实践，留下不少用诗写作的修炼心得，如著名的"饮海龟儿人不识，烧山符子鬼难看"等。

诗曰：
九鼎烹煎九转砂，区分时节更无差。
精神气血归三要，南北东西共一家。

天地变通飞白雪，阴阳和合产金花。

终期凤诏空中降，跨虎骑龙谒紫霞。

——吕岩《七言》节选

内丹术，借用外丹的术语，把人身体比作"炉鼎"，用精气神作为炼丹的药物，将人体的经络当作修炼的通道，在人为的精神意识的严格控制下，经过一定的有序的修炼步骤，从而使人达到一种精气神高度和谐统一的状态，并且能使精气神在人体内凝聚不散而形成一种能量物质，即为"圣胎"或"丹药""金丹""内丹"等，这种功法被称为内丹术。这种能量物质，能使人体充满活力，为健康长寿提供原动力。

诗曰：

恍惚擒来得自然，偷他造化在其间。

神鼎内，火烹煎，尽历阴阳结作丹。

——吕岩《渔父词一十八首》之《神效》

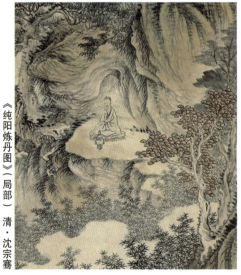

画中描绘的是吕洞宾修道炼丹的场景。

《纯阳炼丹图》（局部） 清·沈宗骞

现在普遍认为我国传统气功是在道教内丹术的基础上演变而成的，也就是说道教内丹术对传统气功的发展起到了积极的推动作用。正可谓：

肘传丹篆千年术，
口诵黄庭两卷经。
鹤观古坛松影里，
悄无人迹户长扃。

二、养生长寿，贵有三剑

据南宋吴曾所撰的《能改斋漫录》(卷十八)所载,吕洞宾曾自言:"世言吾飞剑取人头,吾甚哂之。实有三剑,一断无明烦恼,二断无明嗔怒,三断无明贪欲。"无明,佛教谓不能了知现象的真实性的原始愚痴,是一切烦恼的根源。世上说我能用飞剑取人头颅是误传,令我好笑。其实我说的三剑是用于修身养生的,一剑斩断烦恼,二剑斩断嗔怒,三剑斩断贪欲。这段话能够很好地体现他的养生思想。

(一) 道法自然

"道法自然",出自老子《道德经》(又名《老子》),老子认为"道"就是万物生成消亡的规律。"人法地,地法天,天法道,道法自然"(《老子·二十五章》),人取法于地,地取法于天,天取法于道,道取法于自然。人类的生命活动和万物一样,都要遵守这一规律。《老子·四十二章》曾言:"道生一,一生二,二生三,三生万物,万物负阴而抱阳,冲气以为和。"由无名大道化生混沌元气,由元气化生阴阳二气,阴阳之相和,生天下之万物,所以天人相应,人与自然息息相关。后来道教以此衍化出玉清、上清、太清之三清胜境,来揭示世界万物生成的规律,并认为懂得遵守这个道理,就是悟到了养生的真谛。吕洞宾在《别诗二首》其一中说:"莫笑老人贫里乐,十年功满上三清。"要洞彻自然界的深奥道理不容易,要花费一定的功夫,这也是"三清路上行人少"(《敧爻歌》)的缘由。

诗曰:

顿悟黄芽理,阴阳禀自然。

乾坤炉里炼，日月鼎中煎。

木产长生汞，金烹续命铅。

世人明此道，立便返童颜。

——吕岩《五言》节选

（二）修心养生

"有人问我修行法，只种心田养此身。"（《绝句·不负三光不负人》）心田，人的内心，养身长寿必须要修养内心。心主神志，关乎着人的精神、思维活动。故吕洞宾非常重视修心在养生中的作用,把修心作为养生正道。"悟了长生理……有人明此道，立使返婴孩。"（《五言·悟了长生理》）明白修心养生之道，按照要求认真去做，就能收到返老还童的养生效果。

诗曰：

少饮欺心酒，休贪不义财。

福因慈善得，祸向巧奸来。

——吕岩《赐齐州李希遇诗》

又曰：

息精息气养精神，精养丹田气养身。

有人学得这般术，便是长生不死人。

——吕岩《绝句·息精息气养精神》

（三）爱精惜气

爱精惜气是道家的重要思想，吕洞宾十分重视精与气在修养中的作用。"息精息气养精神,精养丹田气养身。"（《绝句·息精息气养精神》）息，滋息，滋生。滋养肾精生长元气可以保养精神，精可保养内心，气可保养身体。如能学会这样的健身之法，便可以成为长寿的人。"精养灵根气养神，此真之外更无真。"（《绝句·精养灵根气养神》）灵根，指身体；真，本性，本原。吕洞宾的这句诗强调说明精和气是人体生命活动的根本。

诗曰：
二八佳人体似酥，腰间仗剑斩凡夫。
虽然不见人头落，暗里教君骨髓枯。

——吕岩《警世》

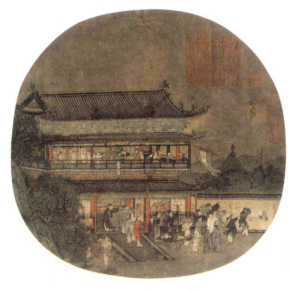

《吕洞宾过岳阳楼》 宋·佚名
美国大都会艺术博物馆藏

画面中主要描绘了吕洞宾在
岳阳楼旁飞升上天，众人观
看祭拜的场景。

（四）恬淡虚无

"休将名利挂心田……物外烟霞为伴侣，壶中日月任婵娟。"（《七言·世上何人会此言》）壶中日月，指道家悠闲清静的无为生活。诗中说俗世之外有自然界的烟雾和云霞为伴，内心恬淡虚无，生活悠闲，千万不要把名利之事挂在心间。"绝嗜欲，断贪痴，莫把神明暗里欺"（《渔父词一十八首·方契理》），只有断绝一切欲望，戒除所有贪念妄想，才能心归恬淡虚无。

诗曰：

春暖群花半开，逍遥石上徘徊。

独携玉律丹诀，闲踏青莎碧苔。

古洞眠来九载，流霞饮几千杯。

逢人莫话他事，笑指白云去来。

——吕岩《六言》

（五）纯正善良

儒学的创始人孔子曾说过"仁者寿"（《论语·雍也》）的话，认为道德崇高者，怀有仁爱之心，胸怀宽广的人容易长寿。孔子还认为"孝弟"（弟通"悌"）是"仁"的重要内涵，"孝弟也者，其为仁之本"（《论语·学而》），孝顺父母、顺从兄长，就是仁的根本体现。吕洞宾认为"忠孝义慈行方便，不需求我自然真"（《绝句·天涯海角人求我》），怀有忠厚、孝顺、仁义、慈爱之心，做有益于他人的事情，就找到了修身养生的根本。"不负春光不负人，不欺神道不欺贫。"（《绝句·不负春光不负人》）神道，又称天道，即自然之道；贫，僧道的谦称。这是说诚实无欺也是修养身心要注意的关键。

诗曰：

一毫之善，与人方便。

一毫之恶，劝君莫作。

衣食随缘，自然快乐。

算是甚命，问什么卜。

欺人是祸，饶人是福。

天眼昭昭，报应甚速。

谛听吾言，神钦鬼伏。

——吕岩《劝世》

（六）修炼有恒

"奉真修道守中和，铁杵成针要琢磨。此事本然无大巧，只争日逐用功多。"（《指玄篇·奉真修道守中和》）吕洞宾认为信奉道教的人进行修道养生，要秉持中正平和的精神，要有铁棒磨成针的毅力；修炼养生本来没有多大的奥妙，力争能做到每天坚持修炼，不能时炼时停，必须要持之以恒。"无晓无夜无年月，无寒无暑无四时"（《鄂渚悟道歌》），更进一步说明修炼时时刻刻坚持、永不停歇，才能收到效果。

诗曰：

学道初从此处修，断除贪爱别娇柔。

长守静，处深幽，服气餐霞饱即休。

——吕岩《渔父词一十八首·自无忧》

（七）幽居清修

"莫道幽人一事无，闲中尽有静工夫。闭门清昼读书罢，扫地焚香到日晡。"（《绝句·莫道幽人一事无》）不要说隐居山林的人没有事情可做，其实清闲的时候更能锻炼清修的本领。白天闭门读完书，扫扫地焚上香就到了傍晚。既有养神静修，又有读书动脑，还有扫地烧香的肢体活动，这样动静结合，自然有利于养生。

诗曰：

其一

无心独坐转黄庭，不逐时流入利名。

救老只存真一气，修生长遣百神灵。

朝朝炼液归琼垒，夜夜朝元养玉英。

莫笑老人贫里乐，十年功满上三清。

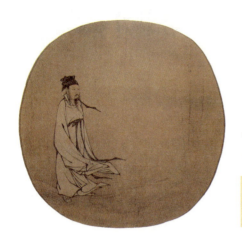

《吕仙过洞庭湖图》 南宋·佚名
美国波士顿美术博物馆藏

吕洞宾是一位到处度人超脱尘世的道教神仙，同时也是一位被神话了的医生。其精通丹药，能治百病，救死扶伤。

其二
时人受气禀阴阳，均体乾坤寿命长。
为重本宗能寿永，因轻元祖遂沦亡。
三宫自有回流法，万物那无运用方。
咫尺昆仑山上玉，几人知是药中王。

——吕岩《别诗二首》

黄庭，道教术语，亦名规中、庐间，一指下丹田。陈樱宁先生在《黄庭经讲义》中解释说："'黄'乃土色，土位中央居。'庭'乃阶前空地。名为'黄庭'，即表示中空之意。"炼液，意思是炼精。朝元，道家养生法，谓五脏之气汇聚于天元（脐）。玉英，唾液。《黄庭内景经·脾长章》："含漱金醴吞玉英。"务成子注："金醴、玉英，口中之津液。"三清，参见本节前注。本宗（祖籍）和元祖（始祖），这里借指人生的根本精气。三宫，道教谓双目为绛宫、两耳为玉堂宫，鼻口为明堂宫，合称"三宫"。

"嗔不除，憨不改，堕入轮回生死海。"（《敲爻歌》）"既修真，须且早，人间万事何时了。贪名贪利爱金多，为他财色身衰老。"（《题桐柏山黄先生庵门》）与"壶中有药逢人施，腹内新诗遇客吟。"（《七言·随缘信业任浮沉》）这些都是吕洞宾关于养生的至理名言。在古代道家代表人物中，无论是高度、境界还是修为，可以说吕洞宾都是最杰出的代表。

第四编

宋金元时期

论及中医发展史中百家争鸣的时代，宋金元时期不可不提。960 年至 1636 年，这一时期，中医的学术底蕴经前朝的积累日趋丰厚，政府对中医也颇为重视，甚至成立专门的部门校勘医书，中医的发展欣欣向荣。

　　此时期的中医著作，不仅体量巨大，而且流传甚广，对后世启迪颇深。本草类著作有《经史证类备急本草》《汤液本草》等。方书类著作有《太平惠民和剂局方》《世医得效方》等。方论类著作有《三因极一病证方论》。儿科类著作有《小儿药证直诀》《幼幼新书》等。因宋金元时期的著作实是多如繁星，难以详尽枚举，本书处仅略列一二，供诸君参考。

　　此时期的中医学术流派发展同样呈现出一片方兴未艾之景。其中在中医发展史中被公认为具有里程碑式意义的是由金元四大家刘完素、张从正、李杲、朱震亨所创的四大学派。刘完素，熟读《黄帝内经》后发现"病机十九条"中所述疾病多因火起，于是创"寒凉派"，主张火热论，提出"六气皆从火化""五志过极皆能化火"，用药多为寒凉药，代表著作为《素问玄机原病式》；张从正，创"攻邪派"，主张以药物的攻伐之力医治疾病，代表著作为《儒门事亲》；李杲，创"补土派"，认为脾胃为后天之本，"内伤脾胃，百病由生"，代表著作为《脾胃论》；朱震亨，创立"滋阴派"，主张"阳常有余，阴常不足"，治宜"滋阴降火"，代表著作为《格致余论》。

　　学术的精进使得中医在民间发展蒸蒸日上，深度融入百姓的生活。许多百姓家中自备《太平惠民和剂局方》，随症取药，也少有失误。而中医馆更是星罗棋布般分布于宋朝的大街小巷，与人民的生活紧密相连。

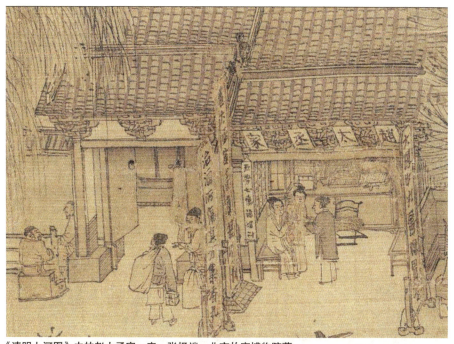

《清明上河图》中的赵太丞家　宋·张择端　北京故宫博物院藏

《清明上河图》为北宋风俗画。太丞即太医丞，宋朝时为一种医官，图中"赵太丞家"是一家医馆，门边"五劳七伤""医肠胃""理小儿贫不计利"字样表明这家医馆主治内科与儿科。

　　类同于中医在此时期发展得如火如荼之态，诗词也展露出蓬勃之气而达到继盛唐气象后的又一高峰。柳永《望海潮·东南形胜》中："烟柳画桥，风帘翠幕，参差十万人家""市列珠玑，户盈罗绮竞豪奢""重湖叠巘清嘉。有三秋桂子，十里荷花"。寥寥数语，描绘出这八街九陌里的寻常人家津津有味的生活和当时的绮丽风光。陆游《示儿》中："死去元知万事空，但悲不见九州同。王师北定中原日，家祭无忘告乃翁。"想那年事已高的陆翁，久病缠绵骨瘦形销，浑浊的双眼依旧望向北方。一赞一怒，有喜有哀，宋词囊括万物，也因此青史垂名。

　　医药和诗词的水乳交融令彼此受益。苏轼曾在诗文中论说过他对中医的理解："又如学医人，识病由饱更。风雨晦暝淫，跛躄暗聋盲。虚实在其脉，静躁在其情。荣枯在其色，寿夭在其形。苟能阅千人，望见知死生。"苏轼通过诗词使较为晦涩的医理更加简明生动，而本篇也志在以诗词视角作为引入，浅述中医在宋金元时期的繁盛之貌。

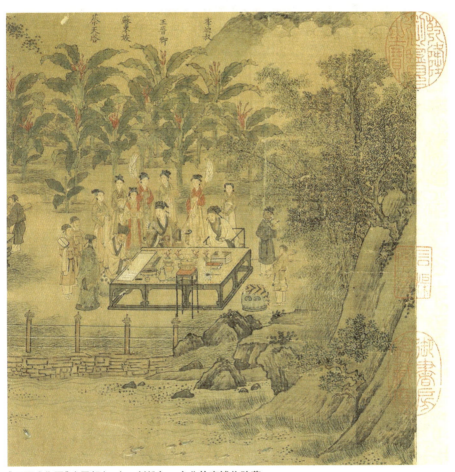

《西园雅集图》（局部） 宋·刘松年　台北故宫博物院藏

《西园雅集图》描绘的是宋代雅士高僧苏轼、黄庭坚、米芾、圆通大师等盛会于王诜西园的情景，史称"西园雅集"。十六人分四组：王诜、蔡肇和李之仪围观苏轼写书法；秦观听陈景元弹阮；王钦臣观米芾题石；苏辙、黄庭坚、晁补之、张耒、郑靖老观李公麟画陶潜归去来图；刘泾与圆通大师谈无生论。西园雅集世传多个版本。此图为第一组（王诜、蔡肇和李之仪围观苏轼写书法）。

第一章
大浪淘沙尽风流：《全宋词》中的医学思想

　　《全宋词》，收词约 20000 首，其中涉及医药的诗作 282 首，体量巨大，为全面解读中医药在宋朝的发展状况提供了极具价值的研究依据。

一、百岁寿长，心无妄欲

　　词曰：

　　雨帘高卷，见榴花、应怪风流人老。是则年年佳节在，无奈闲心悄悄。巧扇风轻，香罗雪湿，梦里曾看了。如今溪上，欢盟分付年少。

　　偏是眉好相宜，呼儿扶著，把菖蒲迎笑。说道浮生饶百岁，能有时光多少。

　　幸自清贫，何妨乐趣，谱入瑶琴调。杯杯酒满，这般滋味谁晓。

　　——陈著《念奴娇·端午酒边》

　　诗人对于自己能否达到百岁之长寿并不过分期许，反而念念于自己刻下的恬淡生活，甘于清贫，沉浸于清幽的琴音。陈著，宋理宗宝祐四年（1256）进士，后为嵊县知县。宋亡后，他在四明山中隐居，著有《历代纪统》《本堂先生文集》95 卷、《陈著诗集》34 卷、《陈著杂文》55 卷，均收入《四库全书》。

词曰：

千古黄州，雪堂奇胜，名与赤壁齐高。竹楼千字，笔势压江涛。笑问江头皓月，应曾照、今古英豪。菖蒲酒，宓尊无恙，聊共访临皋。

陶陶。谁晤对，粲花吐论，宫锦绚袍。借银涛雪浪，一洗尘劳。好在江山如画，人易老、双鬓难簪。升平代，凭高望远，当赋反离骚。

——王以宁《满庭芳其四·重午登霞楼》

登上黄州雪堂，诗人眼中一面是滚滚而来的江涛，一面是龙飞凤舞的奇文瑰句，不禁生发出万般豪情，感慨"江山如画"。可在此时，诗人心中仍然保有一份理智，"人易老、双鬓难簪"，人都会自然地老去，逝去的时光匆匆如水过无痕，曾经乌黑茂密的头发也会染上斑白，甚至再也承载不起精美的发簪。《黄帝内经》有言："年四十而阴气自半也，起居衰矣；年五十，体重，耳目不聪明矣；年六十，阴痿，气大衰，九窍不利，下虚上实，涕泣俱出矣。"从中可见，年过半百后身体的衰老实是正常现象，不过多苦心孤诣地追求寿命之长，恬淡自然地面对自己悠然而逝的岁月，才可得一份心安。王以宁，太学生仕鼎、澧帅幕，后迁至京西制置使，再后为全州知州，著有《王周士词》。

虽说以平常心面对寿之短长，但中医理论中还是向我们提及了很多的养生之道，如："知之则强，不知则老，故同出而名异耳。智者察同，愚者察异。愚者不足，智者有余；有余则耳目聪明，身体轻强，老者复壮，壮者益治。是以圣人为无为之事，乐恬愉之能，从欲快志于虚无之守。故寿命无穷，与天地终。此圣人之治身也。"

《黄帝内经·素问·阴阳应象大论篇》指导我们应成为明智的人：在

身体形貌还处于强盛的阶段即养生健身，而不是等精气神和样貌与同龄人出现较大差异时才开始亡羊补牢；处事时应宁静淡泊、少私寡欲，不为一分一厘的小利而斤斤计较，常想一二，不思八九。

二、辟谷沐浴，焚香熏身

诗曰：

招福宫中第几真。餐花辟谷小夫人。天翁新与玉麒麟。

我识外家西府相，玉壶冰雪照青春。小郎风骨已凌云。

———王以宁《浣溪沙·张金志洗儿》

辟谷，指在一定时间内不食五谷，改进药食，或完全禁食。古人认为服气辟谷可以吸食天地间纯净的元气和精气，从而达到养生的目的。《说文解字》："沐，擢发也；浴，洒身也；洗，洒足也；澡，洒手也。"由此可见沐浴较之于洗澡更为烦琐，同时对身体的清洁也更加彻底。基于古代不完善的卫生条件，沐浴洗澡对于增强免疫，抵抗细菌入侵，减少皮肤病发生率等实是大有裨益。诗文中"洗儿"，即为新生儿沐浴，一是可以洗净其出生后皮肤所带有的污秽，二是通过热刺激加速血液循环、新陈代谢，三是通过刺激温觉、触觉感受器促使神经系统进行应答从而助其发育。可见，为新生儿沐浴的优点颇多，在此不再一一赘述。但婴儿身体娇弱，为"稚阴稚阳"之体，在为其沐浴时也需多加小心注意，如控制沐浴水温、时间，调整揉搓擦拭力度，防止污水浸湿脐带等。纵观诗词中关于"辟谷"与"洗儿"的论述，可以推断出宋代人们对于卫生、预防已经有了较为成熟的认识。

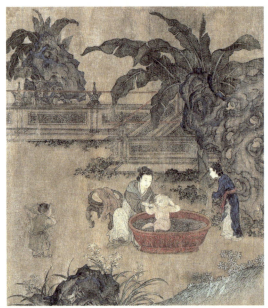

《宋人浴婴图》

词曰：

结柳送穷文，驱傩吓鬼。爆火薰天谩儿戏。自家炉鼎，有却冷清清地。腊月三十日，如何避。

且与做些，神仙活计。铅汞收添结灵水。跳丸日月，一任东生西委。玉颜长向此，迎新岁。

——史浩《感皇恩·除夜》

腊月三十日，避不开的漫天烟火，爆竹声中一岁又尽，熏香弥散在整块天幕。在年节至时点燃供神祭祀熏香，是古时多年的传统，不仅能烘托节日喜庆欢乐的气氛，对于医疗保健也大有裨益。熏香能在一定程度上减轻甚至消除空气环境中的异味，预防瘟疫且使人的心灵澄净；既能醒神开窍又使人安神定志，恬然入眠。当然，古时流传的传统也不尽然是金玉良言。如爆竹泛滥于年节，燃放时存在安全隐患，且会产生一系列危险气体（二氧化硫、一氧化氮、二氧化氮等），有可能会影响呼吸系统、神经系统和心血管系统的功能。

炼丹服石对古人的健康危害极深。"自家炉鼎,又却冷清清地",诗人感叹自家的炼丹炉里空无一物,却不知炼丹服石对自身的身体健康有害无益。宋代诗人陈师道曾有言:"道家以烹炼金石为外丹;龙虎胎息,吐故纳新为内丹。"可见,将金石之品入丹药实为寻常之事。经后人论证查验,组成丹药的重要元素中就含有汞(水银)、铜、金、银等重金属元素。诗人依循常理将"铅汞收添结灵水",殊不知为自己的生命安全埋下了极大的隐患。汞有剧毒,在人体内堆积不会被轻易代谢,可以破坏人的肝、肾和脑,还可直接导致人的死亡。铅同样难以被人体代谢,且能直接伤及人的脑细胞,造成智力低下。

史浩,字直翁,高宗绍兴十五年进士,累迁至参知政事。其人忠义果敢,曾言赵鼎、李光无罪,又直述岳飞冤苦而遭受弹劾,著《尚书讲义》等。

陈瓘曾说:"世间药院,只爱大黄甘草贱。急急加工,更靠硫黄与鹿茸。鹿茸吃了,却恨世间凉药少。冷热平均,须是松根白茯苓。"(《减字木兰花》)他对当时的服石作了批判,但不足的是松树之根下茯苓,虽然药性平和,也不能用来长服养生。另外,苏轼、黄裳、辛弃疾等人也对炼丹有所涉及。

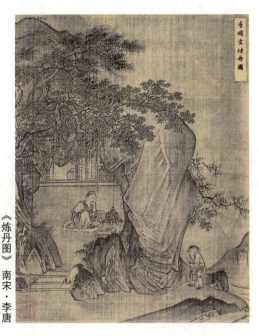

《炼丹图》采用「高远」表现法,融人物于景观,描绘宋朝炼丹服石之风。《炼丹图》著录于《宋元宝绘》集,历代曾收藏于项子京府、原平阁等。

《炼丹图》 南宋·李唐

其实养生并不是什么神秘莫测的东西,它是一门科学。人的寿夭受诸多因素的影响,克服不利的因素,弘扬有利的因素,自能达到养生的目的。

三、药香入词，交相辉映

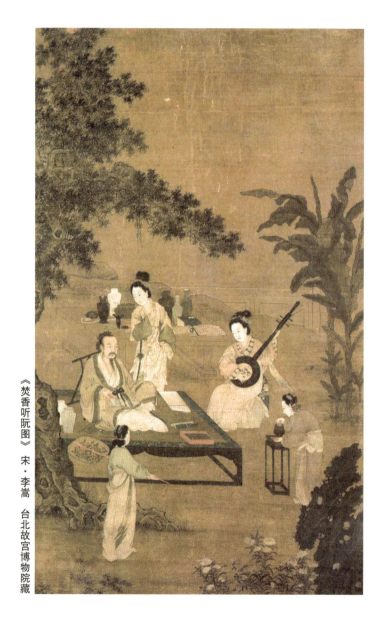

《焚香听阮图》 宋·李嵩 台北故宫博物院藏

图中可见主人公端坐于榻上，而一旁的四位侍女摇扇、焚香、听阮、舞蹈。

词曰：

萱草榴花，画堂永书风清暑。麝团菰黍。助泛菖蒲醑。

兵辟神符，命续同心缕。宜欢聚。绮筵歌舞。岁岁酬端午。

——张孝祥《点绛唇》其三

萱草，在夏秋时采其根入药，可清热利尿，凉血止血，可治腮腺炎、黄疸等。萱草明黄，榴花艳红，皆是可入画的美色；而萱草的清热功能又可轻减几分暑邪，分外怡人。端午时节，以菰叶包裹黍米添上麝团（掺有香料的粉团），二者同蒸，使食物清香甘甜的同时又有了些许药食的滋补。石菖蒲则更加显露其药食两用之功，既可开窍豁痰、醒神益智，又可用于化湿和胃、宁心安神。依词中法，将菖蒲融于酒中，实是佳酿，一口便能辛香入魂。伴着美景、美食、美酒欢聚端午，在歌舞酬宾的欢乐中亦不忘药食养生，岂不美哉？多种药物的添入，也使整首词弥漫在淡淡的药香中且更具内涵与画面感。而词句的修饰，又使得药物被赋予了其功效主治、性味归经之外的魅力，使其与日常生活自然而然地水乳交融。菖蒲与兰、菊、水仙并称"花草四雅"。从唐宋开始，文人士大夫间便开始流行植菖，甚至有"无菖蒲不文人"的说法，可见菖蒲在文人心中的地位。

张孝祥，颇具才名，高宗绍兴二十四年进士第一。其人坚贞不屈，多次上疏为岳飞昭雪，不惧秦桧忌讳，著有《于湖居士文集》《于湖词》。

宋朝的经济高度发达，瓷器与丝绸远销四海供不应求。而这样丰富的物质文明，使人们乐于向精神世界探奥索隐。有人呼朋引伴，执着于高朋满座与笙歌艳舞，在乎着生活中点点滴滴的仪式感，一岁一礼，一寸欢喜。有人漫不经心挥霍着时间，独自闻一川烟草，望满城风絮，等梅子黄时雨，消磨闲情。春风桃李，江湖夜雨，诗酒年华，何处不是宋词的归处？

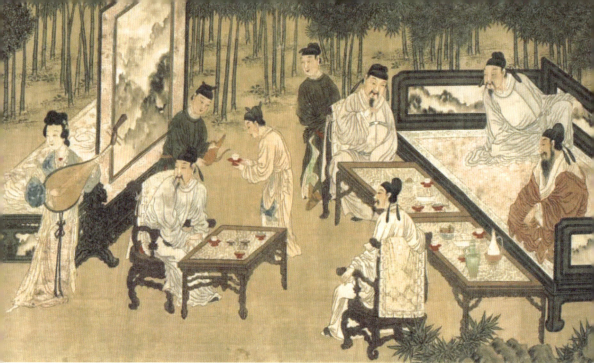

《十八学士图》（局部） 南宋·刘松年 台北故宫博物院藏

"十八学士"指唐代李世民为秦王时，于宫城西开文学馆，罗致四方文士，以杜如晦、房玄龄、陆德明等十八人，分为三番，每日六人值宿，讨论文献，商略古今，号为"十八学士"。中国古代香文化的发展离不开文人雅士的重要推动，用香是古代文人生活中不可替代的风雅之事。

词曰：

梅雨初收，浑不辨、东陵南荡。清旦里、鼓铙动地，车轮空巷。画舫稍渐京辇俗，红旗会踏吴儿浪。共葬鱼娘子斩蛟翁，穷欢赏。

麻与麦，俱成长。蕉与荔，应来享。有累臣泽畔，感时惆怅。纵使菖蒲生九节，争如白发长千丈。但浩然一笑独醒人，空悲壮。

——刘克庄《满江红·端午》

梅雨季节远去了，清晨晨光熹微，街头巷尾便响起了阵阵的锣鼓声，路中车马喧闹，画舫也渐渐融入京城的风俗，猎猎飘扬的红旗与雪白的浪花交相辉映。举世上下，欢度着这难得的龙舟节，纪念着屈原。麻与小麦，蔓蔓日茂；香蕉与荔枝，甘甜适口。但词人却与这节日景象格格不入，仿佛昔日的屈原，站在江边，感伤着时节，惆怅着祖国命运。即使"菖蒲"融入酒里辛香开窍，醒神益智，也不解词人可生出千丈白发的愁虑。词人好似独醒于世间，无助地悲切着，像极了辛弃疾吟出"可堪回首，佛狸祠下，一片神鸦社鼓"时的苍凉。

刘克庄（1187—1269），宁宗嘉定二年荫补将仕郎，因作《落梅》诗而获罪，恢复白身二十余年，复官后又因弹劾权相遭贬。词人是江湖派诗重要代表，词风雄放沉厚，多感慨时事，恰生于南宋，对南宋朝廷的一次次苟且妥协极为不满，著有《后村先生大全集》。

词中所言的菖蒲，属于中药中的开窍药，多用于开窍剂。《黄帝内经》有言："寒者热之，热者寒之，微者逆之，甚者从之，坚者削之，客者除之，劳者温之，结者散之，留者攻之，燥者濡之，急者缓之，散者收之，损者温之，逸者行之，惊者平之，上之下之，摩之浴之，薄之劫之，开之发之，适事为故。"开窍剂适用于"开之发之"的治则，以芳香开窍药为主构成方剂，治疗邪气壅盛蒙蔽心窍类病症。现代研究表明开窍剂可镇静安神、抗炎解热、保护脑细胞等。代表方剂为"安宫牛黄丸"，由牛黄（清热开窍）、麝香（芳香走窜）、郁金（芳香辟秽）、犀角（凉血解毒）、黄连（苦寒泻火）、朱砂（重镇安神）、冰片（通窍启闭）、珍珠（宁心安神）、栀子（泻火解毒）、雄黄（劫痰解毒）、黄芩（清热解毒）构成，功效清热开窍、豁痰解毒。安宫牛黄丸在当代的运用也十分广泛，为治疗神昏谵语的常用方剂。虽然服用时强调"中病即止"，但在恰当季节时令，浅服一颗也具有延年益寿之效。

诗曰：
地居京界足亲知，倩借寻常无歇时。
但看车前牛领上，十家皮没五家皮。

——陈亚《药名诗》

居住京城，亲故毗邻，知己存于海内，自然不愁无处寻欢；行走康庄大道，漫步阡陌小路，眼见千门万户幢幢，室室皆生春。

车前草为利水渗湿药，以全草入药，可清热利尿通淋，祛痰凉血，用治热淋涩痛和尿少水肿诸症。车前草生长于道旁车前，无论古今都极易获得，词中用来描述寻欢游乐之处比比皆是，颇为恰当，且更添生活气息。五加皮为祛风湿药，以干燥根皮入药，可利水消肿、祛风除湿等，用治风湿痹病和水肿诸症。二味药物可在"复方五加皮汤"中相互配伍，功效为强心健脾、利水消肿。

词曰：

相思意已深，白纸书难足。字字苦参商，故要槟榔读。

分明记得约当归，远至樱桃熟。何事菊花时，犹未回乡曲。

——陈亚《生查子·药名闺情》

相思弥深，白纸难足，比不过朝朝暮暮，字字愁苦，不忍卒读。曾沧海为水，却红了樱桃，绿了芭蕉，等菊老荷枯，故园归也未得。

苦参，以干燥根入药，可清热燥湿、杀虫利尿，用治赤白带下，阴肿阴痒诸症。商，即商路，为峻下逐水药，以根入药，可祛痰平喘、抗菌利尿等，用治水肿、胀满、脚气诸症。《神农本草经》："主水胀，疝瘕，痹。熨除痈肿。"槟榔，以种子入药，可杀虫消积、行气利水，用治虫积腹痛、里急后重诸症。当归，为补血药，以干燥根入药，可补血活血、调经止痛，用治腹痛心悸月经不调诸症。曲，即六神曲，为中药曲剂，由辣蓼、青蒿、苍耳草、赤小豆、苦杏仁、麦麸、面粉粉碎成粉末，将粉末混合后经发酵，从而得到此酵母制剂。六神曲可健脾和胃、消食调中，用治饮食停滞，胸痞腹胀诸症。

诗中"曲"的运用可谓匠心独具。一则，"曲"可以表现情人归来时歌舞欢腾之景，二则，从中药功效主治方面理解"曲"，也颇具一番韵味。诗中女子之痴情以致衣带渐宽脾胃失和，实是大有可能，甚至也许需要终日服用六神曲来缓解病痛。这般境况，六神曲也只有等情人归来才可停用吧。

陈亚，字亚之，咸平五年（1002）进士，后迁至太常少卿。其喜藏书观画，亦好创作药名诗，写就药名诗百首，佳句如"风月前湖夜，轩窗半夏凉"，颇为时人所称道。

四、摩空节气，阳春白雪

徐元杰于《稼轩辛公赞》中畅言："摩空节气，贯日忠诚。绅绶动色，草木知名。阳春白雪，世所共珍。秋水瓢泉，清哉斯人。"斯人早已逝，惊鸿曾照影，但稼轩公之气节仍传之不朽。

辛弃疾，字幼安，别号稼轩，南宋豪放派词人。辛弃疾早年"两随计吏抵燕山，谛观形势"，遍览了故土被侵占后中原百姓在金人压迫下的水深火热，遂立志报国收复失地。青年时参与起义，率五十多人之兵于几万人的敌营中横冲直撞，直取叛徒首级，但回归南宋后所献的《美芹十论》《九议》等均不被力图苟且偷安的朝廷采纳。后为稳定湖湘地区而创立飞虎军，却以"用钱如泥沙，杀人如草芥"等罪名被弹劾。力主北伐的辛弃疾显然与耽于一时之乐的当权派不合，纵观稼轩的仕途，可谓坎坷至极，数次起落，只得乘着醉意挑灯看剑，只能在梦中回到吹角连营。这般埋没，终让其选择归隐田园躬耕垄亩。开禧三年,辛弃疾抱憾病逝(据传其临终前仍高呼"杀贼！杀贼！"），享年 68 岁。现存辛词 600 多首，有《稼轩长短句》等传世。

辛词，雄浑豪放、慷慨悲壮，常于大处着笔，以彰悬命报国之磐石不移，以抒山河破碎之无能为力。而辛词中有关医药的内容，虽是从小处填词，取材于细枝末节，却也在描绘日常生活中的逸闻琐事时，隐约透露着毫无二致的忧国之思。

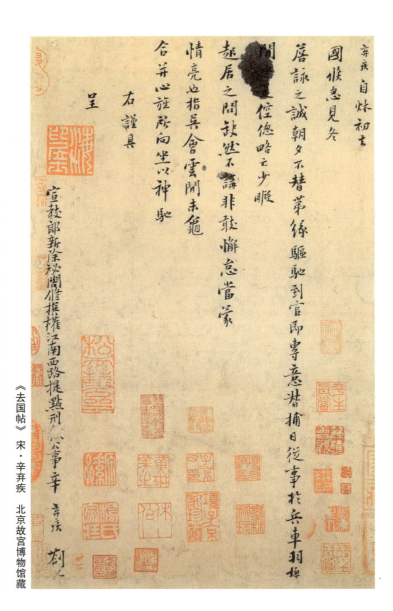

辛疾 自怅初去

國候息見冬

居詠之誠朝夕不替革緣驅馳到官即專意捕日從事於兵車羽坛

閒正徑僮略之少眠

趣居之間乾燃不諱非敢懈怠當蒙

情亮也指吳會雲開未龜

合并心旌駸向坐以神馳

右謹具

呈

宣荻郎新徐秘閤借推攤江南西路提點刑公事辛　辛疾　劻人

《去国帖》　宋·辛弃疾　北京故宫博物馆藏

《去国帖》作为辛弃疾的传世墨宝，是辛弃疾拳拳报国之心。文中大意为：自从去年秋天离京，如今已经是冬季，因为忙于平叛，疏于写信问候，神魂盼归。字里行间，皆是戎马倥偬。

《去国帖》作为辛弃疾的传世墨宝，是辛弃疾任江西提刑时，写给同仁的一封信。这封信实际暗含着辛弃疾拳拳报国之心。

词曰：

山路风来草木香。雨余凉意到胡床。泉石膏肓吾已甚。多病。提防风月费篇章。

孤负寻常山简醉。独自。故应知子草玄忙。湖海早知身汗漫。谁伴。只甘松竹共凄凉。

——辛弃疾《定风波·用药名招婺源马荀仲游雨岩》

山路郁郁葱葱，有微风徐来，空气中飘荡着草木果香；雨后初霁，空气微凉，胡床泛着冷冷的寒意；泉石膏肓，烟霞痼疾，我早已嗜好山水成癖；身体虚弱多病，为劝阻自己不再耽于清风明月，可谓煞费苦心。我平日里独自登高，如山简一般，独自醉于山林，知你忙于著书立说，可如今若没有你的陪伴，我就只能同松竹一道品味着凄凉了。

"只谈风月"，史书曾载他"常与门人夜集，客有虞喜求詹事五官，勉正色答云：'今夕止可谈风月，不宜及公事。'"如今辛弃疾反其道而行之，只"提防风月"，而不提防公事，实是因为这时稼轩公赋闲在家，不被朝廷重用，无公事可以劳心。此处隐隐可见稼轩公对于自己此时未能以身许国，怀有幽怨、愤慨之心，此情无处可消解，只得寄于山水。

草玄，实为"草《玄》"，指扬雄写就的《太玄经》。见于题名，稼轩公填写《定风波》，目的是邀请医术精湛的朋友与自己同游雨岩（山名），而援引《太玄经》之典，实是将朋友誉为扬雄，伺其欣悦，再自然而然道出邀游之请。

"山简醉酒"，山简都荆州时，寇贼四起，天下动荡，王朝分崩离析，庙堂之高江湖之远人人忧惧。但山简终日闲散度日，四处嬉游饮酒，常常醉于高门大户设立的"高阳池"酒宴。歌云："山公时一醉，径造高阳池。日暮倒载归，酩酊无所知。"然而山简并非如此放荡且不堪大用，只是时势所趋，他虽有一颗匡扶社稷之赤子心，却无奈英雄无用武之地，不能一展胸中丘壑，只得放肆饮酒以消解苦闷。而辛弃疾此处又何尝不是以山简自喻，向朋友倾诉有志无时的苦闷和放情丘壑的缘由。

辛弃疾对典故的运用驾轻就熟。他将中药名见缝插针地融入诗词，与诗词浑然一体，丝毫不觉突兀。"木香""雨余凉"（禹余粮）、"石膏""防风""常山""知（栀）子""海旱（藻）""甘松"等药材嵌于词中，与意境天衣无缝般贴合，不露锋芒。木香为理气药，以干燥根入药，可行气健脾消食，用治胸胁、脘腹胀痛，泻痢里急后重诸症。禹余粮，为褐铁矿，是矿石类中药材，可涩肠止泻、收敛止血，用治久泻久痢、崩漏带下诸症。石膏为清热药，是矿石类中药材，生用可清热泻火除烦止渴，煅后可收湿敛疮生肌止血，用治外感热病、高热烦渴、肺热头痛诸症。防风为解表药，以干燥根入药，可祛风止痉、胜湿止痛，用治伤风头痛、风湿痹痛诸症。常山，以干燥根入药，可涌吐痰涎、截疟，常用治痰饮停聚、胸膈痞塞诸症。栀子，以果实入药，内用可凉血止血、泻火解毒，外敷可止痛消肿，常用治热病淋证、湿热黄疸、扭伤疮疡肿毒诸症。海藻，以干燥藻体入药，苦咸寒，归肝、胃、肾经，可消痰软坚散结、利水消肿，用治瘰疬瘿瘤、下体肿痛、痰饮水肿诸症。甘松，辛甘温，归脾、胃经，内服可理气止痛、醒脾解郁，外用祛湿消肿，用治脘腹胀满、食欲不振、脚气肿毒诸症。

词曰：

仄月高寒水石乡。倚空青碧对禅床。白发自怜心似铁。风月。使君子细与平章。

已判生涯筇竹杖。来往。却惭沙鸟笑人忙。便好剩留黄绢句。谁赋。银钩小草晚天凉。

——辛弃疾《定风波·再和前韵药名》

又曰：

声名少日畏人知。老去行藏与愿违。

山草旧曾呼远志，故人今又寄当归。

何人可觅安心法，有客来观杜德机。

却笑使君那得似，清江万顷白鸥飞。

——辛弃疾《瑞鹧鸪·京口病中起登连沧观偶成》

杜德机，闭塞生机。成玄英疏："杜，塞也；机，动也。至德之机，开而不发，示其凝淡，便为湿灰。"《黄帝内经》有云："出入废则神机化灭，升降息则气立孤危。故非出入，则无以生长壮老已；非升降，则无以生长化收藏。是以升降出入，无器不有。"如若气的升降出入停滞，则会导致神机湮灭、气立危亡。生物体没有了升降出入的气机，以及由此演变的气化，则无法完成"生长化收藏"和"生长壮老已"的生化过程。而"气始而生化，气散而有形，气布而蕃育，气终而象变"，再一次论证了气机对于生物成长的功用。万物由气的始聚而发生，由气的扩散而生长，由气的流布而盛壮且具备繁殖功能，气的终结则使事物死亡而化为它物。中医强调谨遵气机的变化规律而养生防病、辨证论治，谓之"谨候气宜，无失病机"。

据传，辛弃疾早年和新婚的妻子还曾用药名写别后唱和之作。

"云母屏开，珍珠帘闭，防风吹散沉香。离情抑郁，金缕织硫黄。柏影桂枝交映，苁蓉起，弄水银塘。连翘首，惊过半夏，凉透薄荷裳。一钩藤上月，寻常山夜，梦宿沙场。早已轻粉黛，独活空房。欲续断弦未得，乌头白，最苦参商。当归也，茱萸熟，地老菊花黄。"（《满庭芳·静夜思》）其妻的复词为："槟榔一去已过半夏，岂不当归也。惟使君子，寄奴生绕它枝，令故园芍药花无主矣。妻叩视天南星，下视忍冬藤，盼来了白芷书，茹不尽黄连苦。豆蔻不消心中恨，丁香空结雨中愁。人生三七过，看风吹西河柳，盼将军益母。"药名开到处方上，是为取药治病；药名填入词中，同样也是为了医相思、疗愁绪、释情怀。

第二章
冻雷惊笋欲抽芽：欧阳修诗文中的医学思想

　　欧阳修（1007—1072），字永叔，号醉翁，又号六一居士，卢陵（今江西吉安）人。仁宗天圣八年（1030）进士。病逝颍州汝阴，年六十六。谥文忠。有《欧阳文忠公文集》。又撰有《新唐书》《新五代史》等。幼时慈母画荻教子为其开蒙；青年时连中"三元"，引殿试时，考官为挫其锐气，以二甲进士及第。中年深知冗官冗员祸害朝堂即使屡次遭贬也不断上书，心中忧郁但仍然坚持为政"宽简而不扰"，"人知从太守游而乐，而不知太守之乐其乐也"；晚年奖掖后进，为北宋文化的空前繁荣奠定基础。王安石品评其人："如公器质之深厚，知识之高远，而辅学术之精微，故充于文章，见于议论，豪健俊伟，怪巧瑰琦。其积于中者，浩如江河之停蓄；其发于外者，烂如日月之光辉。"

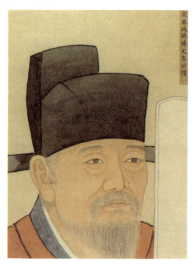

欧阳修像

一、民生凋敝，良医救世

诗曰：

百姓病已久，一言难遽陈。

良医将治之，必究病所因。

天下久无事，人情贵因循。

优游以为高（一作政），宽纵以为仁。

今日废其小，皆谓不足论。

明日坏其大，又云力难振。

旁窥各阴拱，当职自逡巡。

……

疾小不加理，浸淫将遍身。

汤剂乃常药，未能去深根。

针艾有奇功，暂痛勿吟呻。

痛定支体胖，乃知针艾神。

——欧阳修《奉答子华学士》节选

　　民生多苦，弊病颇多，难以一一陈述。良医辨证论治，必定斟酌病因病机。当疾病初发于腠理时不多加关注，等病邪逐步传遍肌肤、筋脉、六腑至五脏，就达到半死半生的境地了。《黄帝内经》云："药之不及，针之不到，必须灸之。"良医在治疗过程中，往往综合运用多种治疗手段，以期获得最佳的治疗效果。自古"大医治国"，此诗中欧阳公运用中医治病救人的理论来论说治理天下的良策，堪为典范。

二、梨花暮雨，燕子空楼

诗曰：

高堂母老矣，衰发不满栉。

昨日寄书言，新阳发旧疾。

药食（一作石）子虽勤，岂若我在膝。

又云子亦病，蓬首不加髯。

书来本慰我，使我烦忧郁。

——欧阳修《班班林间鸠寄内》节选

高堂之上，是我垂垂老矣的母亲，皑皑白雪般的发披在她身上，却再也不能像年轻时那样被绾起。昨日，我收到了母亲的书信，信中写道她旧疾复发，缠绵不绝。虽然药物不缺少，但又怎么比得上我侍奉在膝旁。母亲写信本想慰藉我，却使我平白生出许多烦恼忧郁。

人之生、长、壮、老、已从不可逆，欧阳公在此诗中对其忧惧不已，却也是人之常情。"五十岁，肝气始衰，肝叶始薄，胆汁始灭，目始不明。六十岁，心气始衰，苦忧悲，血气懈惰，故好卧。七十岁，脾气虚，皮肤枯。八十岁，肺气衰，魄离，故言善误。九十岁，肾气焦，四脏经脉空虚。百岁，五脏皆虚，神气皆去，形骸独居而终矣。"随着年龄的增长，机体的各项机能逐渐衰退，这过程往往自然而然令人恐惧。随着光阴匆匆而过，各类慢性病连绵不断，久居病榻，苦口的良药也逐渐成为日常。诗人为此深深忧虑着，但他的母亲却更豁达，甚至写信劝慰。这也许就是伴着年龄增长，知天命后，人也愈发从容自若了吧。"淡泊以明志，宁静而致远"，人在生命的不同阶段对生命也会有不同的体味。

三、汤药针石，寤寐深思

诗曰：

咽喉系性命，针石难砭（一作破）削。

农皇古神圣，为世名百药。

岂不有方书，顽然莫销铄。

温汤汝灵泉，亦不能湔瀹。

——欧阳修《汝瘿答仲仪》节选

咽喉是性命之所系，故咽喉处不宜深深进针。当年神农尝百草，为百药命名。如今方书汗牛充栋，又怎能放任自己久病枯瘦。沐浴于温泉，山水有灵，也使人焕然一新。

诗曰：

饧饴儿女甜，遗味久则那。

良药不甘口，厥功见沉痾。

——欧阳修《橄榄》节选

饴糖甘甜，余味久久；良药虽苦，却对沉痾，厥功至伟，功劳颇多。欧阳公在诗中似乎以饴糖之甜美，反衬出中药之苦咸。然而事无绝对，汤药可谓海纳百川，兼容并蓄，自然也囊括了饴糖的甘温。如小建中汤（以桂枝、甘草、大枣、芍药、生姜、饴糖组方）中，就重用饴糖（30克），采其温中补虚、滋阴润燥、缓急止痛的功效为君药。

诗曰：

服食为药误，此言真不刊。

但当饮美酒，何必被轻纨。

——欧阳修《夜闻风声有感奉呈原父舍人圣俞直讲》节选

　　以服石为药，谬误颇深，此言出自我真心。尽情享受美酒，不必在意被定义为纨绔子弟。名士服石，通过服用丹药或矿石类药物以排忧消愁，其大兴于魏晋，唐时依旧风靡一时。或由于选用的药食不正确，或由于运用了错误的方法，无数名士因服石而英年早逝。此诗中，诗人表达了对于服石的深恶痛疾，实是一语中的。上三首诗，诗人论说医药起源、性味归经、服石谬误驾轻就熟，从侧面反映了诗人具有一定的中医药基础知识，并生发出了一些自己对中医的认识。

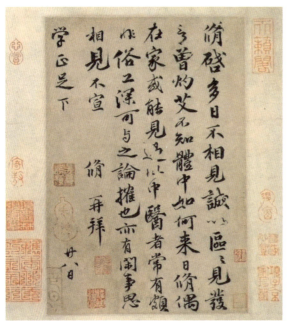

《灼艾帖》　宋·欧阳修　北京故宫博物院藏

此帖释文内含："见发言，曾灼艾，不知体中如何？来日修偶在家，或能见过。此中医者常有，颇非俗工，深可与之论权也。"

四、采药深山，淡泊闲淡

诗曰：

既不采药卖都市，又不点石化
黄金。
进不干公卿，退不隐山林。
——欧阳修《赠李士宁》节选

隐居深山，以采药为生，观
半溪明月，赏一枕清风，自得其
乐无穷。进则入高堂，肩负万里
江山社稷；退则入深林，采药修
身不计得失功名；"醉能同其乐，
醒能述以文"，其乐也无穷。

诗曰：

老者觉时速，闲人知日长。
日月本无情，人心有闲忙。
努力取功名，断碑埋路傍。
逍遥林下士，丘垄亦相望。
长生既无药，浊酒且盈觞。
——欧阳修《感事四首》其一

老者总叹白驹过隙，懒散之
人却感时光冗长。林无静树，川
无停留，日月交替，虽山川异域，

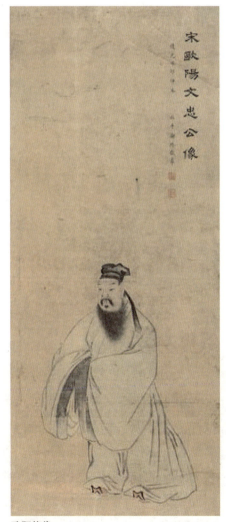

欧阳修像

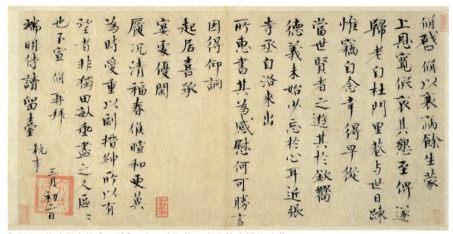

《致端明侍读留台执事尺牍》 宋·欧阳修 台北故宫博物院藏

这件尺牍又称《上恩帖》，是欧阳修晚年写给司马光的信札。

却风月同天，只人心有偎慵堕懒悠悠忽忽，也有孜孜不倦矜矜业业。有人无论三九严寒烈日酷暑刺股读书以求取功名，有人林中松花酿酒春水煎茶只为逍遥自在。哪有什么仙药可求的长生，人生海海山山而川，何不畅享这一时的清欢。

诗曰：

传闻其国居大岛，土壤沃饶风俗好。

其先徐福诈秦民，采药淹留丱童老。

——欧阳修《日本刀歌》节选

传闻中，海雾朦胧的对岸，有一岛屿，那里落英缤纷土壤沃饶，人也良善。从前徐福对秦王妄言那里有仙药，他领命前去采药，却一去不归。多年后，只有与他同去采药的童子归来，可那童子也老了。

旧时隐士常常依凭采药换取生活所需，独自居于深山老林，不问外物，少管闲事，逍遥物外，以求内心宁静。欧阳公一生悬命于民，也许有一刻，也期望过这清风明月般的生活。北风凝寒，松柏有性，深山采药，也是修心。

第三章

若有谁知春去处：黄庭坚诗文中的医学思想

　　黄庭坚（1045—1105），字鲁直，号清风阁、山谷道人，于治平四年（1067）进士及第，历任《神宗实录》编修官、集贤校理、太平州知州等职，后被宋高宗追赠为"龙图阁大学士"。其人至孝，虽多年为官，身居高位，却坚持每晚都亲自为母亲洗涤便桶，未尝有一日怠慢，被传为"涤亲溺器"，录入《二十四孝》。黄庭坚于诗词文章、书法绘画等方面颇有心得。他作为"苏门四学士"之一，创"山谷体"，为江西诗派开山之祖；书画亦多有建树，他和北宋书法家苏轼、米芾和蔡襄齐名，世称"宋四家"。

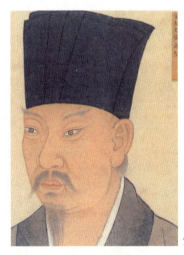

黄庭坚像

一、绿蚁醅酒，竹炉烧茶

诗曰：

茗花浮曾坑，酒泛酌宜城。
路寻西九曲，人似汉三明。
千户非无相，五言空有声。
何时郭池晚，照影写闲情。
　　　　　——黄庭坚《次韵刘景文登邺王台见思五首》

　　月照花影，夜幕深深，万籁俱寂，最宜举杯小酌。所谓"何以解忧？唯有杜康"，从古至今，酒与诗人的生活密不可分。酒炙后药性改变，有引药上行、通络活血、矫臭去腥等功效，酒也常见于中医药。如炙甘草汤（以甘草、生姜、人参、生地黄、桂枝、阿胶、麦门冬、麻仁、大枣组方），就以清酒七升、水八升先煮八味，使其滋阴养血、益气通阳的功效更为显著。但过量饮酒、酗酒，仍是百害无一利的。

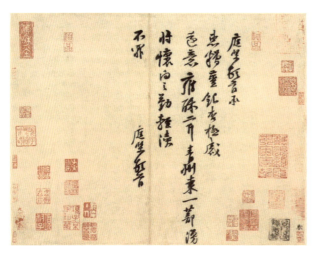

《糟姜帖》 宋·黄庭坚
台北故宫博物院藏

《糟姜帖》，又称《承惠帖》。是一篇关于美酒与下酒菜的纸本书札。札文曰：庭坚顿首，承惠糟姜、银杏，极感远意，雍酥二斤，青州枣一蒂，漫将怀向之勤，轻渎不罪，庭坚顿首。

诗曰：

筠焙熟香茶，能医病眼花。

因甘野夫食，聊寄法王家。

石钵收云液，铜铛煮露华。

一瓯资舌本，吾欲问三车。

——黄庭坚《寄新茶与南禅师》

　　焙熟的香茶可医治头痛目眩；山间甘美的滋味，也使帝王家艳羡；收藏雨露霜华，以试新茶；茶烟一缕轻轻扬，满室馥郁芬芳。新茶慢煮，氤氲芝兰之气，浅尝一口，更是齿颊留香。赌书泼茶，自古便是文人墨客的寻常闲趣，更有如诗中所言"能医病眼花"。茶汤也可调配中医医方。如川芎茶调散（以川芎、荆芥、薄荷、白芷、羌活、甘草、细辛、防风组方），就需要每服两钱，食后，以茶清调下。恰如诗中所言，川芎茶调散功效疏风止痛，用治巅顶头痛、目眩鼻塞，可见诗人的医学造诣。

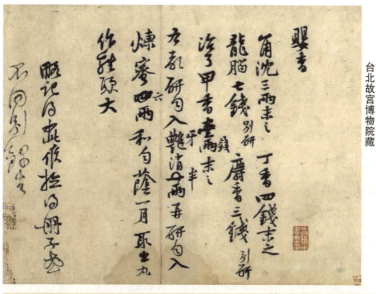

《制婴香方帖》（又称《药方帖》）北宋·黄庭坚
台北故宫博物院藏

黄庭坚还是一位调香翘楚，在此帖中还写出了配方。婴香：角沉三两末之，丁香四钱末之，龙脑七钱别研，麝香三钱别研，治弓甲香壹钱末之，右都研匀。入牙消半两，再研匀。入炼蜜六两，和匀。荫一月取出，丸作鸡头大。略记得如此，候检得册子，或不同，别录去。

二、虚邪贼风，避之有时

诗曰：
二子论文地，阴风雪塞庐。
宁穿东郭履，不遗子公书。
士固难推挽，时闻有诏除。
负暄真得计，献御恐成疏。
——黄庭坚《次韵秦少章晁适道赠答诗》

阴风呼啸，大雪弥天，那间小庐仿佛淹没于数九隆冬。小庐中依稀可见有两人在探论文章。我宁愿穷困潦倒，穿着东郭先生的鞋子行走于冰天雪地（传东郭先生的鞋子有上无下，使穿鞋者的脚底板裸露在外），也不愿效仿汉时陈咸，卑躬屈膝，奴言诌媚，写信乞人提携。

读罢此诗，虽为诗人的凌霜傲骨肃然起敬，但从中医药角度，"宁穿东郭履"一类做法实是失之偏颇。《黄帝内经》有言："因于寒，欲如运枢，起居如惊，神气乃浮。"数九隆冬，天寒地冻，阳气本应该如同枢轴那样自如地运转于体内以发挥阳气的卫外作用，但如诗中所言，在被风雪淹没的小庐中探论文章，穿着东郭先生的鞋子行走于冰天雪地，这些无疑会扰乱规律的作息，使阳气浮散损伤。又："风客淫气，精乃亡，邪伤肝也。"

风邪入侵人体，会扰乱人体的气机，销蚀阴精，伤及根本。"二子论文地，阴风雪塞庐"，致使阴阳两伤，对机体百害而无一利。所以中医所提倡的养生之道是"虚邪贼风，避之有时，恬淡虚无，真气从之，精神内守，病安从来"。对一切不正常的气候及自然界的致病因素，以不变应万变；使思想澄澈明净，毫无杂念，保证气机升降出入的正常运行；不枉耗精神，减少疾病的发生概率。

三、风寒湿邪，咳嗽病苦

诗曰：

霜晚菊未花，节物亦可嘉。

欣欣登高侣，畏雨占暮霞。

楚人酝菉豆，轻碧自相夸。

老夫不举酒，咽嗽鸣两车。

良辰与美景，客至但成嗟。

——黄庭坚《次韵益修四弟》

《致云夫七弟书》　宋·黄庭坚　台北故宫博物院藏

此帖文中写有：庞老《伤寒论》无日不在几案间，亦时时择默识者传本与之。此奇书也，颇校正其差误矣。

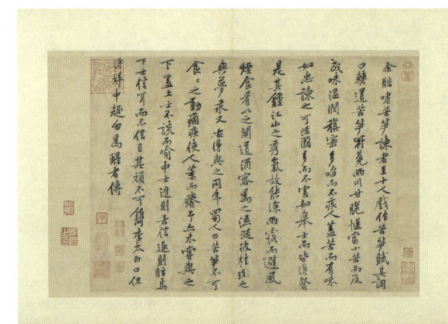

《苦笋赋》 宋·黄庭坚 台北故宫博物院藏

《苦笋赋》是北宋文人黄庭坚创作的一篇赋。此赋先写苦笋苦而有味，多食无害，再写俗传苦笋不可食之荒谬而自己为苦笋辩护之论却不为人所接受，只好自享其美味，最后引用李白的诗句"但得醉中趣，勿为醒者传"作结。全赋浅明如话而有深意在，借咏苦笋虽苦食之却能"开道"之事，阐发了忠言虽然逆耳却可以"活国"之理。

　　今年的霜雪飘落得晚了，朵朵的菊花还未曾在花枝上招展；但那些时令好物却呈现出生机勃勃之态，也令人欣悦。登高望远自是怡情悦性，傍晚余霞成绮，我自然忧惧一场凄风苦雨毁了这风光。楚人酿菉豆（绿豆），瞧着轻碧的色泽，自得地笑了，想必十分美味。我年事已高，不再举杯欢饮，从咽喉冒出的声声咳嗽低沉而震耳，但这良辰与美景总不应该被辜负，若你来了，我必踏歌击鼓迎你。

　　风寒湿邪侵犯人体易致人咳嗽不止，老年人尤是。诗人描写了他咳嗽不止的惨状。

第四章
一蓑烟雨任平生：苏轼的医养情怀

苏轼（1037—1101），字子瞻，自号东坡居士，四川眉山县人。他博通经史，才情横溢，在诗、词、赋和书法等方面都有所建树，是一位才能全面的杰出人物。其仕途坎坷，屡遭贬谪，故为文雄浑激扬，很有生活气息和浪漫色彩。其徙官频繁，异地寒温不适，远疆水土难服，故他对中医药学和养生学也有所涉猎，藉以遇急自护。苏东坡一生仕途坎坷，却依然享有高龄，主要因为他生性乐观及他对中医药学的研究。

苏轼有医论、医方存世，著名的《苏学士方》便是他收集的中医药方。后来人们把苏轼收集的医方、药方与沈括的《良方》合编成《苏沈良方》，至今犹存。《东坡志林·修养》是论述中医养生学的专章，涉及情志、德行、饮食、房中、丹药等诸多方面。"任性逍遥，随缘放旷"的坦荡心境，"已饥方食，未饱先止"的饮食摄生的经验，《七德八戒》中对"慎起居饮食，节声色而已"养生要义的总结，都是宋代中医文化的真知灼见。

综观《苏东坡全集》及有关论著，可寻及的论医文章主要有《问养生》《上张安道养生诀论》《药诵》《东坡酒经》《续养生论》《圣散子后序》《龙虎铅疗论》《谢御膳表》《求医诊脉说》及15条赐茶药、口宣的诏文等篇目。

一、饮食有道，医养兼行

（一）饮食节制

1. 宽胃以养气

文曰：

东坡居士自今日已往，早晚饮食不过一爵一肉。有尊客则三之，可损不可增。有召我者，以此告之，主人不从而过是，乃止。一曰安分以养福，二曰宽胃以养气，三曰省费以养财。元丰六年八月二十七日书。

——苏轼《东坡养生集·三养》

苏轼相当重视节制饮食，他说每日只喝一爵酒。爵是古代酒杯的最小容量，相当于 200 毫升。古人以饮少为尊，不过三爵为礼。"臣侍君宴，过三爵，非礼也。"（《左传·宣公二年》）"君子之饮酒也，受一爵而色洒如也，二爵而言言斯，礼已三爵而油油以退，退则坐取屦，隐辟而后屦，坐左纳右，坐右纳左。"（《礼记·玉藻》）古之君子饮酒，三爵辄止，三爵饮毕，当自觉地退席了。古人饮酒，不同容量的酒杯各有深意，时刻提醒着饮酒当以礼为度，强调适量节制。苏轼自知酒量不高，只饮一杯，或是为了保有"色洒如"的自若神态吧。

古人强调"食惟半饱无兼味，酒至三分莫过频"（《寿世保元》），若不想年纪轻轻就"形坏而寿夭"，应及早养成饮食有节的习惯。

2. 晚食以当肉

文曰：

张君持此纸求仆书，且欲发药，君当以何品？吾闻战国中有一方，吾服之有效，故以奉传。其药四味而已：一曰无事以当贵，二曰早寝以当富，三曰安步以当车，四曰晚食以当肉。夫已饥而食，蔬食有过于八珍，而既饱之余，虽刍豢满前，惟恐其不持去也。若此可谓善处穷者矣，然而于道则未也。安步自佚，晚食为美，安以当车与肉为哉？车与肉犹存于胸中，是以有此言也。

——苏轼《赠张鹗》

　　"晚食以当肉"意即晚点吃饭，觉得饿了才吃，食物的味道好比吃肉一般，吃什么都觉得香。此句原出自《战国策》，苏轼援引以自省。他认为"晚食自美"，推迟用餐能让自己享受到食物的美味，即便吃的是蔬菜也犹如珍馐美馔，反之，饱食后看见一桌子的大鱼大肉，只希望能赶紧撤下去。此其一说明苏轼"善处穷"，为什么会拿肉做比喻，正因为吃不上肉。苏轼谪官所到之处，有啥吃啥，对于食物，他从不过分希求，安分守己，随缘淡泊。其二说明苏轼的用餐习惯应是饿了才吃，且不贪吃，其诗文中"晚食"一词并不少见，亦是他日常锻炼的养生方法，"须常节晚食，食腹中宽虚，气得回转"（《上张安道养生诀论》），与上节"宽胃以养气"异曲同工。另外，晚食也能减少一天所应摄取的食物总量，相当于节食。当人体感到饥饿时，表示之前吃进肚里的食物已消化殆尽，顺着自然的生理需求，想吃才吃，如此能养成不浪费食物的习惯。

　　佛家也讲究饮食节制，如僧人过午不食，也提倡少食，《百丈清规》中说"疾病以减食为汤药"。佛经常言节食之益，如告诫比丘"当知节，勿贪美妙，适身节食，无以自病"（《般泥洹经》），"沙门过日中不得食，衣食粗疏，心不以怨……口不妄食，六情常端……节食将身不饥不饱，卧趣息体，假寐不久，抗志清邈，恒在泥洹"（《佛开解梵志阿颰经》），"安身之本，必资于食""不知食宜者，不足以存生也"（《千金要方》）。苏轼的饮食观充分体现了孙思邈提出的"食治"理论，从饮食着手，以食疗愈身心，比以医药治疗似更胜一筹。

（二）口味节制

苏轼仕途颠沛，一度生计窘迫，餐食拮据，少肉多蔬。且或因先天不足，体弱病多，长年为痔疾旧痼所苦，曾尝试采取断食断味法。

文曰：

某旧苦痔疾，盖二十一年矣，今忽大作，百药不效，知不能为甚害，然痛楚无聊两月余，颇亦难当，出于无计，遂欲休粮……断酒肉，断盐酪（醋）酱菜，凡有味物皆断。又断粳米饭，惟食淡面一味。既绝肉、五味，只啖此粥及啖面，更不消别药，百病自去。此长年之真诀，但易知而难行尔。

——苏轼《与程正辅尺牍》节选

苏轼因病忌口，不食酒肉，不沾油盐，甚至粒米不进，只吃淡而无味的面。在中医来说，留意饮食忌口是正确的疗病观念。痔疮或因长期

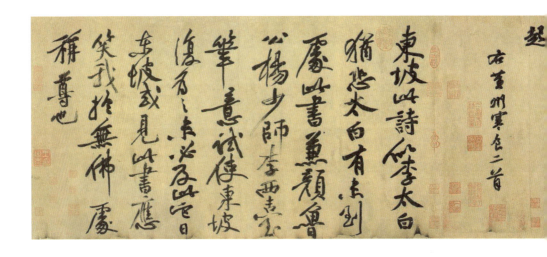

便秘所致，在饮食调理上，要减少辛辣等调味较重或刺激性食物，应多选用富含纤维素和维生素的果蔬豆类，促进肠胃蠕动。"凡食无强厚，味无以烈味重酒"（《吕氏春秋·季春记·尽数》）。苏轼将"甘脆肥脓"视为饮食大忌，他认为过食肉类是"腐肠之药"，有害身体健康。"脓，厚之味也"（李善注《文选》），一说脓为腐烂，或"肥脓"同"肥浓"，意即浓油赤酱、以肥为美的食物。然《内经》曰："膏粱之变，足生大疔。""疔"，通常是指急性化脓性疾病，发病迅速；"膏粱"，即膏脂和粱米，泛指甘美肥味的食物。

一般来说，这些是非常油腻、甜腻或调味重的食物，所含脂肪和糖的比例往往都超标，"肥者令人内热，甘者令人中满"（《素问·奇病论》），长期或过度食用这些"香美脆味，厚酒肥肉"，容易"甘口而病形"（《韩非子》）。食肥甘之物会助湿、生痰、化热，使体内湿热积聚成毒素，除了直接导致肥胖外，还容易发作疔疮痈肿等，如多食则易致他症，也就

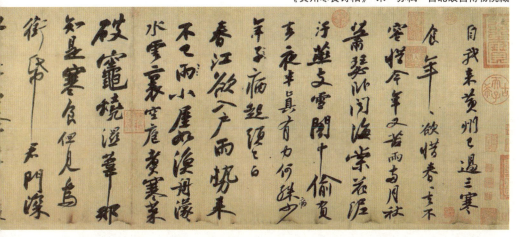

《黄州寒食诗帖》 宋·苏轼 台北故宫博物院藏

这是一首遣兴的诗作，是苏轼在被贬黄州第三年的寒食节所发的人生之叹。诗文苍凉多情，表达了苏轼此时惆怅孤独的心情。文中有"空庖煮寒菜，破灶烧湿苇"。此帖被称为"天下第三行书"。

是"膏粱之变"。今日医学也证明，过食脂肪易形成高脂血症，吃大量油腻食物易造成胆囊炎、胰腺炎、胆石症等，都与古代医论相符。此外，长期或过度食用厚味还会造成肠胃失调、消化不良，易生痰热、疮疡和脾热之病等，有碍于营养的吸收，长此以往，则有转成糖尿病之虞。"脾瘅……此肥美之所发也，此人必数食甘美而多肥也。……故其气上溢，转为消渴。"（《素问·奇病论》）瘅，病也，又通"疸"，热症的一种，早在《诗经》已见，"下民卒瘅"（《诗·大雅·板》）。

苏轼熟知"去肥浓，节酸咸"之理，多以蒸、煮、炖等方式烹调食物，甚至生食，倾向口味清淡、做法简单的饮食生活。

重视养生的苏轼深谙医理，将古代医家医籍中的饮食之道实践于生活。在其为数不少的饮食诗文中，可见其每每烹饪时不好调味，只讲究食物的原味、"天真味"（《东坡羹颂》）。苏轼常煮食且喜食各式菜羹，几乎不加调味，"不用鱼肉五味，而有自然之甘"（《东坡羹颂并序》），尽量保持食物新鲜单纯的本来特性。苏轼还曾提醒友人疗病应当"面、酒、醋皆不可近"，或可食用粥羹，且还"不得入盐、醋"（《与徐十二》），苏轼深知个中"味外之美"。

这里讲的"五味"是指酸、咸、甘、苦、辛，"五味入于口也，各有所走，各有所病"（《内经·灵枢·五味论》）。古代医籍提到，调和五味，使气血、筋骨、肌理能平衡运作，得以养生。"味过于酸，肝气以津，脾气乃绝。味过于咸，大骨气劳，短肌，心气抑。味过于甘，心气喘满，色黑肾气不衡。味过于苦，脾气不濡，胃气乃厚。味过于辛，筋脉沮弛，精神乃央。是故谨和五味，骨正筋柔，气血以流，腠理以密，如是则骨气以精，谨道如法，长有天命。"

唐代大医家孙思邈亦言"常宜轻清甜淡之物"，药膳食疗宜清补，一再强调饮食宜"清"的概念。"清"不光是指食物或调味的简单清淡、不杂不浓，连滋养进补都宜采用药性平和的药材。饮食有节，可使身体强健，延年益寿；饮食不当，则会耗损体力、引发疾病或甚至早衰。因此，适当的饮食才能长保身心健康。

（三）苏轼之饮

1. 从来佳茗似佳人：品茗乐趣

宋代茶事兴盛，如宋徽宗著有《大观茶论》，这是历史上唯一一部由皇帝亲撰的茶书专著。又如《梦粱录》云："盖人家不可缺者，柴米油盐酱醋茶。"可知，从上至下，茶已然从文人雅好普及为民生必需品，甚至是保健饮品。

苏轼以茶入诗，有学者研究统计，苏轼现存有关咏茶作品，诗约 90 余首，茶词 6 首，茶文 50 余篇，此数量已占宋代咏茶作品的七分之一。苏轼爱茶可见一斑。他不仅嗜茶、懂茶，还烹茶、种茶，研究茶史，甚至为茶叶拟人作传《叶嘉传》。他也能顺应时境，"尝尽溪茶与山茗"（《和钱安道寄惠建茶》），随处饮茶品泉"踏遍江南南岸山，逢山未免更留连。独携天上小团月，来试人间第二泉"（《惠山谒钱道人烹小龙团登绝顶望太湖》）。苏轼尝过老家蜀地彭水的月兔茶、湖北阳新的桃花茶、福建壑源茶、大庾岭焦坑茶、宜兴雪芽茶、杭州白云茶、修水双井茶、湖州顾渚紫茶等。交友广阔的苏轼常以茶诗酬友。

　　　诗曰：
　　　道人晓出南屏山，来试点茶三昧手。
　　　忽惊午盏兔毛斑，打作春瓮鹅儿酒。
　　　天台乳花世不见，玉川风腋今安有。
　　　先生有意续茶经，会使老谦名不朽。

　　　　　　　　　　　　——苏轼《送南屏谦师》

苏轼以茶会友，也常收到友人赠茶，如黄庭坚家乡江西修水的双井名茶，"想见东坡旧居士，挥毫百斛泻明珠。我家江南摘云腴，落硙霏霏雪不如"（黄庭坚《双井茶送子瞻》）。

词曰：
细雨斜风作晓寒，淡烟疏柳媚晴滩。入淮清洛渐漫漫。
雪沫乳花浮午盏，蓼茸蒿笋试春盘。人间有味是清欢。

——苏轼《浣溪沙》

苏轼这首记游小词，"雪沫乳花浮午盏"一句点出了宋代文人家居生活的"四般闲事"之一——点茶。宋人品茗，喜饮有茶乳者，茶乳即此处的"雪沫乳花"，以沸水煎好的茶汤，茶叶散开，茶浓显白，用茶笼击拂震荡，浮出轻圆似雪的泡沫汤花，以鲜白为上，如"汤点瓶心未老，乳堆盏面初肥"（毛滂《西江月·侑茶词》），"金箸春葱击拂，花瓷雪乳珍奇"（曹冠《朝中措·茶》）等。苏轼常用"乳花""雪花乳"形容之，如"一瓯花乳浮轻圆"（《和蒋夔寄茶》），"汤发云腴酽白，盏浮花乳轻圆"（《西江月·茶词》）等。

爱茶之人，为求一口好茶，遍寻甘泉，苏轼也不例外。"瓶罂走千里，真伪半相渎""岂如泉上僧，盥洒自挹掬。故人怜我病，蒻笼寄新馥""精品厌凡泉，愿子致一斛"（《焦千之求惠山泉》）。在中医来说，水也有其重要的药用价值。《本草纲目》中提及"醴泉"，即甘泉，主治心腹痛、疰忤、消渴、反胃、霍乱等。"常饮醴泉，令人长寿。"（《瑞应图》）"常饮醴泉，可除痼疾。"（《东观记》）如要治病，以刚打出来的水为上。《本草纲目》还说到"井泉水"，其中水质最好的是从地下泉眼涌出的，次等的是从近处的江或湖渗入的，井泉水有镇心安神、除口臭、洗去眼翳等功效。

煮茶用水讲求"源、活、甘、清、轻"。水源从何来？是经常流动的活水吗？是否甘甜？水质干净清澈吗？水质含矿物质分量轻重？煮茶以山泉水为佳，此乃苏轼烹茶的首选，他特别讲究用水，"活水还须活火烹，自临钓石取深清。大瓢贮月归春瓮，小杓分江入夜瓶"（《汲江煎茶》）。山泉水出自天然原始森林，植被丰富，未受污染，再经山岩砂石层层过滤，水质透净甘洌，富含微量元素和矿物质，能带出茶叶的色、香、味，有益人体健康。

中医认为，饮食当中的水在进入人体后，经过肺（主通调水道）、肾（主水）、脾（主运化）、膀胱（主气化）等脏腑的代谢，在体内通过不同途径生成"津""液""血""精"等物质，或滋润脏器，或供给全身所需之营养，最后代谢为汗液、尿液等排出体外。因此，水对于维护身体机能正常运作和养生保健有非常重要的作用。

苏轼除了挑选水质，还非常在意水温火候。他强调煎水（即煎茶）必须经过"三沸"，还得"候汤"，观察水温变化再决定何时下茶，此一环节是茶汤出味的关键，"磨成不敢付僮仆，自看汤雪生玑珠"，此步骤苏轼往往不假他人之手。

诗曰：

蟹眼已过鱼眼生，飕飕欲作松风鸣。

蒙茸出磨细珠落，眩转绕瓯飞雪轻。

银瓶泻汤夸第二，未识古人煎水意。

君不见，昔时李生好客手自煎，贵从活火发新泉。

又不见，今时潞公煎茶学西蜀，定州花瓷琢红玉。

我今贫病长苦饥，分无玉碗捧蛾眉。

且学公家作茗饮，砖炉石铫行相随。

不用撑肠挂腹文字五千卷，但愿一瓯常及睡足日高时。

——苏轼《试院煎茶》

苏轼在此诗中巨细靡遗地描述烹茶煮水时沸腾的水泡的大小（蟹眼、鱼眼）与沸水的声音（松风鸣、细珠落），据此来判断煎茶时的火候。水温高低是影响茶汤色、香、味的重要因素。苏轼一边欣羡着李约煎茶讲究火候水质，潞公饮茶酷爱定州花瓷，一边想到此时此刻的自己贫苦交迫，仅以砖炉石铫煎汤做茶，满腹诗书派不上用场，只求能饮茶一瓯与每日睡饱，便心满意足了。

上述细节可见苏轼对茶的热衷着迷。然即便品茶是苏轼的日常雅好，当现实逆境来临时，也只能坦然面对，安于现状不妄求，清简度日不自恃。有茶喝，能睡饱，足矣！人说喝茶养性，不知苏轼是天性如此，以其性养茶，还是以茶养其性？或是相辅相成，如《神农食经》所云："茶茗久服，令人有力悦志。"许是以茶气悦其志且润其心，愈逢苦境却愈甘之如饴。

词曰：

龙焙今年绝品，谷帘自古珍泉。雪芽双井散神仙，苗裔来从北苑。
汤发云腴酽白，盏浮花乳轻圆。人间谁敢更争妍。斗取红窗粉面。

——苏轼《西江月·茶词》

此二首足见苏轼对名茶种类、名家茶艺如数家珍。点茶、斗茶是宋人生活不可或缺之乐事。宋人一改唐代的煎煮法，以点茶为主要饮茶方式。煎茶是在煎水过程中（第二滚）加入茶末的，点茶则是将研磨好的茶末先放入茶碗中，再添入少量开水调成膏状，之后一边倒入煎好的水，一边用茶匙（茶筅）搅动（击拂）。点茶高手还能让茶水相遇时的汤花泡沫呈现出缤纷图样，此为"分茶"，甚至画出花鸟山水浮于茶汤上，又称"水丹青"。此番品茗雅趣，怡情养性，调剂身心，苏轼乐此不疲，亦颇收情志养生之效。

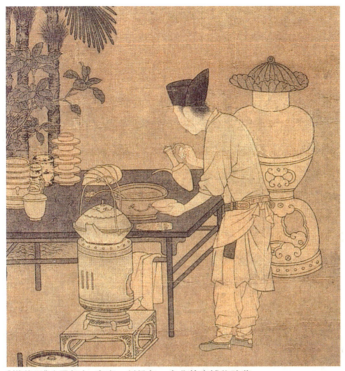

《撵茶图》（局部） 南宋·刘松年 台北故宫博物院藏

此图表现宋朝点茶的具体手法，一人伫立茶案边，左手持茶盏，右手提汤瓶点茶，旁边摆放着各种茶具。

苏轼爱茶，曾亲自种茶于黄州东坡之上，在东坡雪堂里细品啜饮。苏轼还尝试种茶于松树林中，"松间旅生茶，已与松俱瘦。茨棘尚未容，蒙翳争交构""移栽白鹤岭，土软春雨后。弥旬得连阴，似许晚遂茂"。起初茶树瘦小，生长不佳，后来移植到有丰沃软土的白鹤岭上，恰逢春雨滋润，茶树开始恢复生机，长势繁盛。

苏轼以茶相伴一生，终日不可无茶。作诗填词也一盏，"皓色生瓯面，堪称雪见羞。东坡调诗腹，今夜睡应休"（《赠包安静先生茶》其一），"建茶三十片，不审味如何。奉赠包居士，僧房战睡魔"（《赠包安静先生茶》其二）；通宵工作也一盏，"我欲仙山掇瑶草，倾筐坐叹何时盈。簿书鞭扑昼填委，煮茗烧栗宜宵征"（《次韵僧潜见赠》）；午睡醒来也一盏，"春浓睡足午窗明，想见新茶如泼乳"（《越州张中舍寿乐堂》）。这四首诗说明喝茶有提神醒脑作用。《本草纲目》有云："茶苦而寒，最能降火又兼解酒食之毒，使人神思阔爽，不昏不睡，此茶之功也。""茶有理头痛、饮消食、令不眠"（《古今合璧事类备要外集》）等功效。

苏轼兴之所至，时而寻访寺院，焚香品茗，希求身心清净，悟得一丝禅机，如"焚香引幽步，酌茶开静筵"（《端午遍游诸寺得禅字》）。僧家尤好"茶禅一味"，僧人多好饮茶，或因茶能养生，如"茶味苦，饮之使人益思、少卧、轻身、明目"（《神农本草经》），喝茶之益似乎暗合丛林戒律；或因茶能养性，宋代禅宗炽盛，高僧大德颇藉"吃茶"参禅修道。

诗曰：
其一
酡颜玉碗捧纤纤，乱点余花唾碧衫。
歌咽水云凝静院，梦惊松雪落空岩。

（回文）
岩空落雪松惊梦，院静凝云水咽歌。
衫碧唾花余点乱，纤纤捧碗玉颜酡。

其二
空花落尽酒倾缸，日上山融雪涨江。
红焙浅瓯新火活，龙团小碾斗晴窗。

（回文）
窗晴斗碾小团龙，活火新瓯浅焙红。
江涨雪融山上日，缸倾酒尽落花空。

——苏轼《记梦回文二首》

苏轼作有梦中回文诗两首，不知是饮得了梦中茶，还是悟得了梦中禅。苏轼以为，饮茶有三绝：茶美、水美和壶美。在此梦中似乎三绝皆得，但这饮茶美梦终究是空，醒来徒留诗文。诗才满腹的苏轼，以回文往复，咀嚼再三，回味留恋这如幻似真的"茶禅一梦"。

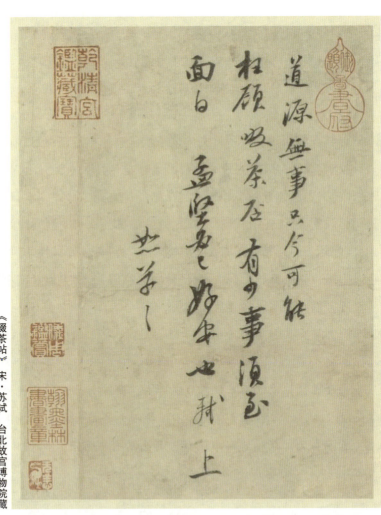

苏东坡抽空邀杜道源来喝茶，顺便商量事情："道源，无事只今，可能枉顾啜茶否？有少事须至面白。孟坚必已好安也。轼上。恕草草。"

《啜茶帖》 宋·苏轼 台北故宫博物院藏

2. 且尽卢仝七碗茶：治病漱茶

宋代茶事热闹，品茗花样纷呈，琳琅满目。除此之外，饮茶还有养生治病之效。据古医书记载，茶的保健作用约有 200 余种，喝茶不仅养性还能健身，陆羽《茶经》有云："茶之为用，味至寒，为饮最宜，精行俭德之人，若热渴凝闷、脑疼目涩、四肢烦、百节不舒、聊四五啜，与醍醐甘露抗衡也。"

诗曰：

示病维摩元不病，在家灵运已忘家。

何烦魏帝一丸药，且尽卢仝七碗茶。

——苏轼《游诸佛舍，一日饮酽茶七盏，戏书勤师壁》

苏轼在杭州时，曾一日之内饮茶数碗，原本身体微恙，竟不药而愈。一日数饮茶汤的苏轼，兴许是感受到了卢仝"清风两腋生，欲乘风去"（《七碗茶歌》）之通体舒畅，相较于魏文帝的一丸药"服之四五日，身体生羽翼"起效更快，略胜一筹。苏轼藉诗妙喻称扬饮茶的治病疗效。

"除烦去腻"是茶最常见之功效，如"近世之人，体惰不勤，饱食粱肉，坐以生疾，藉以灵荈（茶），而消腑胃之宿陈"（梅尧臣《南有嘉茗赋》）。苏轼还自创以茶漱口之日常保健法。

文曰：

每食已，辄以浓茶漱口，烦腻即去，而脾胃自和。凡肉之在齿间者，得茶浸漱之，乃消缩不觉脱去，不烦挑刺也。而齿便漱濯，缘此渐坚密，

蠹病自已。然率皆用中下茶，其上者自不常有，间数日一啜，亦不为害也。

——苏轼《论茶》

苏轼漱茶以维护口腔卫生、清洁齿垢、预防蛀牙为主要目的。据《本草纲目》记载："惟饮食后浓茶漱口，既去烦腻而脾胃不知，且若能坚齿消蠹，深得饮茶之妙。"经常漱口能清除堆积在齿缝牙隙、唇颊沟之间的食物残渣与牙垢，减少口腔细菌滋生，抑制牙菌斑的生成。经科学实验证明，"漱茶则牙齿固利"（《敬斋古今注》），饮茶确实可防龋固齿。平日饮食时口中会分泌唾液，茶含有咖啡碱、茶碱等，能中和唾液的酸性，因而饭后喝茶或以茶漱口，能消除口腔异味，清洁牙齿，使味觉恢复正常。茶叶中有极高含量的氟，高出一般植物十倍甚至百倍；而茶多酚则具有抗菌、抗氧化活性和清除自由基等作用，因此饮茶或漱茶可有效降低口腔疾病的发生。

长年谪居荒僻南方的苏轼，还尝试用茶洗除瘴气，"若将西庵茶，劝我洗江瘴""同烹贡茗雪，一洗瘴茅秋"。另外，苏轼还知道"吃茶多腹胀，以醋解之"（《物类相感志》）；还会以陈茶做成蚊香，点燃后吹灭，用茶烟熏赶蚊虫；或做茶叶枕以助安眠等。

"神农尝百草，日遇七十二毒，得荼（茶）而解之。"（《神农本草经》）经由科学实证，茶叶中的咖啡碱、茶多糖、茶多酚等成分确实与人体健康有密切关系，茶叶具有涤烦提神、消食化痰、去腻减肥、降火明目、清热解暑、生津止渴、解毒醒酒、止痢除湿等药理作用，对心脑血管疾病、辐射病、癌症等也有相当的药理功效。

（四）苏轼之食

诗曰：
蔓菁宿根已生叶，韭牙戴土拳如蕨。
烂烝香荠白鱼肥，碎点青蒿凉饼滑。
宿酒初消春睡起，细履幽畦撷芳辣。

茵陈甘菊不负渠，绘缕堆盘纤手抹。
北方苦寒今未已，雪底波棱如铁甲。
岂如吾蜀富冬蔬，霜叶露芽寒更苗。
久抛菘葛犹细事，苦笋江豚那忍说。
明年投劾径须归，莫待齿摇并发脱。

——苏轼《春菜》

此处苏轼描写了蔓菁、韭、蕨、香荠、青蒿、茵陈、甘菊、菘、葛、苦笋等十余种青蔬，看似琳琅满目，实是诗人赴任徐州，当地耕土不沃，仅有这类野菜可食，且是苏轼日常"主食"。诗中明写春菜盛宴，然北境终究比不上富庶温暖的南乡，菜吃着吃着竟唤起了诗人思乡与退隐之情。

今人以"东坡肉"熟知苏轼好烹饪肉食，甚至以美食家称之，却未知苏轼近乎终日与野菜相伴，并非他天生喜食蔬，乃是"斋厨索然"所致。苏轼仕途坎坷，流放迁徙，贫苦困顿，"……以禄廪久空，衣食不继。累重道远，不免舟行。自离黄州，风涛惊恐，举家重病，一子丧亡。今虽已至泗州，而赍用罄竭，去汝尚远，难于陆行。无屋可居，无田可食，二十余口，不知所归，饥寒之忧，尽在朝夕。……"（《乞常州居住表》节录），甚至"我贫如饥鼠，长夜空咬啮。瓦池研灶煤，苇管书柿叶"（《孙莘老寄墨四首》其三）。在外谪官的苏轼，生活窘乏。早年赴任密州（今山东诸城），"日与通守刘君廷式循古城废圃，求杞菊而食之"，家中"斋厨索然，不堪其忧"（《后杞菊赋》）。到了晚年，流放儋州（今海南），仍是"卜居南山之下，服食器用，称家之有无，水陆之味，贫不能致"（《菜羹赋并序》）。这类描写在其诗文中并不少见。如此"揭不开锅"的困难，使苏轼为求一家温饱，多以蔬食为餐，辟地耕作或借地种菜，自给自足。

然而，苏轼贫俭却撷菜安蔬。"饱食未厌山蔬甘。"（《自金山放船至焦山》）"常呼赤脚婢，雨中撷园蔬。"（《答任师中家汉公一题》）"多事始知田舍好，凶年偏觉野蔬香。"（《景纯见和复次韵赠之二首》）"以杞为粮，以菊为糗。春食苗,夏食叶,秋食花实,而冬食根。庶几乎西河、南阳之寿"(《后杞菊赋》)等诗文均描写了各地蔬果,他甚至还自创了不少养生食谱。

1.蔬

（1）荠菜清香

> 诗曰：
> 新春阶下笋芽生,厨里霜虀倒旧罂。
> 时绕麦田求野荠,强为僧舍煮山羹。
>
> ——苏轼《和（次韵）子由种菜久旱不生》节选

"荠菜",春日常见的野菜,先秦已见食用,"谁谓荼苦,其甘如荠"(《诗经·邶风·谷风》)。这村地路边蔓生、毫不起眼的野荠菜,常入苏轼笔下,还被赞誉为"天然之珍""有味外之美"。荠菜富含矿物质及维生素,以中医来说,味甘性平,具有清热明目、利水消肿、平肝止血等功效,以荠菜入药对治疗痢疾、水肿、淋证、吐血、尿血、月经过多、目赤肿痛等病症有较好疗效。苏轼尤好用荠菜煮粥。

（2）芦菔味美

> 诗曰：
> 秋来霜露满东园,芦菔生儿芥有孙。
> 我与何曾同一饱,不知何苦食鸡豚!
>
> ——苏轼《撷菜并引》

秋天一到,满园的萝卜、芥菜正值时令,苏轼以为食用新鲜果蔬若能饱腹自足,何须杀生吃鸡、猪等动物的肉呢? 苏轼在诗序中提到,他借地种菜,与子苏过终年饱菜,即便醉酒,也只能摘菜煮来解酒。而这般解酒菜"味含土膏，气饱风露，虽粱肉不能及也"。可见他知足安适，自得其乐，还能对佛家戒杀茹素有所体会。芦菔，即萝卜，是穷人的人参。中医认为，吃菜当吃时令菜，当季蔬果新鲜甜脆、汁水充沛、营养丰富、最能养人，应多加食用，有助身体健康。

（3）竹笋清脆

诗曰：
久客厌虏馔，枵然思南烹。故人知我意，千里寄竹萌。
骈头玉婴儿，一一脱锦祸。庖人应未识，旅人眼先明。
我家拙厨膳，彘肉芼芜菁。送与江南客，烧煮配香粳。
——苏轼《送笋芍药与公择二首》节选

又曰：
可使食无肉，不可居无竹。无肉令人瘦，无竹令人俗。
人瘦尚可肥，士俗不可医。旁人笑此言，似高还似痴。
若对此君仍大嚼，世间哪有扬州鹤？
——苏轼《于潜僧绿筠轩》

此名句一出，苏轼爱竹的名声由此打响。爱竹之余，苏轼也爱食笋，在赴任定州时，曾尝过"椶（zōng）笋"，其形似笋而非笋。

诗曰：
赠君木鱼三百尾，中有鹅黄子鱼子。
夜叉剖癭欲分甘，篲龙藏头敢言美。
愿随蔬果得自用，勿使山林空老死。
问君何事食木鱼，烹不能鸣固其理。
——苏轼《椶笋》

樱笋，即棕包，又称棕蓓，棕榈树的花苞。未开花的棕包可食用，是南方一带的上等佳肴，同时也作药材。棕包微苦，因其棕榈花中含有"单宁"，故棕包可否食用取决于单宁含量的多少。初食或不喜，但尝过几回之后，其特殊的花香且回甘的味道，令人着迷，食之亦可促进肠胃蠕动，帮助消化，增添食欲。棕蓓富含营养，有多种维生素、纤维质、蛋白质、钙质等，亦有降血压、清火消炎等药用功效。

2. 果

（1）荔枝

诗曰：

罗浮山下四时春，卢橘杨梅次第新。

日啖荔枝三百颗，不辞长作岭南人。

——苏轼《惠州一绝·食荔枝》

此诗作于岭南惠州（今广东惠州），宋时罪臣多被流放于此。南方瘴疠，不易适应，然而，却有一物意外地让苏轼甘愿"长作岭南人"。苏轼特地为与荔枝的"初见欢"，作诗一首《四月十一日初食荔枝》：

南村诸杨北村卢，白华青叶冬不枯。

垂黄缀紫烟雨里，特与荔枝为先驱。

海山仙人绛罗襦，红纱中单白玉肤。

不须更待妃子笑，风骨自是倾城姝。

不知天公有意无，遣此尤物生海隅。

云山得伴松桧老，霜雪自困楂梨粗。

先生洗盏酌桂醑，冰盘荐此颗虬珠。

似闻江鳐斫玉柱，更洗河豚烹腹腴。

我生涉世本为口，一官久已轻莼鲈。

人间何者非梦幻，南来万里真良图。

　　此后，苏轼不吝表达对荔枝的钟爱。如等待果熟的焦急之情，"留师笋蕨不足道，怅望荔枝何时丹"（《赠县秀》），"荔子几时熟，花头今已繁"（《新年五首》）；又愿与荔枝常为伴，"愿同荔枝社，长作鸡黍局"（《和陶归园田居》其五）等。

　　荔枝，古名"离枝"，果熟之际，枝弱蒂固，不便摘取，需连枝砍下，故名。盛产于亚热带，果肉可食，核、壳、花、根皆可入药。"瓤肉莹白如冰雪，浆液甘酸如醴酪"，白居易如此形容荔枝，且说它"若离本枝，一日服用而色变，二日而香变，三日而味变，四五天外，色香味尽去矣"（《荔枝图序》），故知荔枝娇贵，不耐储放，鲜吃最宜，"鲜时味极甘美，多津液，故能止渴；甘温益血，助荣气，故能益人颜色"（《本草经疏》）。

　　荔枝性甘温，入心、脾、肝经，食其果肉能止烦渴、心躁头重、背膊劳闷，可益智健脑、益气通神、滋润养颜、增强免疫力。然多食荔枝会上火，易使牙龈疼肿或流鼻血等，民间有"一颗荔枝三把火"之说。荔枝核可疏肝理气，能行血气，祛寒散滞，祛湿止痛等。针对痘疮或解荔枝热性，还可用荔枝壳煎汤或浸水饮用。

　　（2）柑橘

词曰：

菊暗荷枯一夜霜，新苞绿叶照林光。竹篱茅舍出青黄。

香雾喷人惊半破，清泉流齿怯初尝。吴姬三日手犹香。

——苏轼《浣溪沙·咏橘》

　　苏轼喜食柑橘，作了多首《浣溪沙》来咏橘，细细回味品尝柑橘的美好，如"香雾喷人惊半破，清泉流齿怯初尝，吴姬三日手犹香"（《浣溪沙·咏橘》)，"北客有来初未识，南金无价喜新尝，含滋嚼句齿牙香"（《浣溪沙·几共查梨到雪霜》）。苏轼尤好洞庭湖黄柑，其色澄金，香甜多汁。其传世名作《洞庭春色赋》开篇"吾闻橘中之乐，不减商山"，即提到了此橘。

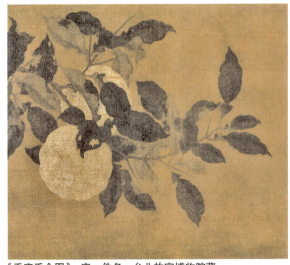

《香实垂金图》 宋·佚名 台北故宫博物院藏

图中可见柑橘两枚，垂叶若干。

除了果肉鲜甜多汁、生津止渴外，橘肉还富含多种维生素、矿物质、纤维、苹果酸、柠檬酸、蛋白质、葡萄糖、果糖等营养。柑橘中以橘为极佳的中药材，橘叶、橘皮、橘红、橘核、橘络皆可用。其主要功效有清热生津、开胃健脾、疏肝行气、润肺止咳、化痰散结、止痛消肿、醒酒利尿等。

3.粥羹

苏轼认为"软蒸饭，烂煮肉，温羹汤"，把食物煮得软烂能减少肠胃负担，帮助消化，利于养老养生，因此写下不少粥羹食谱。在熬煮粥羹的过程中，食材的有效成分会被溶解释放到汤水中，因此容易被吸收，能有效迅速补充元气，适合病后复原、体质虚弱、胃口不好的人或小孩、老人等食用。

长久以来，粥羹也被医家视为食疗圣品。如马王堆出土的《五十二病方》记载以粥治病，西汉名医扁鹊用粥品治疗便秘，东晋葛洪《肘后方》中记载用粳米煮水治疗腹绞痛，明李时珍《本草纲目》中提到米汤可滋养肠胃，等等。而且，粥的做法变化多样。粥中加入青葱或葱白，可提升杀菌效果，且有助发汗，能预防伤风感冒；小米粥、山药粥可养胃消食；赤小豆薏米粥可祛湿健脾、养心益肾；芹菜粥可清肠通便等。粥羹是很好的养生健康食物。

（1）东坡羹

诗曰：

我昔在田间，寒疱有珍烹。常支折脚鼎，自煮花蔓菁。
中年失此味，想象如隔生。谁知南岳老，解作东坡羹。
中有芦菔根，尚含晓露清。勿语贵公子，从渠醉膻腥。

——苏轼《狄韶州煮蔓芦菔羹》

苏轼好饮食，善烹饪，广为人知的名菜是"东坡肉"，然而真正由苏轼命名的却是"东坡羹"。相传苏轼在黄州时发明了这道东坡羹，另说是他在扬州、定州时所做。东坡羹是用新鲜的白菜（菘）、大头菜（蔓菁）、萝卜（芦菔）、荠菜等，或者换成茄、瓜亦可，加上粳米或熟红豆一起熬煮，不加调味，做成有"自然之甘""天真味"的菜羹。一时风靡，众人争相仿做。

文曰：

东坡羹，盖东坡居士所煮菜羹也。不用鱼肉五味，有自然之甘。其法以菘、若蔓菁、若芦菔、若荠，皆揉洗数过，去辛苦汁，以生油少许涂釜缘及瓷盌，下菜汤中，入生米为糁，及少生姜，以油碗覆之，不得触，触则生油气，至熟不除。其上置甑，炊饭如常法，既不可遽覆，须生菜气出尽乃覆之。羹每沸涌，遇油辄下，又为碗所压，故终不得上。不尔，羹上薄饭，则气不得达而饭不熟矣，饭熟羹亦烂可食。若无菜用瓜、茄，皆切破，不揉洗，入罨，熟赤豆与粳米半为糁，余如煮菜法。

——苏轼《东坡羹颂并引》节选

后来，苏轼被远放儋州（今海南西北部），仍是"煮蔓菁、芦菔、苦荠而食之，其法不用醯酱，而有自然之味，盖易而可常享"（《菜羹赋并序》）。此言暗暗吐露苏轼在当地生活之不易，仍得吃菜粥。而一句看似平淡的"盖易而可常享"含藏了苏轼对其一生坎坷的无限感慨，风雨漂泊，人事已非，唯有这道"易可常享"的东坡羹始终伴随，数十载熟悉的味道还在，也许还能尝到一丝聊胜于无的宽慰吧。

东坡羹，其实就是蔬菜粥，主要用料是蔓菁、芦菔、荠菜。荠菜，春日遍地蔓生，虽是野菜，却能入药，民间有"农历三月三，荠菜赛金丹"之说。以中医来说，荠菜无毒，气味甘淡，性温（凉），清热利水，凉血止血，可明目降压，利肝益胃。

菘，耐寒、可久储，严冬万物不生，依然翠绿，故得"菘"之美名。早在新石器时代的陶罐中已发现了白菜种子，距今达五千年。白菜也是四季常见蔬菜，容易吃到。以中医来说，白菜偏寒凉，可缓解燥热火气，能助退烧解热，止咳化痰。以现代科学分析，白菜有丰富的纤维和维生素 C，还富含叶黄素和玉米黄素，是很好的护眼食材。

芦菔，即莱菔、白萝卜。生食可止渴、清热，帮助消化，提升食欲，行气消食，促进肠胃蠕动，还能止咳化痰，强化免疫力；熟食则能利尿，消肿胀，助排便，素有"小人参""平民人参"之称。

蔓菁，是芜菁的别名，古称疙瘩菜或诸葛菜，即大头菜，形似萝卜，味苦性温，根苗茎叶皆可食，被称作"菜中之最有益者"（《食物本草》）。芜菁能除湿热、胀气及利尿，芜菁入粥可滋补元气。

这些蔬菜，四季常见，各地皆有，即便苏轼南北迁谪，仍"易可常享"。东坡羹滋味清香鲜美，淡而不寡，符合今日少油减盐、多食蔬果的健康饮食观念。以中医来说，以菜粥疗补，能开胃调中，降压利水，补肝肾，益心脾，对预防今日文明病、富贵病，如高血压病、脂肪肝、动脉硬化症等有所裨益。同属十字花科的这类蔬菜，富含萝卜硫素、芥子油苷等，

经科学研究发现，这些成分具有一定的抗癌作用。《中国居民膳食指南》
与流行病学调查都指出，十字花科植物可抑制多种致癌物质，常吃白菜、
萝卜、菜花、西兰花、卷心菜等，能有效降低致癌风险。

（2）玉糁羹

诗曰：

香似龙涎仍酽白，味如牛乳更全清。

莫将南海金虀脍，轻比东坡玉糁羹。

　——苏轼《过子忽出新意，以山芋作玉糁羹，色香味皆奇绝，天上
酥陀则不可知，人间绝无此味也》

苏轼此诗写于流放儋州时，父子二人生活清苦，入乡随俗，就地取
材，几乎日日以芋充饥。在儋州的苏轼自比陶渊明，写就和陶诗多达 78
首，苏辙为此写序《追和陶渊明诗引》，开头即言："东坡先生谪居儋耳，
寘（置）家罗浮之下，独与幼子过负担渡海，葺茅竹而居之，日啖薯芋。
而华屋玉食之念不存于胸中。"当中，苏轼作了《和劝农六首》，其诗序
说明："海南多荒田，俗以贸香为业，所产杭（粳）稌不足于食，乃以薯
芋杂米作粥糜以取饱。"其中第三首描写儋州景象，"岂无良田，膴膴平
陆。兽踪交缔。鸟喙谐穆。惊麏朝射，猛豨夜逐。芋羹薯糜，以饱耆宿"
（《和劝农》其三）。另外，在写给同谪海南的胞弟的诗中也描述了当地的
饮食习惯，"土人顿顿食薯芋，荐以熏鼠烧蝙蝠。旧闻蜜唧尝呕吐，稍近
虾蟆缘习俗"（《闻子由瘦，儋耳至难得肉食》）。甚至苏轼的墓志铭都记
载了在儋州时"公食芋、饮水、著书以为乐"（《东坡先生墓志铭》）。故知，
儋州既"难得肉食"，也难有"华屋玉食"之想。一说到儋州必提及薯芋、
芋羹、食芋等，可见此为海南当地盛产之主食。

苏轼在"玉糁羹"之诗序（或诗题）中详细解释这道羹汤是儿子苏

过用山芋烹煮而成的。诗中苏轼用"龙涎香""金齑脍""牛乳"和"酥陀"等典故来比拟盛赞山芋羹，前二者是人间罕见的珍稀名香和帝王享用的佳肴，后二者是佛经中医治菩萨的牛乳和天上才有的甘露。对苏轼来说，儿子的孝心亦如美玉般珍贵，更胜这羹汤，藉芋玉的谐音故题此名，颇具纪念意义。

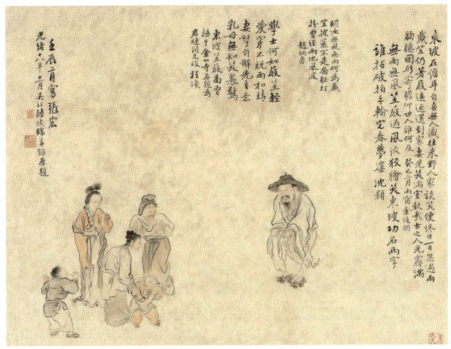

《东坡先生笠屐图》 清·陆恢 私人藏品

　　关于玉糁羹另有他说，据南宋林洪《山家清供》中"玉糁羹或用山芋"条记载，苏轼曾与胞弟共饮酣醉，将萝卜槌烂，和着碎米一起煮，据说也是滋味非凡。"槌萝菔烂煮，不用他料，只研白米为糁，食之，抚几曰：'若非天竺酥酏，人间决无此味'。"

　　山芋，众说纷纭，或有主张芋芳的，或认为是山药的，若依苏轼所形容的香气、汤色、味道来判断，应以山药较为接近。《神农本草经》将山药列为上品，"主伤中，补虚羸，除寒热邪气，补中，益气力，长肌肉，久服耳目聪明，轻身不饥，延年。一名山芋，生山谷"。山芋又称山薯，旧称薯蓣，即山药。据《本草纲目》记载，山芋因忌避历朝帝君名讳，一再改名，为避讳唐代宗名"预"，改作薯药；又避宋英宗名"署"，再改为山药。山药性平味甘，入脾、肺、肾经，不燥不腻，不寒不热，补而不滞，滋而不腻。具有健脾补肺、益胃补肾、固肾益精、养血益气、降血糖、助五脏、强筋骨、延年益寿等功效。山药具有极高营养价值，是常用的药食两用植物，富含淀粉、蛋白质、B 族维生素、维生素 C 和 E、葡萄糖、钙、磷、铁、胡萝卜素等，还有薯蓣皂苷、黏液质，有滋润功效，适合肺阴虚损者食用，亦可补充女性荷尔蒙，滋阴补阳，增强新陈代谢，还可预防心血管脂肪沉积，帮助胃肠消化吸收。一般认为山药的功效能媲美人参，有"白色山药胜人参"的说法。

糁，是谷类磨成的碎粒，兴许苏轼是将山芋切碎和着儋州罕见的大米比作晶莹圆润的玉珠了。糁汤，今日仍常见，如玉米糁，常作为三餐，搭配馒头、包子等食用。羹汤粥类除了能解腻润滑、补充水分、增添饱足感外，还能健脾开胃，促进食欲。《本草纲目》中提到"粥，天下第一补物"，粳米粥熬出来的米汤、米油更是滋补，可暖脾胃、养气血、补体虚，生津养阴，促发汗排毒，利水、消胀气，加速身体的复原力和提高吸收力，推助药物的功效。

3. 不喜杀生

文曰：

余少不喜杀生，然未能断也。近来始能不杀猪羊，然性嗜蟹蛤，故不免杀。自去年得罪下狱，始意不免，既而得脱，遂自此不复杀一物。有见饷蟹蛤者，皆放之江中。虽知蛤在江水无活理，然犹庶几万一，便使不活，亦愈于煎烹也。非有所求觊，但以亲经患难，不异鸡鸭之在庖厨，不忍复以口腹之故，使有生之类，受无量怖苦，犹恨不能忘味食自死物也。

——苏轼《书南史卢度传》

苏轼对素食不排斥，母亲信佛，从小家中禁杀猪牛。他因乌台诗案入狱，深受打击，如此形容牢狱之苦，"梦绕云山心似鹿，魂飞汤火命如鸡"（《狱中寄子由》）。到了黄州后，他反省自做杀业的过错，尝试戒杀放生；也曾写诗哀悯为俎中肉的鱼蛤水族，"我哀篮中蛤，闭口护残汁。又哀网中鱼，开口吐微湿"（《岐亭五首并叙》）；亦尝茹素"今日斋素，食麦饭笋脯有余味，意谓（味）不减刍豢"（《与孟亨之》）。苏轼生活俭素，饮食少有大鱼大肉，虽不刻意吃素，然用度拮据，蔬笋倒常见食用。

《黄帝内经》有云："五谷为养，五果为助，五畜为益，五菜为充，气味合而服之，以补精益气。"故知人体精气主要来自谷、果和蔬菜。孙思邈《备急千金翼方》也言："食之不已为人作患，是故食最鲜肴务令简少。饮食当令节俭，若贪味伤多""老人所以多疾者，皆有少时春夏取凉过多，饮食太冷，故其鱼脍、生菜、生肉、腥冷物多损于人，宜常断之"。"鲜肴"即指生肉鱼鲜等，此说勿因贪食肉鲜而损伤身体。又天热贪凉，吃入冰凉食物会影响人体脏腑功能的正常运作，且生鲜易滋生细菌，多食将有碍健康。素食一类的谷、豆、蔬果等富含维生素、矿物质和纤维质，经常食用，可强化消化吸收功能，疏通胃肠道滞堵，将有害物质排出体外，预防便秘，使皮肤细嫩，身不昏沉等；可减少对脂肪的吸收，能有效控制体重；可降低三酸甘油酯、胆固醇等含量，有助于心血管功能正常。只要食物营养均衡，素食不会影响健康，反而裨益养生。

（五）药食同源，医养兼行

苏轼重视养生延年之术，对食材、药材亦有钻研，甚至亲自耕植、炼制，如生姜、蜂蜜、人参、地黄、枸杞、菊花、薏苡、芡实、茯苓、胡麻、天门冬、松脂、黄精、黄芪等，经常实行道教服食修炼养生，服食金石丹药和草木药，草木药物多具滋补、镇静等功效。

1.蜜和姜

诗曰：

安州老人心似铁，老人心肝小儿舌。

不食五谷惟食蜜，笑指蜜蜂作檀越。

蜜中有诗人不知，千花百草争含姿。

老人咀嚼时一吐，还引世间痴小儿。

小儿得诗如得蜜，蜜中有药治百疾。

正当狂走捉风时，一笑看诗百忧失。

东坡先生取人廉，几人相欢几人嫌。

恰似饮茶甘苦杂，不如食蜜中边甜。

因君寄与双龙饼，镜空一照双龙影。

三吴六月水如汤，老人心似双龙井。

——苏轼《安州老人食蜜歌》（赠僧仲殊）

苏轼写诗赠安州僧人仲殊。仲殊辟谷、嗜蜜，以蜂蜜和蔬菜为食，常将菜浸于蜜或以蜜沾菜吃，又号"蜜殊"。此诗描述僧人好食蜜，并赞其品行与诗作。僧仲殊与苏轼因都好食蜂蜜而相熟。苏轼曾在黄州、惠州养蜂，据说每日会吃上五盅蜜。又如诗云："我欲自汝阴，径上潼江章。想见冰盘中，石蜜与柿霜。"可见，苏轼多盼望能吃上蜂蜜。他并非只是贪食美味，更是为了养生延年，还曾自酿蜜酒。

蜂蜜最早见载于《神农本草经》，将之列为上品，其性平味甘，入肺、脾、大肠经，能"安五脏诸不足，益气补中，止痛解毒，除众痛，和百药，久服强志轻身，不饥不老"，又能"养脾气，除心烦……明耳目"（《名医别录》），而《本草纲目》也概括其药效："蜂蜜入药之功有五：清热也，补中也，润燥也，解毒也，止痛也。"蜂蜜还能止咳润肺，通便润肠，调整脾胃，去腐生肌，促进伤口愈合，增强抵抗力，让人精力充沛。蜂蜜的成分约70%是果糖、葡萄糖，有利吸收，另有少量麦芽糖、蔗糖、花粉、蜡质、树胶、糊精、色素等成分，还有苹果酸、蛋白质、淀粉、酶类、维生素 B2、维生素 B6、维生素 K 等以及钙、磷、铁、锰等矿物质，具有极丰富的营养价值，是国内外公认的健身益寿的天然滋补佳品。

2. 小圃五咏：药材

（1）枸杞菊花

诗曰：

神药不自閟，罗生满山泽。日有牛羊忧，岁有野火厄。

越俗不好事，过眼等茨棘。青蕊春自长，绛珠烂莫摘。

短篱护新植，紫笋生卧节。根茎与花实，收拾无弃物。

大将玄吾鬓，小则饷我客。似闻朱明洞，中有千岁质。

灵庞或夜吠，可见不可索。仙人倘许我，借杖扶衰疾。

——苏轼《小圃五咏·枸杞》

又曰：

越山春始寒，霜菊晚愈好。朝来出细粟，稍觉芳岁老。

孤根荫长松，独秀无众草。晨光虽照耀，秋雨半摧倒。

先生卧不出，黄叶纷可扫。无人送酒壶，空腹嚼珠宝。

香风入牙颊，楚些发天藻。新荑蔚已满，宿根寒不槁。

扬扬弄芳蝶，生死何足道。顾讶昌黎翁，恨尔生不早。

——苏轼《小圃五咏·甘菊》

再曰：

地黄饲老马，可使光鉴人。吾闻乐天语，喻马施之身。

我衰正伏枥，垂耳气不振。移栽附沃壤，蕃茂争新春。

沉水得稚根，重汤养陈薪。投以东阿清，和以北海醇。

崖蜜助甘冷，山姜发芳辛。融为寒食饧，咽作瑞露珍。

丹田自宿火，渴肺还生津。愿饷内热子，一洗胸中尘。

——苏轼《小圃五咏·地黄》

再曰：

上党天下脊，辽东真井底。玄泉倾海腴，白露洒天醴。

灵苗此孕毓，肩股或具体。移根到罗浮，越水灌清沘。

地殊风雨隔，臭味终祖祢。青桠缀紫萼，圆实堕红米。

穷年生意足，黄土手自启。上药无炮炙，龁啮尽根柢。

开心定魂魄，忧恚何足洗。糜身辅吾生，既食首重稽。

——苏轼《小圃五咏·人参》

枸杞和菊花是今日家庭常备保健药材。苏轼早年任密州知府时，"斋厨索然，日食杞菊。人固疑余之不乐也。处之期年，而貌加丰，发之白者，日以反黑"。他认为杞菊有使白发返黑之效。亦曾说到，"以杞为粮，以菊为糗。春食苗，夏食叶，秋食花实，而冬食根"。枸杞，其果、叶和根可食，果实能直接食用或入菜、泡茶；其叶也可炒菜或泡茶；其根又称"地骨皮"，一般作药材用。枸杞是生命力极强的植物，药性平和，甘润滋养，主肝、肾经，"为滋补肝肾最良之药"（《医学衷中参西录》），亦能使"精血充则目可明、渴可止，筋骨坚利，虚劳等证悉除"（《本草便读》），具有暖身活血，解热除劳之疗效。枸杞还能预防动脉硬化、肝脏脂肪囤积，促进新陈代谢，防止老化，抵抗力不佳者适合每天食用。枸杞也常与其他药材搭配使用，如菊花配伍枸杞、熟地黄、山茱萸等。菊花配枸杞，菊能清肝、平肝、明目，枸杞则甘平、益精明目，两者皆具明目养肝之效。

杞菊地黄丸（《麻疹全书》），治两目昏花、干涩、视力模糊等；或与熟地黄、黄精、百合等泡酒，如枸杞药酒，滋阴补血、益精填髓、增强肝肾功能等。

地黄，苏轼在诗中提到，隔水蒸煮地黄，添入阿胶、好酒、蜂蜜和姜，制成地黄汤服用，能使人返老还童。地黄，"此乃补肾家之要药，益阴血之上品"（《本草经疏》），其功效在清热凉血、养阴生津，"内专凉血滋阴，外润皮肤荣泽，病人虚而有热者宜加用之"（《本经逢原》）。地黄是滋阴养血佳品，可制成地黄汁、地黄粥、地黄酒等服用，补血益精强筋骨。

人参，从诗中可见苏轼不仅吃人参，还种人参。另从《紫团参寄王定国》一诗"蚕头试小嚼""为予置齿颊"等句中，或能推敲苏轼应是嚼服或口含（噙化）人参，诗末总结"岂不贤酒茗"，且知人参在苏轼心中更胜于佳茗好酒。如上《人参》诗句尾也写道："糜身辅吾生，既食首重稽。"苏轼衷心地向人参稽首拜谢，以示人参牺牲自己成全苏轼，辅助滋补了其身体健康。可以想见，当是苏轼久服人参颇具效用，故兴感谢之意。

（2）薏苡、芡实、茯苓

诗曰：

伏波饭薏苡，御瘴传神良。能除五溪毒，不救谗言伤。
谗言风雨过，瘴疠久亦亡。两俱不足治，但爱草木长。
草木各有宜，珍产骈南荒。绛囊悬荔支，雪粉剖桄榔。
不谓蓬荻姿，中有药与粮。春为薏珠圆，炊作菰米香。
子美拾橡栗，黄精诳空肠。今吾独何者，玉粒照座光。

——苏轼《小圃五咏·薏苡》

薏苡和芡实是中医名汤药膳四神汤中的两味药材。先说薏苡，又作薏苡仁、薏仁、苡仁、苡米、薏黍、薏珠子等，种子及嫩芽可食用。其种仁味甘、淡，性凉，入脾、胃、肺经；能利水渗湿，健脾止泻，除痹，解毒散结，清热排脓；主治水肿、脚气浮肿，治脾虚泄泻，镇咳，抗癌等；且可混米煮粥，或磨粉制成糕饼。"凡遇水湿之症，用薏仁一、二两为君，而佐之健脾去湿之味，未有不速于奏效者"（《本草新编》），还能使"湿去则脾胃健而筋骨利，痹愈则拘挛退而脚膝安"（《本经逢原》）。薏苡具有调节胃肠道、抗肿瘤、降脂、降糖、镇痛、调节免疫、抗辐射等作用，是可供长期食用的健康食品。

善于养生也勤于发掘养生之方的苏轼，曾自创芡实食用法，将刚煮好的芡实，放入口中慢嚼，至津液满口，再鼓漱几遍，缓缓咽下。苏轼日日以此法食数十粒芡实，甚至还每日一碗芡实粥，他认为多吃芡实，能补中益气，延年益寿，自己年纪虽长，却依旧身健体壮、容光焕发、思考迅捷，诚为芡实的食疗养生功效甚巨。

芡实，别名鸡头米、鸡头苞，有"水中人参"之美称，是夏季南方常见的药食两用食物。中医认为："鸡头实，甘淡，得土之正味，乃脾肾之药也。脾恶湿而肾恶燥，鸡头实淡渗甘香，则不伤于湿，质粘味涩，而又滑泽肥润，则不伤干燥，凡脾肾之药，往往相反，而此则相成，故尤足贵也。"（《本草经百种录》）芡实属上品药材，能"补中，益精气，强志，令耳目聪明"（《神农本草经》），尚有健脾胃、益肾固精、祛湿止带、抗衰延年等功效，尤其是炒过的芡实，其性温，更增强了补脾固涩之功效。芡实，"补而不峻""防燥不腻"，祛湿效果不逊于赤小豆，补肾更胜于山药，安神不输于莲子，是可供四季常备的补益良品。芡实和大米煮粥即常见的食疗食谱，亦如苏轼所言"粥既快养，粥后一觉，妙不可言也"，或作四神汤药膳，滋补功效愈加彰显。

四神汤中的另一味药材，茯苓，也是苏轼经常食用的，亦尝以茯苓、胡麻、天门冬、松脂、黄精、黄芪等炼制膏药，有云"始余尝服茯苓，久之良有益也"（《服胡麻赋并叙》）。茯苓其"味独甘淡，甘则能补，淡则能渗"（《药品化义》），故"最为利水除湿要药"（《本草求真》），主治水肿，又治脾虚湿盛，"为补利兼优之品"（《要药分剂》），又能宁心安眠，解健忘惊悸。茯苓，药性平和，入心、肺、脾、肾经，无论寒热虚实皆能用。其主要成分有蛋白质、脂肪、卵磷脂，且富含多糖、茯苓酸等。具有利尿、保肝、降血脂和调节免疫、推迟衰老等作用。

3. 门冬饮、桂酒、蜜酒

诗曰：

一枕清风值万钱，无人肯卖北窗眠。

开心暖胃门冬饮，知是东坡手自煎。

——苏轼《睡起闻米元章冒热到东园送麦门冬饮子》

又曰：

自拨床头一瓮云，幽人先已醉浓芬。

天门冬熟新年喜，曲米春香并舍闻。

——苏轼《庚辰岁正月十二日天门冬酒熟予自漉之且漉
且尝遂以大醉二首》其一

苏轼曾"一夜发热不可言，齿间出血如蚯蚓者无数，迨晓乃止，惫甚"，他用人参、麦门冬、茯苓煮成浓汁，渴了饮少许，作清凉药，以解热毒（《与钱济明三首》）。麦门冬、天门冬都是苏轼常使用的药材，前者能煎饮，后者可酿酒。"一枕清风值万钱""开心暖胃门冬饮"，故知麦门冬能作为日常代茶饮，有助睡眠、安心神和暖脾胃等健体之益。麦门冬味甘、微苦，性微寒，能清心润肺、益胃养阴、泻热除烦、行水生津、止嗽消痰等，主治肺燥干咳、吐血、虚劳烦热、消渴、燥热、咽干口渴、便秘、失眠、心悸、盗汗等，有利尿、抗菌、增强免疫、推迟衰老、保护心血管系统等多重效用。

上述诗题中提到的"饮子",早在唐代已有,盛行于宋,相当于今日中医保健养生的代茶饮,原指不定时间、不定剂量服用的中药汤剂,后逐渐变成以香料、水果、药材熬煮成的草药汤饮。如《事林广记》记载:"仁宗敕翰林定熟水,以紫苏为上,沉香次之,麦门冬又次之。"宋仁宗曾针对各种汤饮的疗效、口味等组织专家品评。此处的"熟水"与"饮子"同义。

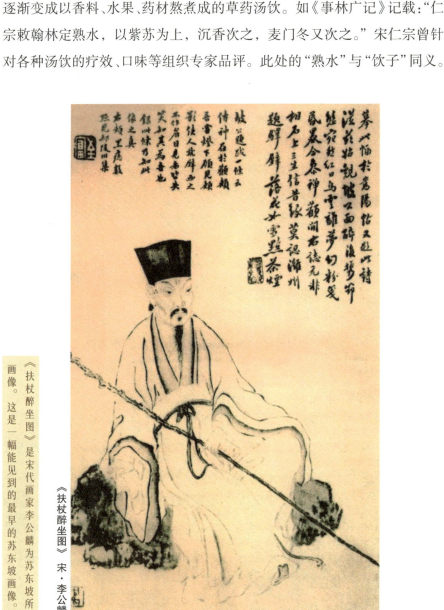

《扶杖醉坐图》是宋代画家李公麟为苏东坡所画的画像。这是一幅能见到的最早的苏东坡画像。

《扶杖醉坐图》 宋·李公麟(传)

歌云：

真珠为浆玉为醴，六月田夫汗流沘。

不知春瓮自生香，蜂为耕耘花作米。

一日小沸鱼吐沫，二日眩转清光活。

三日开瓮香满城，快泻银瓶不须拨。

——苏轼《蜜酒歌》节选

颂曰：

中原百国东南倾，流膏输液归南溟。

祝融司方发其英，沐日浴月百宝生。

水娠黄金山空青，丹砂晨暾朱夜明。

百卉甘辛角芳馨，旃檀沈水乃公卿。

大夫芝兰士蕙蘅，桂君独立冬鲜荣。

无所摄畏时靡争，酿为我醪淳而清。

甘终不坏醉不醒，辅安五神伐三彭。

肌肤渥丹身毛轻，冷然风飞冈水行。

谁其传者疑方平，教我常作醉中醒。

——苏轼《桂酒颂》

苏轼酒量甚浅，"吾少年望见酒盏而醉，今亦能三蕉叶矣"（《题子明诗后》）。三蕉叶即三小杯或碟，约莫 10 余毫升。他认为少量饮酒，有利养生，"每日饮少酒，调节饮食，常令胃气壮健"（《与王定国》）。苏轼还自己造酒，如蜜酒、桂酒、真一酒、万家春酒等。苏轼被贬黄州时，曾造蜜酒，并写了《蜜酒歌》。

苏轼自知无甚酒量，惟喜与友人把酒言欢，曾自述："予饮酒终日，不过五合，天下之不能饮，无在予下者。然喜人饮酒，见客举杯徐引，则余胸中为之浩浩焉、落落焉，酣适之味，乃过于客。闲居未尝一日无客，客至未尝不置酒，天下之好饮，亦无在予上者。"（《书东皋子传后》）苏轼酿酒除了当作养生饮品外，大抵为了招待亲友，也为享受酒趣，如"持杯月下花前醉，休问荣枯事，此欢能有几人知，对酒逢花不饮，待何时？"（《虞美人》）苏轼更有许多的诗词书画是"酒后见真章"，兴之所至，心血来潮，挥笔立就，酒激发了大才子苏轼的真情流露与巧思勃发。

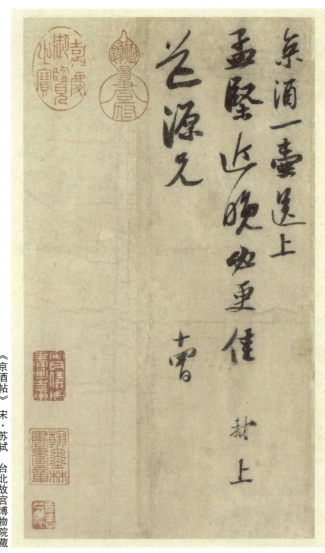

《京酒帖》 宋·苏轼 台北故宫博物院藏

谪居黄州的苏东坡给杜道源送壶酒，同时对其子杜孟坚的前途表示祝福："京酒一壶送上。孟坚近晚，必更佳。轼上道源兄。十四日。"

二、静坐调息，养气养身

（一）静坐、练功

诗曰：

无事此静坐，一日似两日。

若活七十年，便是百四十。

——苏轼《司命宫杨道士息轩》

苏东坡热衷养生之道，遍寻方法上百种，除了自行阅读钻研外，还屡向僧侣方士求教，再一一亲身验效。其中，养气静坐调息法为他所推崇，颇见于其诗文书信中，"近来颇常斋居养气，自觉神凝身轻"（《答宝月禅师三首之二》），"不如学养生，一气服千息"（《闻公择过云龙张山人辄往从之公择有诗戏用其韵》），"谕养生之法……大约安心调气，节食少欲，思过半矣，余不足言"（《与李公择》），安心则能养神，调气即调息、呼吸吐纳。

另外，苏轼还参考唐代孙思邈的调气法（见《备急千金药方》），再以自身所需，体会出一套练功要诀，详列如下：

"每夜以子后三更三四点至五更以来。披衣起，只床上拥被坐亦可。面东若南，盘足叩齿三十六通，握固以两拇指握第三指，或第四指握拇指，两手拄腰腹间。闭息，闭息最是道家要妙处，先须闭息却虑，扫灭座相，使心澄湛，诸念不起，自觉出入息调匀，即闭定口鼻也。内观五脏：肺白、肝青、脾黄、心赤、肾黑。常求五脏图挂壁上，使心中熟识五脏六腑之形状。

次想心为炎火，光明洞彻，下入丹田中，待腹满气极，即徐出气。不得令耳闻。惟出入均调，即以舌接唇齿，内外漱炼津液。若有鼻液亦须漱，使不嫌其咸，炼久，自然甘美，此是真气，不可弃之也。未得咽，复前法，闭息，内观，纳心丹田，调息，漱津，皆依前法。如此者三，津液满口，即低头咽下，以气送入丹田。须用意精猛，令津与气谷谷然有声，径入丹田。又依前法为之，凡九闭息三咽津而止。然后以左右手热摩两脚心。此涌泉穴，上彻顶门，气诀之妙，及脐下腰脊间，皆令热彻。徐徐摩之，使微汗出不妨，不可喘促尔。次以两手摩熨眼、面、耳、项，皆令极热，仍案捉鼻梁左右五七下，梳头百余梳而卧，熟寝至明。"（《上张安道养生诀论》）

并大加称道其中妙效与要领：

"此法特奇妙……其效，初不甚觉，但积累百余日，功用不可量，比之服药，其力百倍。……其妙处非言语文字所能形容……若信而行之，必有大益。……其法至简易，在常久不废，而有深功，且试行一二十日，精神自已不同，觉脐下实热，腰脚轻快……"（《上张安道养生诀论》）

不忘提醒友人每日锻炼时必须留意之处：

"又须常节晚食，令腹中宽虚，气得回转。昼日无事，亦时时闭目内观，漱炼津液咽之，摩熨耳目，以助真气。盖清净专一，即易见功矣。"（《上张安道养生诀论》）

此养生要诀，也见于他处，可知苏轼时常练习。"有隐者教余曰：'人能正坐，瞑目调息，握固心定，息微则徐闭之。……旬日之外，脑满而腰足轻。方闭息时，则漱而烹之，须满口而后咽。'"（《龙虎铅汞论》节录）此养生法实非苏轼的首创独见，乃沿袭旧有文士风尚，加以发挥或略作发明罢了。宋代文士多半喜修佛习禅，亦好炼气、导引、呼吸吐纳等养生法，如晁迥"善吐纳养生之术，通释老书，以经传傅致，为一家之说"（《宋史·晁迥传》），"初学道于刘海蟾，得炼气服形之法。后学释氏，常以二教相参，终身力行之"（《石林燕语》），释道均沾，甚是常见。

而早在南北朝时也已有"淮南王，好长生，服食炼气读仙经"(《玉台新咏》)，唐代药王孙思邈亦著有《存神炼气铭》等。苏轼仿效前人学习了佛家的数息法、打坐及观想，与道家的炼气说和内丹功，同时参酌孙思邈的医家观点，会通了中国古代传统哲学与科学两方基础，将调息、内观与按摩汇集成养气练功要诀，作为日常保健的功课。这是一种有效而便捷的养生方式，类似气功和印度瑜伽术，是将所有念头专注在呼吸上，使全副身心放松，进入休息、调节和恢复的状态，以达到强身健体，祛病防病，抗衰缓老等目的。

"人之寿夭在元气……是以善养生者，慎起居，节饮食，导引关节，吐故纳新。不得已而用药，则择其品之上、性之良，可以久服而无害者，则五脏和平而寿命长。"(《上神宗皇帝书》)可见，苏轼养生目的实与普世无异，为求寿长，其要领在涵养元气，以致身心内外的平和。

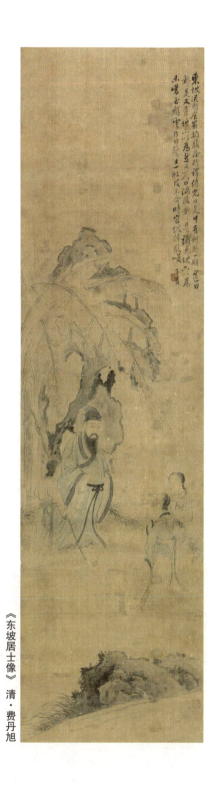

《东坡居士像》清·费丹旭

（二）其他养生法

1. 梳头

诗曰：

羽虫见月争翾翻，我亦散发虚明轩。

千梳冷快肌骨醒，风露气入霜蓬根。

——苏轼《六月十二日酒醒步月理发而寝》

除了上述的养气静坐调息法，苏轼还有不少日常保健的妙招法宝。苏轼常以梳发养生，即"栉发"，以篦子梳理头发，按摩头皮，刺激头部穴位，或推散头皮胀痛、瘀结处，活络气血。《上张安道养生诀论》提到"梳头百余梳而卧"，苏轼梳头百下后才告寝，以助睡眠。《黄帝内经》有云："一日三篦，发须稠密。"大医家孙思邈也说"发宜常梳"。苏轼晚年远放琼州，不因贬抑而郁郁寡欢、放任身形颓丧，依旧仔细打理头发，"老栉从我久，齿疏含清风。一洗耳目明，习习万窍通"（《谪居三适三首·旦起理发》）。剪发、洗发时自然能按摩到头部，顿时使人神清气爽，耳目一新，精神焕发。高寿86岁的陆游亦好养生，也喜梳发，如"客稀门每闭，意闷发重梳""破裘寒旋补，残发短犹梳""醒来忽觉天窗白，短发萧萧起自梳"等。"发为血之余，肾之华"，观察发丝是否干燥、折裂，或发色是否枯黄，便可窥知体内气血是否充足，"血盛则发润，血衰则发衰"。血气方刚的青少年，气血充足，发黑量丰有光泽；体衰或患病的老年人，则易血亏气虚，自然发白量少不盈润。以中医来说，人体十二经脉和奇经八脉均汇聚头部，头为诸阳所汇，百脉相通，有近50个穴位。梳头时，按摩这些穴位，能使阳气升发，诸脉调顺，阴阳和谐，即强化经络与全身组织器官之间的沟通，具有疏通经络、运行气血、开窍宁神、清心醒目、平肝熄风之效。多梳发不仅能滋养头发，防脱发白发，更能健脑安神、通血明目、除湿祛风，如"千过梳发，头不白"（《诸病源候论》），"梳欲得多，多则去风，血液不滞，发根常坚"（《圣济总录》），"栉头理发，欲得多过，通流血脉，散风湿，数易栉，更番用之"（《诸病源候论·养生方·真诰》）等，一个小小的梳发动作竟能带来诸多强身健体的好处。

2. 洗脚、摩脚、动脚

> 诗曰：
>
> 瓦盎深及膝，时复冷暖投。
>
> 明灯一爪剪，快若鹰辞鞲。
>
> ——苏轼《谪居三适三首·夜卧濯足》

苏轼颇好保养腿脚。上述诗句苏轼写于谪居琼州时，描述洗（泡）脚、剪趾甲的状态，如常的生活细节琐事足见其心宽自适。另外，在写给友人王定国的信中，苏轼举例："扬州有侍其太保，官于烟瘴地十余年，比归，面色红润，无一点瘴气，只是用摩脚心法。此法定国自知之，更请加功不废。"此中的"摩脚心法"正是前文练功要诀中提到的"以左右手热摩两脚心。"苏轼所摩热的脚心位置，正是足少阴肾经涌泉穴的所在。中医认为"肾出于涌泉，涌泉者足心也"（《黄帝内经》），位于人体最底部脚底的涌泉，就像从地上涌出泉水一般，故名。又意谓肾经之气如源泉涌出之水，始于足心，涌出之水流灌四肢周身，进而产生作用。涌泉穴乃肾经首穴，也是长寿要穴。中医认为，肝藏血，肾藏精，肝肾同源，按摩足心涌泉穴能滋补肝肾，有助于明目健脑。此穴位对应之疾病多达五十余种，尤其能防治由肾、肾经所联系的相关病症，甚至缓减衰老。脚底有许多末梢神经及毛细血管、毛细淋巴管等，推搓摩擦脚底穴位至发热，能加强毛细血管、毛细淋巴管的通透性，促进血液、淋巴液的循环，调整代谢。以中医来说，通过经络系统能联系到全身各部位的脏腑肢节，有效提升全身气血的通畅运行，即能增强免疫力，不易生病。

文曰：

一曰无事以当贵，二曰早寝以当富，三曰安步以当车，四曰晚食以当肉。

——苏轼《赠张鹗》

苏轼好友张鹗向他请教如何养生，其中一项"安步以当车"，就是以走路取代坐车。犹如今人以日行万步作为日常运动一样。走路还需强壮的腿力，故腿脚的保养不可轻忽。今人常说"小腿是第二个心脏"，因为血液从心脏流至全身再回到心脏，必须藉由下肢肌肉的收缩将下半身的血液往上再送回心脏，这全赖小腿的肌力，相当于是帮辅的作用。

苏轼深知强健腿脚的重要性，他也早起锻炼，"晨兴疾趋必十里许，气损则缓之，气匀则振之，头足皆热，宣通畅适，久久行之，当自知其妙矣。""疾趋"相当于快走或跑步，"十里许"相当于五千米。跑到气喘吁吁就放慢节奏，缓和过后再提上速度，跑到头上发汗、脚下发热，表示全身气血流通。苏轼的晨练实与今人无异，其要领仍在"久久行之"，每天坚持跑、持续跑，才能真得其妙。这也呼应了他所说："善养身者，使之能逸而能劳，步趋动作，使其四体狃于寒暑之变，然后可以刚健强力，涉险而不伤。"每当腿脚受伤痊愈之后，但凡天气一变，伤处便会开始酸疼肿胀，一两日内即可能降温落雨，转为湿凉天气。只有劳逸结合才能培养出足够的适应能力，应变各种变化，长久维持，养成习惯，方可动静自如，不易伤筋动骨。

三、豁达安适，养性养心

（一）乐天知足

诗曰：

甘苦尝从极处回，咸酸未必是盐梅。

问师此个天真味，根上来么尘上来？

——苏轼《东坡羹颂》

东坡羹不难做，然随遇而安的豁达人生观却未必学得来。如《东坡羹颂》所云，尝尽世间的苦，苦到极致，甘甜自来。这个中的甜苦咸酸，却不一定是青梅和盐所造成的。苏轼问僧人（抑或是自问），天然真实的滋味，究竟是从大头菜、萝卜这些蔬菜来的，还是从凡尘俗世来的？

几经迁谪的苏轼，生活清苦，青蔬果腹，却还能赋诗称颂安于蔬食的现实逆境，苦中作乐。他并非用诗歌聊以慰藉，而是用诗歌写尽人生，从不隐藏也毫不遮掩，倒是尽其可能地记录他当下生活的所食所感、所知所闻，连喝个菜粥、洗头剪趾都能大书特书，足见他不自怜自伤，不自怨自艾。他只是安然自适，平和接物，视风雨如晴，视无常如常。

也许，苏轼的知足，并非天生使然，正因为重重跌落过，濒死关头，重拾生机，使他往后余生不再虚度，不做怨嗟，不留遗憾，"相濡以沫，不如相忘于江湖"（《庄子·内篇·大宗师》），从此无论置身何处、何等际遇，皆能尽情尽兴、毫无保留地活出最真实的自我，这是属于"苏氏"风轻云淡的顺其自然，苦尽甘来的乐天知命。

苏轼知足但不自满，满则溢，溢则过也，中医与儒释道三家无不强调节制克己。如《老子》云："祸莫大于不知足，咎莫大于欲得。故知足之足，常足。"（《老子·四十六章》）苏轼凡事知足少欲，自然心境平和，遇事安然不乱。苏轼曾开给友人的养生第一味药就是"无事以当贵"（《赠张鹗》），不妄求分外之想，平静无事最显可贵。苏轼在面对多舛的际遇时，能保持乐观旷达的精神面貌，能有效排遣多年遭受诬陷贬抑的极大压力，正是因为他重视情志养生。情志养生即精神养生，西医所谓的心理保健。中医讲"喜则气和志达，荣卫通利"（《黄帝内经·素问》），心情愉悦可使人体行气平缓顺畅，不过急过躁，才不致耗气伤神，正如"知喜怒之损性，故豁情以宽心……知哀乐之损寿，故抑之而不有；知情欲之窃命，故忍之而不为"（《养生类纂·总叙养生》）。

情志，即七情，喜、怒、忧、思、悲、惊、恐等七种情绪。人的情绪若受到内在外在的刺激影响，也会产生疾病，正因如此，人的心理生理是相互协调作用的。如《黄帝内经》云："悲哀愁忧则心动，心动则五脏六腑皆摇。"（《灵枢》）七情对应着五脏，心主喜、肝主怒、肺主忧与悲、脾主思、肾主恐与惊。如情绪失调，容易影响体内各项器官的运作。所以，照顾好自身的情绪，有助于身心健康。

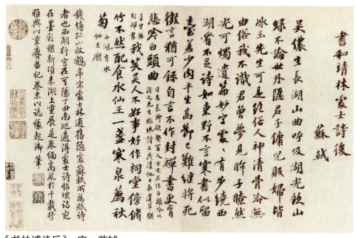

《书林逋诗后》 宋·苏轼

全诗表达苏轼对林逋这位谪仙人物及其生活的褒扬与赞赏。

苏轼晚年来到当时"非人所居"的儋州（海南），在"无肉豢以适口，荷邻蔬之见分"的不毛之地，"卜居南山之下，服食器用，称家之有无，水路之味，贫不能致，煮蔓菁、芦菔、苦荠而食之"。他一如既往地随缘而过，始终乐观相信"既来之，则安之"，依旧不忘煮上那"信净美而甘芬"的东坡羹，度日如常，淡泊如昔，甚至在这"垂老投荒，无复生还之望"之际，还能保有"一笑而起，渺海阔而天高"（《老饕赋》）的气概，"人生如逆旅，我亦是行人"（《临江仙·送钱穆父》），何必在乎我是谁的快意潇洒，正是苏轼一生的写照。

（二）移情养性

> 诗曰：
> 粗缯大布裹生涯，腹有诗书气自华。
> 厌伴老儒烹瓠叶，强随举子踏槐花。
> 囊空不办寻春马，眼乱行看择婿车。
> 得意犹堪夸世俗，诏黄新湿字如鸦。
>
> ——苏轼《和董传留别》

当年苏轼赠别友人的诗句"粗缯大布裹生涯，腹有诗书气自华"，其实也暗自呼应了他的处境。谪居儋州的苏轼，在亲手搭建的茅屋"桄榔庵"中"食芋饮水，着书以为乐"。虽说他未必还有"青云之志"，然而"穷且益坚"是他对人生，对读书、著书等志趣始终不变的态度。如"流转海外，如逃深谷，既无与晤语者，又书籍举无有，惟陶渊明一集，柳子厚诗文数册，常置左右，目为二友"（《答程全父推官六首之三》）。苏轼好读书，愈遭贬抑，愈读陶柳，愈觉知音。又如"儿子比抄得《唐书》一部，又借得《前汉》欲抄。若了此二书，便是穷儿暴富也。呵呵。老拙亦欲为此，而目昏心疲，不能自苦，故乐以此告壮者尔"（《答程全父推官六首之五》）。苏轼教子抄书，恰似有书万事足，能使"穷儿暴富"，形容贴切可爱，可见苏轼一家对书的热爱，乃至孩子抄个书都能令他欣喜无比，津津乐道。

这些兴趣、爱好是苏轼排解负面情绪的良方亦是中医讲的"移情"，即转移注意力，以另一种情志抑制、淡化甚至消除原先过激、失控的情志，经过调适、恢复再继续维持良好且平衡的身心状态。"善医者，必先医其心，而后医其身"，身病易治，心病难医。养生不仅在养身，还得养心，也就是养情志。当身与心同时达到平衡状态，四肢腑脏的功能才会和谐。

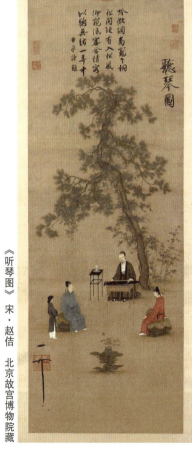

《听琴图》宋·赵佶 北京故宫博物院藏

主人公端坐抚琴，听者悠然入定、沉醉其中。

苏轼一生仕途坎坷，迁谪多地，藉此游历，寄情山水，自然七情不易郁结。或有云"七情之病也，看花解闷，听曲消愁，有胜于服药者矣。人无日不在外治、调摄之中特习焉，不察耳"（《理瀹骈文》）。莳花弄草、填词听曲、写字弹琴、练功运动，生活中习惯的事物其实都能起到"移情"养性的作用。

词曰：

神闲意定，万籁收声天地静。玉指冰弦，未动宫商意已传。

悲风流水，写出寥寥千古意。归去无眠，一夜余音在耳边。

——苏轼《减字木兰花·琴》

苏轼好音乐，曾三度为《阳关曲》填词，又喜钻研古琴，音感甚佳，如"琴声出于两池间，其背微隆，若薤叶然，声欲出而隘，裴回不去，乃有余韵，此最不传之妙""进叔所蓄琴，前几不容指，而后劣容纸，然终无杂声，可谓妙矣"，如有作为，若非调音师，便是琴师。苏轼在音乐审美上颇有见地，写了不少以琴为题的诗文。此词《减字木兰花·琴》描写聆赏琴乐的过程，除了写出琴师技艺高超外，还写出身为听众的苏轼被尚未演奏的琴韵波动所震撼，其"弦外之意"兴许是，若要真弹奏了，那必定是更惊为天人。琴师有艺，琴音无意，然听者有心，且已动心，于是，共鸣久久不已，苏轼深受琴音的抚慰。音乐能陶冶性情，也能作为治疗方法，藉由音律曲调的高低起伏，刺激听觉和脑部，使情绪舒缓，身心放松。

音乐两字最早出现在《吕氏春秋》，"音乐之所由来者远矣……形体有处，莫不有声。声出于和，和出于适""凡乐，天地之和，阴阳之调也"（《吕氏春秋·大乐》）。上古时代认为"声出于和"，而乐也由天地阴阳调和而成，可见音乐的核心与特点在于"和"。"和"的概念，大抵出自儒家。"喜怒哀乐之未发，谓之中；发而皆中节，谓之和。致中和，天地位焉，万物育焉。"（《礼记》）"致中和"乃中庸之道，若换作医家的话来说，就是保持身心的和谐与内外的平衡。

古代音律分为五音十二律，《内经》将五音对应五行："角谓木音，调而直也；徵谓火音，和而美也；宫为土音，大而和也；商谓金音，轻而劲也；羽谓水音，沉而深也。"中医采用天人相应之说，将五音对应五脏，并以五音调理五脏。"天有五音，人有五脏；天有六律，人有六腑。此人之与天地相应也。"（《灵枢·邪客》）"闻及五音，以别其病。"（《难经》）又太史公马迁有云："故音乐者，所以动荡血脉，通流精神而和正心也。故宫动脾而和正圣，商动肺而和正义，角动肝而和正仁，徵动心而和正礼，羽动肾而和正智。……故闻宫音，使人温舒而广大；闻商音，使人方正而好义；闻角音，使人恻隐而爱人；闻徵音，使人乐善而好施；闻羽音，使人整齐而好礼。"(《史记·书·乐书》)不同的音律起伏、音频高低予人不同的听觉刺激，由太史公言已能看出音乐对人的影响与作用，不仅止于聆赏、审美、附庸风雅而已，更多的是教化人心，洗涤心灵。此说与中医的情志养生有异曲同工之妙。音乐疗法更多的是使身心放松，得到抚慰甚至宣泄，通过不同的音律曲调来平衡身体内外的阴阳和谐，调节精气的运行升降，脏腑的通畅顺达，情志的调剂涵养，是一种帮助身心复原的有效方法。

文曰：

君子可以寓意于物，而不可以留意于物。寓意于物，虽微物足以为乐，虽尤物不足以为病。留意于物，虽微物足以为病，虽尤物不足以为乐。

——苏轼《宝绘堂记》节选

苏轼年少轻狂，酷嗜书画收藏，甚至"家之所有，惟恐其失之，人之所有，惟恐其不吾予也"。后来，他自嘲自悟："吾薄富贵而厚于书，轻死生而重画，岂不颠倒错缪，失其本心也哉？"念头一转，不再为物所左右，凡看喜欢的就收，若人拿走亦不可惜，欣然接受，"于是乎二物者，常为吾乐，而不能为吾病"。苏轼对心爱书画的执念，放下了，书画对他而言真是"身外之物""不足以移人"，不再成为他的"病"，烦恼、执着，超脱物外，反倒得到"足以悦人"且"可喜"的真正乐趣。届不惑之年的苏轼，此番物我之间的微妙取舍，体会深刻，见解精湛。他以为"君子可以寓意于物，而不可以留意于物"(《宝绘堂记》)，物可以用来寄托情感，但切忌把全副身心都"滞留"、消磨在物上，"留意于物"会成为"病"，是烦恼、障碍，"寓意于物"则不受物之羁绊，才能获致真正的乐、自在的乐。

（三）佛道熏陶

苏轼对世事充满好奇，却不"留意于物"，不耽溺于爱好，他从诸多历史教训中深知玩物丧志之理，深自警惕，以"寓意于物"为尺度，自有分寸。而这正是好读书的他从老子《道德经》中所汲取的哲理，即"五色令人目盲，五音令人耳聋，五味令人口爽，驰骋田猎令人心发狂"（《道德经》第十二章）。五色、五音、五味、驰骋、田猎乃身外之物，如同佛家所说的"六尘"，即色、声、香、味、触、法，感官所觉受的一切都是不净的，是会产生烦恼的。苏轼能遇事豁达，处境安适，既不怨也不恼，正是明辨个中深意，亦是长期受佛道熏陶，耳濡目染的结果。

诗曰：

我本修行人，三世积精炼。中间一念失，受此百年谴。

——苏轼《南华寺》

宋代佛教以禅宗为盛，影响了儒家思想，促使理学大兴，文士多有发挥，哲理诗、禅诗不少。苏轼家中信佛，少时尝读佛书，初入仕途受同僚影响开始习佛，不谙义理，中年游宦南行，始与僧人交游，"予方年壮气盛，不安厥官，每往见师（惠辨），清坐相对，时闻一言，则百忧冰解，形神俱泰"（《海月辨公真赞》）。此后时常出入丛林，令苏轼心生清静，俗务顿消。

诗曰：

南北一山门，上下两天竺。中有老法师，瘦长如鹳鹄。
不知修何行，碧眼照山谷。见之自清凉，洗尽烦恼毒。

——苏轼《赠上天竺辩才师》节选

苏轼敬仰白居易，颇感遭遇相似，"出处依稀似乐天，敢将衰朽较前贤"。以香山居士谪忠州时所作诗《东坡种花》《步东坡》，自拟东坡居士（《二老堂诗话》）。"本朝士大夫多慕乐天，东坡尤甚。"（《鹤林玉露》）白居易习佛，画维摩诘像，自比维摩诘，苏轼欣羡向往，其诗文中常见援引《维摩诘经》中之典故"维摩示疾""毗耶居士""天女散花"等。

诗曰：

今观古塑维摩像，病骨磊嵬如枯龟。

乃知至人外生死，此身变化浮云随。

世人岂不硕且好，身虽未病心已疲。

——苏轼《维摩像唐杨惠之塑在天柱寺》节选

还有写给朝云的词，"白发苍颜，正是维摩境界。空方丈、散花何碍"（《殢人娇·赠朝云》），或"结习渐消留不住，却须还与散花天"（《坐上赋戴花得天字》），又如"一枝风物便清和，看尽千林未觉多。结习已空从着袂，不须天女问云何"（《再和杨公济梅花十绝》）。苏轼自述"结习"，也就是累世习气、烦恼已逐渐消弭，并以傲雪冬梅自比，颇有孤芳自赏之意。

年轻时的苏轼"佛书旧亦尝看，但暗塞不能通其妙。独时，取其粗浅假说以自洗濯，若农夫之去草，旋去旋生，虽若无益，然终愈于不去也。若世之君子所谓超然玄悟者，仆不识也"。为寻一处僻静，暂且读经，然终无所得。乌台诗案后，苏轼被贬黄州，饱受牢狱磨难，险中不死的他，杜门谢客，深居简出，"但多难畏人，不复作文字，惟时作僧佛语耳"（《与程彝仲推官书》），开始频繁参究佛经，"后读释氏书，深悟实相，参之孔老，博辩无碍，浩然不见其涯也"（《亡兄子瞻端明墓志铭》）。面临政治黑暗和人生低谷，苏轼为摆脱烦恼尘垢，时常游寺伴僧，焚香静坐，自省忏悔，"钟声自送客，出谷犹依依""间一二日辄往，焚香默坐，深自省察，则物我两忘，身心皆空，求罪垢所从生而不可得""杜门烧香，闭目清坐，深念五十九年之非耳"。

诗曰：

若言琴上有琴声，放在匣中何不鸣？

若言声在指头上，何不于君指上听？

——苏轼《琴诗》

苏轼此诗似偈、似有禅机，抛出了琴如何发出声音的问题，苏轼并无自解。抑或，此诗只是他读经时所见佛家的有无、生灭与因缘和合等概念之疑惑。或有云，此诗似仿唐朝韦应物所描写溪水与溪石如何迸发声响，"水性自云静，石中本无声。如何两相激，雷转空山惊"（《听嘉陵江水声寄深上人》）；或说是脱胎自苏轼经常阅览的《楞严经》："如何世间三有众生及出世间声闻缘觉，以所知心测度如来无上菩提，用世语言入佛知见？譬如琴瑟、箜篌、琵琶虽有妙音，若无妙指，终不能发。汝与众生亦复如是。"（《大佛顶如来密因修证了义诸菩萨万行首楞严经卷第四》）经中譬喻意在说明世间一切众生不能以其所知、所感、所语言来揣度、探知佛陀的智能、奥义。同时，也衍生出万物之有无的道理，"无"并不是没有，"有"也并非真有，看不见的不代表不存在，看得见的也不代表就存在。苏轼诗中的琴和指都具体有形，但只凭有形的琴或指却无法独自发出音声，这可谓之"无"；必须藉由手指拨动琴弦，产生震动、共鸣，琴声方响，这谓之"有"。故知音乐（音声）即"有"与"无"之结合，方能从"无"中生"有"。佛家说，万物都是因缘和合而生。此诗兴许能窥知苏轼已逐渐参入佛理，尝试探索个中奥妙。

诗曰：

庐山烟雨浙江潮，未到千般恨不消。

到得还来别无事，庐山烟雨浙江潮。

——苏轼《观潮》

通过此诗看出，苏轼对自然美景不再着于相、动于心了。庐山是苏轼笔下最常见的名胜之一，钱塘潮至今闻名，然而当他心中无事、无念、无求，一派澄静，自然无须凭借外物了。山水名胜之于苏轼，已掀不起涟漪，他做到了不被"物"所左右，不再贪恋。此番体会与心境的开阔有关，也许是参禅所获，也许是见闻颇多，不足为奇，也许是心中无事，无须寄托，故这般"见山还是山"的感悟油然而生。苏轼已能看清妄想，心随境转，淡然接物。这山水之名，亦是众人簇拥而来，也是虚幻不真，如同官禄爵位，到头来，还不是梦幻泡影。对此刻的苏轼来说，眼前这山依旧是山，水依然是水，不过尔尔，人生一场"休言万事转头空，未转头时皆梦"（《西江月·平山堂》）。这并非苏轼的自信自满，而是他通过修佛习禅的熏陶积累，对身外之物降低了依赖与执着，内心信念逐渐地清晰而坚定，方能"及至到来无一事"，恰似王维的"万事不关心"，自然凝练出一种思想上的超越、心境上的提升，似禅非禅，别有其趣。

词曰：

谁道东阳都瘦损，凝然点漆精神。瑶林终自隔风尘。试看披鹤氅，仍是谪仙人。

省可清言挥玉尘，真须保器全真。风流何似道家纯。不应同蜀客，惟爱卓文君。

——苏轼《临江仙·赠王友道》

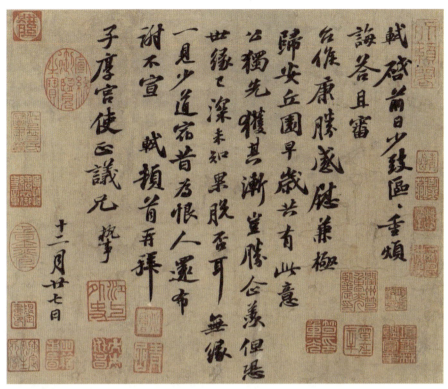

《归安丘园帖》 宋·苏轼　台北故宫博物院藏

《归安丘园帖》又称《致子厚宫使正议》，是苏东坡写给苏轼的好友宫使正议子厚（章惇）的一封信。"归安丘园，早岁共有此意，公独先获其渐，岂胜企羡。"此封问候信却给苏东坡带来了命运的转折。

又如写词赠道友，苏轼频用具有道家特色之典故称赞友人，如"风尘外物""披鹤氅""谪仙人"等，既歆羡友人能履行修道之志，亦企盼友人修道愈加精进，得羽化登仙之最终归宿，最后奉劝友人莫要清谈，当重实际修为，以养生保全道家纯正真气，此即世间风流也无可比拟，更警惕友人切忌耽溺美色。"蜀客"或是苏轼自谦，暗指自己尚有妻妾，修道之力未逮，不如友人。

词曰：

清夜无尘，月色如银。酒斟时、须满十分。浮名浮利，虚苦劳神。叹隙中驹，石中火，梦中身。

虽抱文章，开口谁亲。且陶陶、乐尽天真。几时归去，作个闲人，对一张琴，一壶酒，一溪云。

——苏轼《行香子·述怀》

苏轼的人生哲学，殆出于《庄》《老》。苏轼深知人生虚无，名利浮云般，一晃即逝，只是徒劳精神罢了，当以天真和乐的心情来度日处世。"苏氏之乐"是节制物欲之乐，不留于物、不为物所病，"以见予之无所往而不乐者，盖游于物之外也"的"超然"之乐。亦是使心"无事"且安于"作个闲人"的淡泊之乐，以琴伴酒，水天相映，安贫乐道，好不逍遥。

苏轼的物我关系始终抱持着"惟莫与之争，而听其所为。故凡病我者，举非物也"。故其方能顺其自然，宠辱不惊。对苏轼来说，"此间有甚么歇不得处"（《记游松风亭》），随处都能"熟歇"，因为"江山风月，本无常主，闲者便是主人"（《临皋闲题》），心闲无事，了无挂碍，自然"此心安处是吾乡"。苏轼将其处世哲学与养生之道融为一体，践行不殆。《庄子》云："圣人休，休焉则平易矣，平易则恬惔矣。平易恬惔，则忧患不能入，邪气不能袭，故其德全而神不亏。"（《庄子外篇·刻意》）此中的"休"换成苏轼的话来说，便是"闲"，便是"无事"，以清净、淡泊、寡欲的身心状态来颐养心神，无争于世，自得其乐。因此，在情志方面无忧无患，身体健康上病邪不侵，自然身心平衡健全，精、气、神皆无郁结、无耗损。

苏轼藉由佛道涵养其性，佛家的超脱出世、随顺因缘，使他不为烦恼所困而埋天怨地，道家的无为清静、顺应自然，使他不为欲望所囿而争名逐利，待人接物更加圆融平和，乐天知足，豁达安适。

第五章

胸次岂无医国策：陆游诗作中的医学思想

陆游（1125—1210），字务观，号放翁，越州山阴（今浙江绍兴）人。他是南宋大诗人，也是名医。在历代诗人中他也是高寿的一位，终年86岁。他出生在官宦世家，祖父陆佃是王安石的学生，著书200卷。父亲陆宰也是一位饱读经书的文士。他生长在书香门第的家庭里，这为他精学博览奠定了良好的基础。

陆游一生辛勤笔耕，给我们留下了近万首诗作，其中不少诗篇记录下了他的医学思想。他对诗和医药都有相当的研究，一生中，与诗、酒、病、药结下了不解之缘。据不完全统计，在他现存诗稿中有300多首是涉及疾病和医药的。根据日本人丹波元胤《医籍考》记载，陆游尚有《续集验方》二卷，现仅存陆氏跋语一则，余尽佚失了。

陆游从事祖国养生学的研究，溯源《周易》，攻读《黄庭》，经验丰富，造诣很深。"四十余年学养生，谁知所得亦平平""熟读大小止观，精读内外《黄庭》"（《六言杂兴》），"床头《周易》真良药"（《叹老》），"床头《周易》在，端拟绝韦编"（《病中作》），"早佩黄庭两卷经"（《书怀绝句》）等这方面的记叙，有十余处之多。

"胸次岂无医国策，囊中幸有活人方。"这是著名爱国诗人陆游的自我写照。他，一个尚未被人们所承认的出色医家，曾在后半生里经历了30多年的悬壶生涯。下面我们仅就其诗作中的医学思想作一浅探。

一、诸湿肿满，皆属于脾

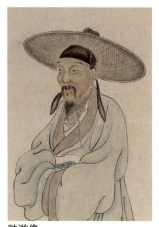

陆游像

诗曰：

肥僧大腰腹，呀喘趋迎官。

走疾不得语，坐立汗未干。

——陆游《化成院》

陆游在《化成院》这首绝句中，留下了一个身体肥胖、气虚汗喘的病例资料。化成院中有一位肥胖的僧人，他腰腹肥大，如缠万贯，疾步快走以迎接高官。因为走得太疾，他不能言语。等到最后坐在椅上，他那一身热汗都没能干。《黄帝内经》有言："诸湿肿满，皆属于脾。"化成院中的这位肥胖僧人，似脾胃虚寒，不能制水，则水妄行而致使的虚劳浮肿。

"火食常呕噎。"（《月下作》）嗜食炙煿助长内热，胃热蕴积，自可作呕噎。"外寒客肺胃，下湿攻脚胫，俗巫医不艺，呜呼亦记命。我始屏药来，治疾以清静……三日体遂轻，成此不战胜。"（《病中作》）认准病因病机，奏效自会如鼓应枹。"儿扶一老候溪边，来告头风久未痊。不用更求芎芷辈，吾诗读罢自醒然。"（《山村经行因施药》之三）陆游为人愈疾，不但用药，还重视精神疗法，且疗效很好，病人多来求医。"终旬邻父病，且喜复来过。"（《自治》）人身有病，应该访医求药，不能靠神赖仙。"病仗药支撑。"（《病卧》）"饮酒以散愁，服药以治病……掀髯笑嵇阮，举袂谢和缓。"（《书意》)陆游还主张，用药勿过，中病即止；药后注意饮食调节，劳逸适度。"药与疾相当，何恙不能已，良医善用药，疾去药亦止。晨晡节次食，劳佚时卧起。藉臼未长生，耄期直易尔。"（《东斋杂书》之十）至于小疾微恙，则不必吃药，"微聋自乐不须医"（《社日》），进行自体调节即可。

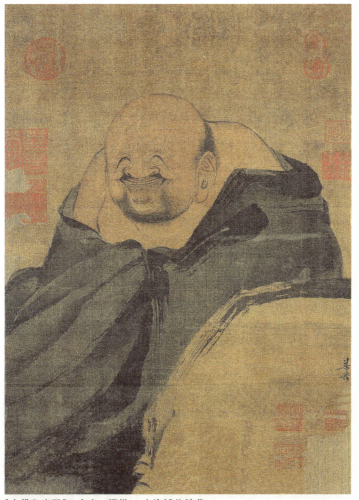

《布袋和尚图》 南宋·梁楷 上海博物馆藏

本图描绘出一位和善、柔和且稍显圆润的僧人。

二、久病成医，药影不离

陆游少时体弱多病，后又因抗金抱负难以实现，屡遭投降派的打击，以致忧患极多。"不为良相，愿为良医"，这可能是他从事祖国医学研究的一个主要原因。"予少多疾恙，五十已遽衰，齿摇额须白，萧然蒲柳姿。俛仰忽二纪，卧病实半之。"（《寿考如富贵》）"五十未名老，无如衰疾何。"（《五十》）有很多诗章记下了他多病的苦恼。而此般境遇激发了陆游对于中医药的兴趣，沉浸于药香之日弥久，喜爱中医药之情弥深，可谓久病成医。以诗为证，可见陆游对于采药、种药、制药、用药和辨药皆有良多心得。

（一）采药

诗曰：

篛子编成细箬新，独穿空翠上嶙峋。

丹砂岩际朝暾日，狗杞云间夜吠人。

络石菖蒲蒙绿发，缠松薜荔长苍鳞。

金貂谒帝我未暇，且作人间千岁身。

——陆游《采药》

背上新制的篛子，穿着轻便的衣裳，踩过嶙峋怪石，穿梭空山新翠。在岩石的缝隙间寻觅朱砂，寻觅那抹如红日初升般的鲜亮；向云雾更深处攀登采集枸杞，那儿有野犬在夜里低低地吠着。络石与石菖蒲萌发于山间绿意盎然处；薜荔缠绕松柏，仿佛苍龙身上泛着冷光的鳞片。我倘祥于深山丛林，未曾有空暇承应圣上的谒见；且自在游荡，咸淡自知。

陆游喜欢采药，也懂得采药，诗里充满了采药的乐趣。采药对于他来说，一可为人治病，二可陶冶情操，强身健体。"采药思长往，传书却小留"（《自讼》），"归去秋山劚茯苓""山药秋可掘"（《采药有感》），"细劚松根采茯苓""茂树生风洗郁蒸，采药喜逢岷下客"（《急雨》）等诗句，充分记录了陆游的采药经历。

（二）种药

诗曰：

辛兹身少闲，治地开药圃。

破荒劚瓦砾，引水灌膏乳。

云芝移石帆，金星取天姥。

申椒蘪芜辈，一一粲可数。

次第雨苗滋，参差风叶举。

山僧与野老，言议各有取。

瓜香躬采曝，泉洁谨炊鬻。

老夫病若失，稚子喜欲舞。

——陆游《药圃》节选

陆游开垦药圃，种植药草，辛勤耕耘，不仅见于《药圃》一诗。"送芋谢牛医，览水晨浇药"（《杜门》）；"逢人乞药栽，郁郁遂满园。玉芝来天姥，黄精出云门。丹苗雨后吐，绿叶风中翻。活人吾岂能，要有此意存。"（《村舍杂书》）由于他辛勤耕耘，换来了中药的丰收，喜悦的心情溢于言表。他在赠给善医的林道人诗中写道："鸦嘴金锄带药香。"（《赠林使君》）陆游在中药的栽培上，确实积累了不少的经验。

不仅仅是种药与采药，陆游对制药及用药亦颇有研究。"汲井洗灵药"（《宿天庆道院》），写对药物的洗制；"寒气薄腠理，沉痛结心膂。遣权买药物，日夜事炮煮"（《杂兴》其五），写自己不管天气严寒和疾病侵身，都在进行药物的炮制。

南宋淳熙二年（1175），陆游正在成都府路安抚司任参议，当时疫病流行，广大人民染疾毙命。他目睹此景，慷慨解囊，亲手配制汤药，设药缸于街头，救民之厄，活人无算。"我游四方不得意，阳狂施药成都市，大瓢满贮随所求，聊为疲民起憔悴"，记的就是这件事。"驴肩每带药囊行，村巷欢欣夹道迎。共说向来曾活我，生儿多以陆为名。"（《山村径行因施药》之四）陆游还身携药囊，到处为人施药医疾，诗中看到其医技高明，多救人活命，以致病家感恩戴德，生儿以陆为名，以示纪念之意。陆游不愧是一位医德好、技术精的"坐堂"兼"走方"大家。

陆游还常以"药膳"防病治病，"薄饭羹茯苓"（《衰甚书感》），"头风便菊枕，足痹倚藜床"（《老态》），"枕囊贮菊愈头风"（《示村医》），"采得黄花作枕囊，曲屏深幌闷幽香。唤回四十三年梦，灯暗无人说断肠"。他赞咏了菊花作药枕的治疗作用，使药枕这一祖国医学独特的防病治病方法，得到了继承和应用。

陆游在药物的鉴别上也颇有实践经验，如《山村经行因施药》其五就写了"村翁不解读《本草》，争就先生辨药苗"。

三、培元固本，修身养气

诗曰：

养生熟为本？元气不可亏。

秋毫失固守，金丹亦奚为。

所以古达人，一意坚自持。

魔鬼虽百万，敢犯堂堂师。

——陆游《杂感》

养生之道，以元气为本。若元气些许失于固守，对于疾病治疗，灵
丹妙药也无能为力。所以古之圣贤，
皆重视固护元气。由此"正气存内，
邪不可干"，即使风寒暑湿等外邪来
势汹汹，机体依然能安然无恙。

元气是人身的根本，所以陆游
对此十分重视。"但知元气为根本"
（《小疾偶书》），只要元气得保，则疾
发无由。否则，"卫养元无术，衰残
只自悲"。"吾身本无患，卫养在得宜。
一毫不加谨,百疾所由滋。"（《铭座》）
这时，再服什么金丹妙药也不起作
用了。至于元气的培养，其要有四：
其一要"爱气"，"爱气如守关"（《修
居室赋诗自警》）；其二要"养气"，"养
气要使全"（《自勉》）；其三要"勤"，
"养气敢不勤"（《游武夷山》）；其四
要"恒"，"养气安心不计年"（《养
气》）。只有这样，才能达到养生的
目的,也就是陆游说的"终身作元龟"
（《铭座》）。

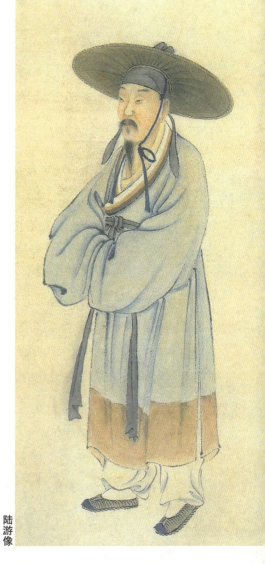

陆游像

《长夏帖》 宋·陆游 北京故宫博物院藏

释文：游顿首再拜上覆。即日长夏毒暑，共惟怀章有相，台候起居万福，未由参晤，伏祈上为主知，倍加宠珍。前膺郎省之求，不宣。游顿首再拜上覆，知府中大亲家台坐。六月十八日。

陆游对老子的道学十分推崇，《东斋杂书》之五中云："吾闻诸先贤，养生莫如啬。"老子的"道"指万物之源，其养以"柔""雌""啬"为务，这与陆游重视元气实际上也是一致的。

陆游认为，"养生有妙理，省事与寡言"（《东斋杂事之十一》），"治心无他术，要使百念空"（《治心》），"长生岂有巧？要令方寸虚"（《春晚南堂晨起》），"一段光明君记取，要知无念是真归"（《呻吟》）。恬淡虚无，没有私心杂念，才是养生的真谛。"养生如艺术，培养要得宜。常使无夭伤，自有干云时"（《暑中北窗昼卧有感作》）；"御疾如治河，但当使之东。下流既有归，自然行地中。"（同上）养生如同植树和清理河道之淤，前者重在培养好根基，后者重在因势利导而通其塞，从而顺应养生的自然规律。

陆游也认为畅心宽怀才得生活清欢。"放翁胸次谁能测？万里秋毫未足宽"（《小市》），"莫笑龟堂磊魂胸，此中元可贮虚空"（《遣兴》），"天亦命放翁，用此以养生。抑过补不足，辅相其适平。千岁汝身有，不必师于成"（《养生》）。陆游的心胸是相当开阔的，以"放翁"为号，可见，此寓意内涵之广。"愚为度世术，闲是养生方"（《夏中杂兴》），"心闲天地本来宽"(《初寒夜坐》)，"不是暮年能耐病，道人心地本来宽"(《病小减复作》)。心宽胸广，减少七情所伤，自可抗疾耐病。他晚年还写了一首游戏诗："整书拂几当闲嬉，时与儿孙竹马骑。故而小劳君会否？户枢流水即我师。"足见他的胸怀之豁达，情绪之乐观。

陆游认为心地清净是修性养生的重要一环。他觉得赋诗、书法、钓鱼、养花等都能够陶冶情操，有益健康。

世人皆知疾病应该防患未然，陆游亦然。"遇事始知闻道晚，抱床方悔养生疏。"(《病少愈偶作》) 在《病戒》中也说："……此身虽幸健，敢做无事看。祸福在呼吸，恐惧兼寝饭，人所忽不省，我思尝熟烂。"充分体现了祖国医学"不治已病治未病"的预防思想。通过养生来强身防病，实质上也就是"治未病"。

陆游认识到了人类生老病死这一自然规律。他在《病中作》中写道："寓形天地间，疾病谁能无？"又说："人身不可无疢疾……无疾身死或无日……壮夫一卧多不起，速死未必皆羸尫。"(《病起杂言》) 可见，人生难免得疾生病，更进一步说，病是伴随人生而在，是不可避免的。之所以养生，目的就是为了强健身体，减少疾病。

四、劳动四肢，正宜适度

陆游深刻理解"流水不腐，户枢不蠹"的意义，并把这一理念应用于养生。他以为老年人体力虽比青壮年逊色，但更应注重适度活动，做些力所能及的事，既能自食其力，又能养生。人的活动要像流水一样不停息，像户枢一样经常开开关关，不致生蠹。如：种花、养草、钓鱼、下棋、书法、绘画、作诗、吟唱、喝茶、品酒、植果、种菜等，他样样都干。他有"种菜三四畦，畜豚七八个"(《幽居》)，"晨几手作墨，午窗身砭茶。

岂惟要小劳，亦以御百邪"（《秋日遣怀》），"客来莫问先生处，不钓娥江即镜湖"（《七十》），还有"无诗三日却堪忧"等诗作证明他对"流水不腐，户枢不蠹"的实践。

在日常生活中，陆游把洗脚的好处与春、夏、秋、冬的自然现象结合起来，坚持在临睡前用热水泡脚，并根据大自然造就的春生、夏长、秋收、冬藏，总结出：春天洗脚，升阳固脱；夏天洗脚，暑热可却；秋天洗脚，润肺濡肠；冬天洗脚，丹田温灼。他还写有洗脚诗："老人不复事农桑，点数鸡豚亦未忘。洗脚上床真一快，稚孙渐长解烧汤。"（《泛舟过金家埂赠卖薪王翁》）

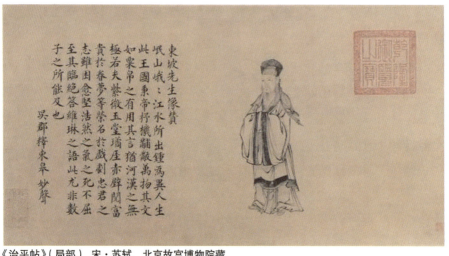

《治平帖》（局部） 宋·苏轼　北京故宫博物院藏

纸本纵29.2厘米，横45.2厘米。本卷引首有明人所画苏轼像及释东皋妙声所书《东坡先生像赞》。

饮食上他主张多吃素菜，力求清淡。有诗曰："老无声色娱，戒惧在饮食。"（《病中有述二首各五韵》）他还有《素饭》诗一首："放翁年来不肉食，盘箸未免犹豪奢。松桂软炊玉粒饭，醯（醋）酱自调银色茄。"他也吃些荤菜，但很注意素淡而不重油浓脂。

他还写有《食粥》诗："世人个个学长年，不悟长年在目前。我得宛丘平易法，只将食粥致神仙。"

第六章
古道西风寻瘦马：《全元散曲》中的医学思想

　　《全元散曲》为近人隋树森辑成。书中辑得元人小令 3853 首，套数 477 套，残曲不计入内，有名姓可考的作者 213 人。在这部散曲中，蕴藏的医学内容颇多（特别是养生方面尤丰），共计作者达 34 人，小令 141 首，套数 13 套，残曲 1 首。整理和研究这些医学宝藏实属必要。下面我们将绳之以类，取其要，探其胜。

一、颐享佳年，养生有道

　　人体生命虽然有自然的限数，但是在一定程度上和"养生"有关。遵循摄养之道，人则寿；否则，人易夭。养生学是一门科学，并不是什么神秘的东西。历史上曾有人给它披上了一些"迷信"或"荒诞"的外衣，如炼丹服食、长生仙化等。这种东西在元人散曲里也有不少，故先于此提出，以助读者辨认其非。

　　纵观散曲中的养生特点，可归纳为两个方面。

　　其一是清淡无欲。

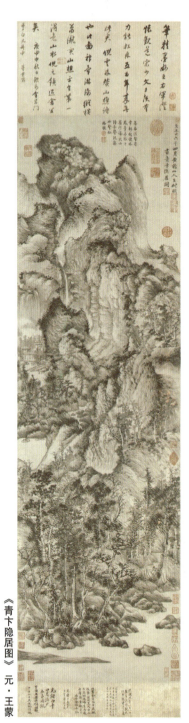

图画寓清淡无欲的隐居生活于山水之中。

《青卞隐居图》 元·王蒙

曲曰：

达时务，薄名利，秋风吹动田园兴。

锄瓜邵平，思莼季鹰，采菊渊明。

清淡老生涯，进退知天命。

——查德卿《〔双调〕庆东原》

淡泊名利，达观时务，秋风起时，正在田园里耕耘。效仿古时先贤，归隐于岁月静好。平生清淡无欲，看淡浮沉咸淡，进退有时，明知天命。

郑玉宾在套数《〔南吕〕一枝花》中唱道："俺只待学圣人问礼于老聃，遇钟离度脱淮南，就虚无养个真恬淡……两轮明月是俺这长明朗不灭的灯龛；万里山川是俺这无尽藏长生的药篮；一合乾坤是俺这养全真的无漏的仙庵……"（梁州散第七）曲以古之达人为例，道出了养生以心境无欲、胸中恬淡为要。这样，功名富贵无心恋，"六神和会自安然"（杨朝英《〔双调〕水仙子》），也就达到养生的目的了。另外，杜仁杰的残曲《〔双调〕乔牌儿》，王伯成的套数《〔般涉词〕哨遍·赠长泰宫雪庵学士》的《〔五煞〕》《〔六煞〕》《〔七煞〕》，张可久的《〔南日〕金字经·偕叶云中山行访吾丘道士》和宋方壶的《〔中吕〕山坡羊·道情》亦主此观点。

其二是幽居静处。

曲曰：
翠岩前，青松下，
把个茅庵儿围抱，
除了猿鹤，
等闲间世无人到。

——郑玉宾《〔中吕〕粉蝶儿》

青岩矗立在前，山上松柏巍巍，围绕那一间茅草屋。除却灵猿仙鹤，等闲时节，再无俗事纷扰。此类曲调颇多，如"开的眼便是山，那动脚便是水。绿水青山，翠壁丹崖，可作屏帏。乐心神，净耳目，抽身隐逸。养平生浩然之气"（王爱山《〔中吕〕上小楼·自适》）。张养浩《〔越调〕寨儿令》《〔中吕〕普天乐·闲居》、乔吉《〔南吕〕玉交枝·闲适三曲》、张可久《〔南吕〕金字经·闲居》、吴西逸《〔越调〕凭栏人·游玉龙宫》、秦竹村套数《〔双调〕行香子·知足》等，也都写了山居林处的"隐逸"生活。结茅山林，远离红尘，有翠山、绿林、碧水、高天白云……使身心陶醉于自然。当然，其目的是无欲和养生。李爱山就曾说过："离京邑，出凤城，出林中隐姓埋名。乱纷纷世事不欲听，到头来耳根清净。"（《〔双调〕寿阳曲·厌纷》）

元曲中的养生方法，可以分为以下几个方面来论述。

1. 内丹

卢挚在《〔双调〕沉醉东风·对酒》中曾说"炼成腹内丹"；李致远《〔双调〕水仙子·道情》写了道家"内丹"修炼。

2. 外丹和服食

散曲中这方面的内容很多，因其中无什么积极的东西，故不作讨论，为存其资料，仅录其曲名以存考。郑玉宾套数《〔正宫〕端正好》《〔中吕〕粉蝶儿》，冯子振《〔正宫〕鹦鹉曲·南城赠丹砂道伴》，贯云屏套数《〔仙吕〕村里迓鼓·隐逸》，乔吉《〔双调〕折桂令·红梅徐德可索赋类卷》和《咏红蕉》《乐清箫台》《乐清白鹤寺瀑布》，刘时中《〔双调〕折桂令·同文子方饮商城即事》，张雨《〔商调〕梧叶儿·赠龟溪医隐唐茂之》其一，张可久《〔越调〕小桃红·山中》《〔中吕〕红绣鞋·山中》《〔商调〕梧叶儿·山阴道中》《〔正宫〕醉太平·和白玉真人》《〔商调〕梧叶儿·寿席》《〔双调〕水仙子·道院即事》《〔中吕〕满庭芳·碧山丹房》《〔双调〕湘妃怨·席上次梅友元师韵》《〔双调〕折桂令·开元绾石上红梅》及《溪月王真人开元道院》（2首）和《寿溪月王真人》《〔中吕〕朱履曲·仙游》（2首），李爱山《〔越调〕凭栏人·游玉隆宫》，杨朝英《〔双调〕水仙子·自足》，王举之《〔双调〕折桂令·道士不遇》，汪元亨《〔中吕〕朝天子·归隐》，汤式套数《〔南吕〕一枝花·送较卿归隐》，王玠《〔南吕〕金字经》（5首）、《〔商调〕挂金索》（5首），云龛子《〔中吕〕迎仙客》（27首），无名氏《〔正宫〕塞鸿秋》《〔南吕〕骂玉郎过感皇恩采茶歌》《〔南吕〕金字经》（9首）、《〔商调〕梧叶儿》（11首）、《〔双调〕折桂令》（4首）、《〔双调〕水仙子》（8首）、《〔双调〕雁儿落得胜令》（4首）等。共计有名姓作者14人，小令110首，套数4套。

3. 舒愁眉，乐心胸

"……乐天知命随缘过……呵呵笑我，我笑呵呵。"（杨朝英《〔双调〕殿前欢·和阿里西瑛韵》）只有这样，才能"将眉间闷锁开，休把心上愁绳系，则这的是延年益寿的理"（无名氏《〔南吕〕玉娇枝过四块玉》）。

4. 寄情山水，留意琴书

张养浩在《〔双调〕雁儿落兼得胜令》中唱道："……如今对山水忘名利……身无事心无患，对风花雪月吟，有笔砚琴书伴。"山水冶性，琴书陶情，自然利于养生。"浮云富贵待如何？闲时膝上横琴坐。"（杨朝英《〔双调〕殿前欢·和阿里西瑛韵》）这里唱的是杨朝英的心声。

5. 形体劳动锻炼

形体劳动锻炼主要有种药、采药和制药三种方式，如张养浩《〔双调〕沉醉东风》和《〔中吕〕普天乐》，张可久《〔双调〕水仙子·青衣洞天》《〔双调〕折桂令·湖上怀古次疏斋学士韵》和《〔越调〕寨儿令·山中分韵得声字》）。再是登山锻炼。

6. 粗衣淡饭，勿贪貂裘精食

宋方壶在《〔双调〕水仙子·隐者》中写道："粗衣淡饭随缘。"

7. 切勿酗酒

"谪仙强，刘伶缪。笑豪来鲸吸，有甚风流！聊复尔……兴来时付与觥筹……"（滕斌《〔中吕〕普天乐·酒》）作者以李白、刘伶为例，戒人饮酒勿过。适当饮用还是可以的，不过要"频频到口，轻轻咂咂，少过咽喉"。

二、丝竹悠扬，药名散曲

套数《〔中吕〕粉蝶儿》药名散曲出自元人孙叔顺之手，也是《全元散曲》所仅有的。可惜作者的里籍生平已失考。这套药名散曲，或直书药名，或用谐音，穿插曲中，浑然一体，别具情趣。此仅录出一段，以窥全貌。

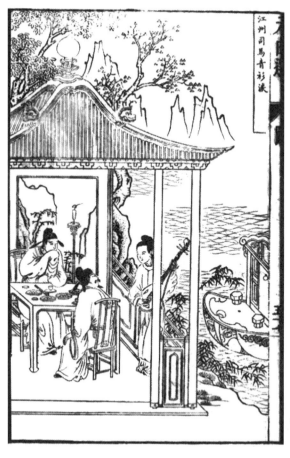

《元曲选》插图《江州司马青衫泪》
明万历刻本　国家图书馆藏

曲曰：

海马闲骑，则为瘦人参请他医治，背药包的刘寄奴跟随。

一脚的陌门东，来到这乾阁内。飞帘籔地，能医其乡妇沉疾，因此上，共宾郎结成欢会。

——孙叔顺《〔中吕〕粉蝶儿》节选

曲中涉及的药名：海马、人参、刘寄奴、门东（门冬）、乾阁（干葛）、飞帘（飞廉，即漏芦）、籔地（熟地）、乡妇（香附）、宾郎（槟榔）、远志、莲心、五味、阳起（阳起石）、丁香、钟乳（石钟乳）、五灵（五灵脂）、芍药、菊花、沉香、停立（葶苈子）、从容（苁蓉）、当归、百部、半夏、蛇床（蛇床子）、芫花、房风（防风）、红娘（红娘子）、使君子、白头公（白头翁）、木贼、官跪（官桂）、白纸（白芷）、裩布（昆布）、荜澄茄、青皮、元胡索、狗脊、穿山甲、管仲（贯众）、毕拨（荜拨）、决明、指实（枳实）、里人（郁李仁）、旱莲（旱莲草）、白凡（白矾）、漏芦、乌梅、苦参、大戟、甘遂、破故纸、寒水石、雨余凉（禹余粮）、天南星、牵牛（牵牛子）、常山、青黛、蔓荆子、续断、杏子（杏仁）等，共61味之多。散曲是杂剧的重要组成部分，杂剧就是演唱的剧本。这套药名曲子，可能对后来蒲留仙写剧本《草木传》有所启迪。

三、闲话疾病，曲留后人

杨果在套数《〔仙吕〕赏花时》中给我们留下了一则地方甲状腺肿大病的史料。"晚风林，萧萧响。一弄儿凄凉旅况。见壁指一似桑榆侵着道边。草桥崩柱摧粱。唱道向红蓼滩头，见个黑足吕的渔翁鬓似霜。靠着那驼腰拗椿，瘿瘿垂脖项。一钩香饵钓斜阳。"夕辉暗淡，晚景萧然，一个足黑背驼,瘿瘤（甲状腺肿大）压项的老翁,在钓鱼谋生,多么凄凉的画面!从中也可看到地方病给人们带来的痛苦。

相思之疾,伤人很苦,这是人所尽知的。商道的《〔双调〕新水令》写一年轻女子,新婚燕尔夫即久别的相思之苦状,从懒起床梳洗,到"愁闷的人颠倒",以至于"意似痴,肌如削",大病缠身了。思伤脾,脾伤则运化无权,气血必亏,气血无以滋养心君,以致心神错乱;气血不濡肌体,且肌肉又主之于脾,故见肌肉削损。如何治疗? "我使有那个孙思邈《千金方》也医不了相思病"（兰楚芳套数《〔中吕〕粉蝶儿》）,只能是心病要靠心药医了。

《全元散曲》中的医药学内容,大致分为养生、疾病和药名散曲三个方面。养生中的归隐思想,从某种意义上来讲,是消极的,不现实的,特别是拿到现在来看,更是这样。对这个问题,当然应该用历史的眼光去看,因为这与当时的社会背景是分不开的。

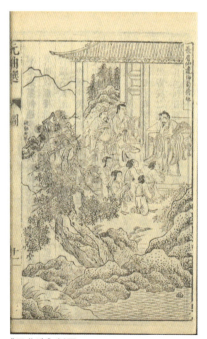

《元曲选》插图

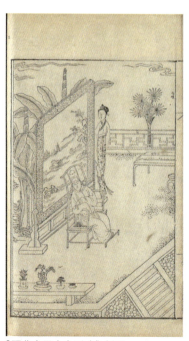

《顾曲斋元人杂剧选》插图

第七章

名医佳剧皆治病：关汉卿杂剧中的医学思想

13世纪中叶，我国戏剧艺术之一的杂剧，发展到极为鼎盛的阶段，此时名家辈出，优秀作品不断涌现。著名杂剧家——关汉卿，就生活在这个时代。

据关汉卿同时代的戏曲家钟嗣成所著的《录鬼簿》一书记载，关汉卿为大都（今属北京市）人，是当时太医院的医官，并担任过一个杂剧创作团体——玉京书会的领导人。他在替达官显贵和周围群众诊治疾病的同时，悉心从事杂剧和散曲的创作。关汉卿所创作的戏剧多为脍炙人口的杰作名篇，在数量上也大大超过了被誉为西方戏剧之父的莎士比亚。

"医者意也"，"治不调神医之过"。千古以来，利用戏剧来宣传医学道理，通过戏剧来治疗人们的身心疾病者，关氏是其中的佼佼者。形神并治、情性并调，是关汉卿的主要学术特色。尽管元史和稗官野史均没有载录关汉卿的生平事迹，但通过对关氏现存的作品进行全面考察，我们可以寻觅到部分医药内容线索。

在关汉卿的18种杂剧中，医学名词术语的出现比较频繁。心肺、肝胆、口干、舌涩、膏肓、胸胁、面色、疼痛、调理、症候、本草、膏药、眵等词语应用的次数均较多，其中肝胆一词出现的频率在46次以上，10

次以上的也不下 20 种。对体表部位的记载也较全面，像头、颈、手、足、肱、股、腕、腮、眼、耳、嘴、脸等五官四体都罗列俱全。对癫狂、腰痛、头疼、心疼、昏迷、气喘等常见病名也多有记载。笔者曾抽选三本同时期的杂剧，其中所引用的医学名词最多还不及关汉卿的二分之一，此中不难看出关氏对医学名词运用之熟。我们在关剧中可看到，医学术语的运用紧扣剧情，丝毫没有斧凿之痕，反而使人感到用得极到妙处。如"浩齿明眸""骨甜肉净""肌如雪、腕如水""康兰腮、粉香臂"等词都令人拍手称妙。

关于关汉卿在太医院任职的问题，学术界有两种不同看法，前者肯定关汉卿当过"太医院尹"，后者则认为关汉卿是"太医院户"。无论哪一种意见都肯定了关汉卿曾供职于太医院的说法。太医院是专为皇室设置的医疗机构，下层医官或医生也都是经过严格考试选拔出来的。关汉卿在当时的统治阶层中颇负医名，不少的达官显贵常请他诊治疾病，这为他后来在《窦娥冤》风波中脱险打下了一定的社会基础。

我国文学戏剧界的老前辈，郑振铎、田汉、张为、周贻白等人常常提及关汉卿的医涯，特别是田汉对此论述得尤为精辟。田汉在编写历史戏剧《关汉卿》的过程中，参考了大量的历史资料，十二场戏中就有六场涉及关汉卿的医事活动，其中二、三、五场的论医内容几乎贯穿整场剧情的始终。如对关汉卿为罪恶多端的权臣阿合马母亲诊病的场面的刻画，就极为有趣，看过此剧之人，都会深深折服关汉卿的医术。

阿母身患痼疾，多年延请众医调治皆罔效，后经关汉卿诊治数剂而愈。再如关汉卿还为当朝大司徒和礼霍孙与伯颜丞相的总管家治过心疼病，疗效也在诸医之上。著名爱国将领文天祥被关押期间，关汉卿也曾以太医的身份为他诊治疾病。关汉卿因《窦娥冤》之祸入狱时，又为狱吏的母亲治好了多年的风湿病，故身陷囹圄也没受到狱吏的为难。据载，关汉卿的祖上曾以医为业，有不少的家传秘方。平时，关汉卿跟当时的一些医家交往较深，如当时名医梁进之跟关汉卿就是莫逆之交。关汉卿也自谦是一个"只救得人家伤风咳嗽""专会开薄荷、甘草"的大夫。

对于关汉卿戏剧与医药关系的探讨和研究，既能够给戏剧界提供更深入的文本解析视角，也可为医学史研究提供更多的参考和佐证。

关汉卿的散曲现存的有 72 首（小令 57，套数 13，残曲 2），不少的曲子均以医药学内容为题材或其间夹杂医理。如"眼跳腮红耳轮热，眠梦交杂不宁贴""恼劳心似醉如痴，佼佼为他成病也"之类，皆谈及精神上的刺激对情绪的影响及其酿致的疾病。套数《〔中吕〕古调石榴花·怨别》一曲生动地写道："断信息，几时回？乍别来肌如削，早是我多病多愁。"〔酥枣儿〕一曲也有这样的生动描述："瘦损香肌，闷恹鬼痛谁知……腰肢瘦损，废寝忘食。"

特别值得一提的是，关汉卿有如下一首医理与药名相结合的名曲："寄简帖又无成，相思病今番甚。只为你倚门待月，侧耳听琴。便有那扁鹊来，委实难医恁。止把酸醋当归浸，这方儿到处难寻。要知是知母未浸，红娘心沁，使君子难禁。"此曲既有当归、知母、使君子之类的药物，还提及了古代名医——扁鹊。作者认为，心病还须心来治，一代宗师对相思之疾也是束手无策。关汉卿对情志致病的描写甚多，如"冷冷清清染疾病""乍别来肌如削，早是我多病自愁"等。

此外，关汉卿对养生和针灸之法也有述及，《闲适》云："适意行、安心坐、渴时饮、饥时餐。"《花情风情》亦谓"神针法灸"乃治病之一大法。

曲曰：

虚意谢诚东阁玳筵开，不强如西厢和月等。

红娘来请："万福先生"。

"请"字儿未出声，"去"字儿连忙应。

下功夫将额颅十分挣，酸溜溜螫得牙疼。

茶饭未成，陈仓老米，满瓮蔓菁。

——关汉卿《〔中吕〕普天乐·虚意谢诚》

关汉卿在小令《〔中吕〕普天乐·虚意谢诚》写到牙疾，描摹其状，十分形象逼真，读曲如见病人一样。

曲曰：
则您那素斋食刚一餐。
怎知我粗米饭也曾惯。
俺从今把心猿意马紧牢拴。
将繁华不挂眼。
姑姑云：夫人。你岂不知雨您道是看时容易画时难。
俺怎生就住不的山。
坐不的关。
烧不的药。
炼不的丹。

——关汉卿《元和令》

习惯了粗茶淡饭平淡安乐，则不再着眼计较于旁人的繁华，便有了有所不为的事，不再烧药炼丹。可能在关汉卿看来，每个人都有自己既定的人生轨迹，不艳羡荣华富贵，不悲戚饥寒交迫，自得其乐，便能无论在顺境或逆境中都获得一份平淡的喜乐。

在发病机制方面，关氏认为"风雨寒暑湿""烦恼忧愁""饥饱劳役"皆能致病，他曾这样描述，"感着这般病疾、值着风寒暑湿，或是饥饱劳役""多被那烦恼忧愁上送了也"。这里就概括了内因、外因和不内外因等三种致病因素，言简而意赅。

在治疗法则方面，关汉卿提出要"行医有斟酌，下药依本草"，注意调理"虚实"，认真察看"颜面"，充分运用"五味"来治病。

再次在处方用药方面，关氏在其杂剧中共载有桂枝、灵芝草、当归、甘草、粳米、麝香、佩兰、蒺藜、知母、使君子等十余种药物，处方也附了 5 首，像百解通神散、三一承气汤这样不常运用的方剂也居然上了剧本，对于贴药和包扎也均有所描述，这对没有医学素养的人来说，是很难做到的。

关汉卿在《包待制智斩鲁斋郎》中，写了一位能治心疼痛的女医生，并以她的悲欢离合贯穿了整个剧情。在《感天动地窦娥冤》中，则专门有一段描写"死的医不活，活的医死了"的赛卢医，这个自吹为"一手好医"的庸医，是《窦娥冤》这场悲剧的导火点，从他的身上而引出二驴儿等两个恶棍出场。这些内容既写到了当时医生社会地位之低下，也告诫人们庸医的危害性。这些都是关汉卿长期在太医院任职过程中，耳闻目睹的真实事件。

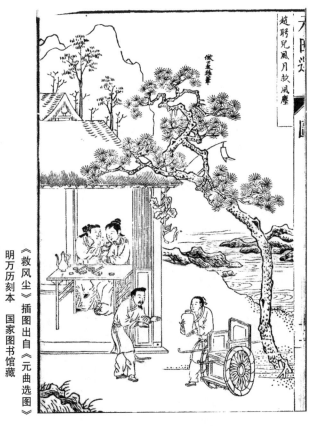

《救风尘》插图出自《元曲选图》
明万历刻本 国家图书馆藏

曲曰：

寄简帖又无成，相思病今番甚。

只为你倚门待月，侧耳听琴，便有那扁鹊来，委实难医怎。

止把酸醋当归浸，这方儿到处难寻。

要知是知母未寝，红娘心沁，使君子难禁。

——关汉卿《〔中吕〕普天乐·崔张十六事·开书染病》其九

世间百病，唯有相思最难医。任你是扁鹊再世，也只能束手无策。关汉卿的曲中满是嬉笑怒骂的语气，却也诉说着世间的辛酸悲凉。

此类曲调颇多，如《柳叶儿》："怕有人担疾患。到你行求丸散。你则与他这一服灵丹。姑姑也你专医那枕冷衾寒。"

曲曰：

他把世间毒害收拾彻。我将天下忧愁结揽绝。

小旦云了：没盘缠。在店舍。

有谁人。厮抬贴。

那消疏。那凄切。

生分离。厮抛撇。

从相别。恁时节。

音书无。信息绝。

我这些时眼跳腮红耳轮热。眠梦交杂不宁贴。

您哥哥暑湿风寒纵较些。多被那烦恼忧愁上送了也下。

——关汉卿《（杂剧）闺怨佳人拜月亭·第三折〔尾〕》

又曰：

别离易，相见难，何处锁雕鞍？

春将去，人未还。

这其间，殃及杀愁眉泪眼。

——关汉卿《〔商调〕梧叶儿·别情》

曲曰：

雪纷纷，掩重门，不由人不断魂，瘦损江梅韵。

那里是清江江上村？

香闺里冷落谁瞅问？

好一个憔悴的凭阑人！

——关汉卿《〔双调〕大德歌·冬》节选

又曰：

西洛客说姻缘，普救寺寻方便。

佳人才子，一见情牵。

饿眼望将穿，馋口涎空咽。

门掩梨花闲庭院，粉墙儿高似青天。

颠不剌见了万千，似这般可喜娘罕见，引动人意马心猿。

——关汉卿《〔中吕〕普天乐·崔张十六事·普救姻缘（十六首）》

《素问·举痛论》："余知百病生于气也。怒则气上，喜则气缓，悲则气消，恐则气下，惊则气乱，思则气结。"大怒使气向上逆行，大喜使气涣散，大悲使气消损，大恐使气下沉，受惊使气紊乱耗损，思虑过度使气郁结。人非草木孰能无情？正常的情绪变化可归属于我们日常生活中的一部分，但五志过极，皆可作为诱因生发疾病。

就如日常生活中，我们将蛋白质、脂肪、糖、维生素、矿物质、纤维素、水并称为人体的七大营养物质。但高蛋白饮食与肝性脑病的发病相关，高油高脂饮食与脂肪肝高脂血症相关，高糖饮食容易诱发糖尿病，胡萝卜素摄入过多可导致肝功能异常，高盐饮食与高血压发病相关，引入过量的水容易诱发水肿……

中医强调中正平和，希望机体的各个功能系统能够协调平衡地发挥作用，正所谓"寒者热之，热者寒之，微者逆之，甚者从之，坚者削之，客者除之，劳者温之，结者散之"。

曲曰：

盼断归期，划损短金篦。

一搦腰围，宽褪素罗衣。

知他是甚病疾，好教人没理会，拣口儿食，陡恁的无滋味。

医，越恁的难调理。

——关汉卿《〔双调〕碧玉箫》节选

诚如曲中所言，中医治病讲求调理，中医基础理论的核心就是整体观念与辨证论治。而中医调理首先便是从日常饮食起居开始。

在饮食方面，中医将食物分为"寒热温凉"四性与"酸苦甘辛咸"五味。

温热性的食物能升阳气，增强人体机能活动，具有温里散寒，助阳益火、活血通络、行气解郁、芳香开窍的作用。寒凉性食物能减弱人体的机能活动，或降低人体病理性的机能亢进，具有疏散风热、清热泻火、凉血解毒、平肝潜阳的作用。

关于五味，《素问·脏气法时论》载："辛散，酸收，甘缓，苦坚，咸软……此五者，有辛、酸、甘、苦、咸，各有所利，或散或收，或缓或急，或坚或软，四时五脏病，随五味所宜也。"

温热食物

肉鱼类：狗肉、羊肉、牛肉、鸡肉、虾肉、鳝鱼、海参、草鱼、鲢鱼。蔬菜类：刀豆、葱、姜、蒜、椒、韭菜、芥菜、香菜等香辣蔬菜。果实类：桂圆、荔枝、橘子、杏、桃、核桃、石榴、大枣、板栗。

寒凉食物

肉鱼类：鳖肉、龟肉、鸭肉、牡蛎肉、螺、蚌、猪肉皮、兔肉、马肉、青蛙、蚯蚓、蜗牛。蔬菜类：葫芦、发菜、莴苣、马兰、荠菜、木耳。果实类：梨、西瓜、柿子、香蕉、橙、柑、柚、猕猴桃、苹果、枇杷、甘蔗、荸荠、绿豆。

平性食物

肉鱼类：猪肉、牛乳、鸡蛋、鸽肉、鹌鹑肉、黄鱼、鲤鱼、鳗鱼等。蔬菜类：花菜、卷心菜、茼蒿、芋头、胡萝卜、土豆、香菇。果实类：粳米、玉米、高粱、小麦、黄豆、黑豆、赤豆、蚕豆、豇豆、扁豆。

辛味散肺郁，辛能散能行，有发散解表、行气行血的作用。辛味食物有姜、葱、大蒜、香菜、洋葱、花椒、茴香、韭菜、豆豉、酒等。辛味食物含挥发油、皂苷及生物碱、酚等。

甘味补脾虚，甘能补、能和、能缓，有滋补和中、调和药性及缓急止痛的作用。甘味食物有牛肉、山药、大枣、蜂蜜、甘蔗等。

酸味敛肝阴，酸能收能涩，有收敛固涩的作用。酸味食物有醋、马齿苋、赤小豆、橘子、橄榄、杏、山楂、石榴、乌梅、荔枝、狗肉等。

苦味泻心火，苦能泄、能燥、能坚，有清泄火热、降泄逆气、通泄大便、燥湿坚阴等作用。苦味食物有羊肉、苦瓜、茶叶、杏仁、白果、桃仁等。

咸味补肾强筋骨，可用治肾虚证。咸能下、能软，有泻下通便、软坚散结的作用。如现代中医临床治疗甲状腺结节的过程中，常配合采用海带、海藻。咸味食物还有盐、紫菜、海带、海蜇、海参等。

综上所述，关汉卿不仅在我国戏剧领域做出了卓越的贡献，而且也为当时医学的普及和发展做出了努力，在今天仍然具备探讨与研究的价值。

第八章

问世间情为何物：元好问诗文中的医学思想

元好问（1190—1257），字裕之，号遗山，世称"遗山先生"。汉族，山西秀容（今山西忻州）人。生于金章宗明昌元年（1190）七月初八，于元宪宗蒙哥七年（1257）九月初四，卒于获鹿（今河北省）寓舍，归葬故乡系舟山下山村（今山西忻县韩岩村）。

元好问是兴定进士，历任内乡令、南阳令、尚书省掾、左司都事、行尚书省左司员外郎，金亡不仕。工诗文，在金元之际颇负重望。其诗奇崛而绝雕琢，巧缛而不绮丽，形成"河汾诗派"。晚年致力收集金君臣遗言往事，多为后人纂修金史所本。著有《杜诗学》《东坡诗雅》《锦畿》《诗文自警》《壬辰杂编》《遗山先生文集》四十卷《续夷坚志》四卷、

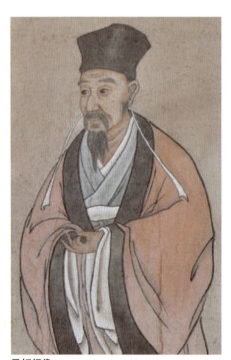

元好问像

《遗山先生新乐府》五卷等，传世有《遗山先生文集》，编有《中州集》，现有清光绪读书山房重刊本《元遗山先生全集》。

他是我国金末元初最有成就的作家和历史学家，文坛盟主，是宋金对峙时期北方文学的主要代表，又是金元之际在文学上承前启后的桥梁，被尊为"北方文雄""一代文宗"。诗、文、词、曲，各体皆工。其诗作成就最高，"丧乱诗"尤为有名；其词为金代一朝之冠，可与两宋名家媲美；其散曲虽传世不多，但当时影响很大，有倡导之功。

诗曰：

落魄宜多病，艰危更百忧。

雨声孤馆夜，草色故园秋。

行役鱼颁尾，归期乌白头。

中州遂南北，残息付悠悠。

——元好问《落魄》

落魄潦倒时总是多病，艰难危机时更是百种忧愁涌上心头；夜宿于旅馆，雨声淅淅沥沥，为这夜色平添惆怅；秋月观故园，草色秋风共话着凄凉。人生如逆旅，行走时不免困苦，少小离家，归来已是满头白发。

元好问的一首《落魄》，道出了人间的不如意，也暗含了中医的道理。落魄时精神抑郁，艰难时多生忧愁，危机时情志不舒，皆可为病因。《黄帝内经》有言："志意和则精神专直，魂魄不散，悔怒不起，五藏不受邪矣。"那么，"志意不和"则易多生疾病。更有落魄时总风餐露宿，饮食五味不能充分充养人体，精气得不到充分的补充，则百病始生，"人之血气精神者，所以奉生而周性命者也"。

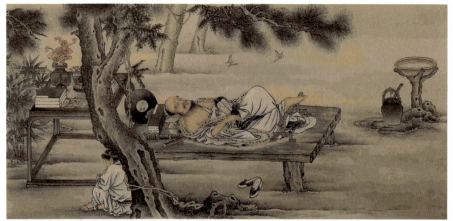

《梦蝶图》 元·刘贯道 美国王己千先生怀云楼藏

《梦蝶图》取材于"庄周梦蝶"的典故，将此场景置于炎夏树阴。童子抵树根而眠，庄周坦胸仰卧榻上，鼾声醉人，其上一对蝴蝶翩然而乐，点明画题。

诗曰：

强饭日逾瘦，裌衣秋已寒。
儿童漫相忆，行路岂知难。
露气入茅屋，溪声喧石滩。
山中夜来月，到晓不曾看。

——元好问《倪庄中秋》

勉强着自己多食却还是日渐消瘦，收拢了衣衫，因这秋日的寒意深重。漫溯着孩童时的记忆，迷惘于前路艰难。秋露华浓，茅草屋里弥漫上一层水汽；溪流婉转，拍打着石滩，引起一片喧嚣。山中夜月静卧，我却沉醉于山间静水流深美景，日出破晓也不曾着眼。

勉强着自己多食却还是日渐消瘦，说明脾胃气机的衰弱。中医理论"五虚"就有对类似病理状态的表述，"脉细，皮寒，气少，泄利前后，饮食不入"。脾气升清，胃气降浊，脾主运化，胃主受纳，若脾胃气虚则容易产生食少消瘦之疾。中医中"四君子汤"（组方为人参、白术、茯苓、甘草）则可治疗此类疾病。人参补益脾胃，白术补气健脾，茯苓渗湿助运，甘草调和诸药。当然，诗中所述的"强饭日逾瘦"，消谷善饥，亦可发生于消渴症（糖尿病）的病人身上。

诗曰：

海国山如染，云堆草易荒。

时危频虎穴，路绝更羊肠。

吊影双蓬鬓，携家一药囊。

殷勤秦与李，无惜借馀光。

——元好问《送杨次公兼简秦彦容李天成》

万里层云，山河尽染，千山暮雪，我蓬鬓如霜，只带一药囊归家。
从此诗中可以看出诗人对中医药的珍重。

诗曰：

其二

隐去初心在，亲朋复此偕。

荒田归别业，高树表新斋。

泉石深三迳，风尘限两崖。

青山坐终日，无物寄幽怀。

其三

昔有姜夫子，来家寂寞滨。

墓田耕巳熟，碑石字犹新。

诗酒娱中岁，山林有外臣。

三生可信否，吾亦记前身。

（宣和中，姜梦得处士常隐于此，墓碣在焉。

梦得曾上书仁宗，既老以诗酒自娱，碣文说地名。

白鹿原，长寿村也）

——元好问《长寿新居三首（同仲经赋）》

也许在诗人看来，人生大事，不过生老病死。前朝便有"仙人抚我顶，
结发受长生"，道尽了人们内心最质朴的希冀。虽说诗人看淡俗事，不纠

结拘泥生死，依循着初心归隐于山林，但长寿康健，仍然是焕然的追求。这也是中医不断发展的前景与动力。

诗曰：

洗参池水甜于蜜，玉堂仙翁发如漆。
膝前文度更风流，尽卷风流入诗笔。
长松手种欲摩天，海岳楼空落照边。
古来说有辽东鹤，仙语星星谁为传。
五百年间异人出，却将锦绣裹山川。

——元好问《题王学士熊岳图》

长期冲洗参草，洗参池水甘甜如蜜；在那神仙的居处，老翁也发黑如漆。人参具有大补元气、复脉固脱、补脾益肺、生津养血、安神益智的功效，为《神农本草经》所划分的上品药材。

诗曰：

金砂雾散风雨疾，一点黄金铸秋橘。
中林宴坐人不知，野鹿衔花蜂课蜜。
富儿盘馔罗膻荤，扰扰飞蝇复聚蚊。
见说西山好薇蕨，一枝青竹愿随君。

——元好问《赠休粮张炼师》

富贵人家多食膻味荤腥，只待朱门酒肉臭，飞蝇蚊虫便盘旋于其门庭。贫苦人家采摘薇和蕨的嫩叶作蔬，却不知这般才是养生之法。

诗曰：

仙人来从舜九疑，辛夷为车桂作旂。
疏麻导前杜若随，披猖芙蓉散江蓠。

南山之阳草木腓，涧岗重复人迹希。

苍崖出泉悬素霓，翛然独立风吹衣。

问何为来有所期，岁云暮矣胡不归。

钧天帝居清且夷，瑶林玉树生光辉。

自弃中野谁当知，霰雪惨惨清入肌。

寸根如山不可移，双麋不返夷叔饥。

饮芳食菲尚庶几？西山高高空蕨薇。

露槃无人荐湘累，山鬼切切云间悲。

空山月出夜景微，时有彩凤来双栖。

——元好问《幽兰》

本诗侧重于描绘山野中霞蔚云蒸之意境，但也同前诗一般肯定了薇和蕨的嫩叶作蔬的合理性。山林野味自然秀色可餐，为人间的八珍玉食。

诗曰：

行行汾沁欲分疆，渐喜人声挟两乡。

野谷青山空自绕，金城白塔已相望。

汤翻豆饼银丝滑，油点茶心雪蕊香。

说向阿师应被笑，人生生处果难忘。

——元好问《野谷道中怀昭禅师》

诗中提到了以豆类制作成的点心，绵稠丝滑，散发着如雪沁花蕊般的幽香。

豆类食物在中医养生中可谓是居功甚伟。糯米止汗止泻，玉米降糖、降脂，薏米健脾利湿、排脓消肿、抗癌，小麦安神敛汗，大麦回乳、开胃，扁豆清暑热、解毒、利水渗湿、抗过敏，绿豆补肾、活血、利水、解毒，黑豆清热解毒、养血平肝、补肾乌发。

诗曰：

战胜颇自恃，宁知从外腴。

文章工作祟，时运迫摧枯。

止酒嗟何及，烧猪本不图。

膏粱无急变，山泽有真腴。

诗信藤条戏，方遭铁弹诬。

盐红忘后顾，蔗黑见前驱。

眩入投床仆，晨淹伏枕呼。

万钱惟呕泄，一商尔乘除。

静伏心仍悸，深调息亦粗。

局嫌囚宇宙，渴忆卷江湖。

风柳留蝉蜕，霜松映鹤孤。

养和惩往失，扶老念时须。

杯杓归神誓，垣墙任佛踰。

回蹊且垂翅，望或在桑榆。

——元好问《病中（病因食猪动气而作，
癸卯四月二十一日晨起书）》

《素问·奇病论》言："肥者令人内热，甘者令人中满。"清代张琦注："食肥则气滞而不达，故内热。食甘则中气缓而善留，故中满。"过食油腻之物，可使人阳气内郁而生内热；过食甜味之物，则易使中气滞缓而不行，导致脘腹胀满。节制饮食，勿贪甘甜厚味，历来被视为养生要诀。

传统饮食养生方法的特点：饮食有节、天地相应、调补阴阳、饮食卫生、审因用膳等。

坚果籽种类食物方面，核桃仁补肾、纳气、润肠，花生养血补脾、润肺化痰、止血、催乳、润肠通便，栗子补肾强骨、活血、止血，榛子健脾开胃、止泻、明目，莲子回乳、开胃，芝麻养血润燥。

蔬菜类食物方面，黄瓜清热、利水，冬瓜补脾、润肺、化痰、止血、

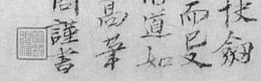

《虹县诗卷》 元好问 跋米芾 《虹县诗卷》 日本东京国立博物馆藏

米芾《虹县诗卷》后有元好问的题跋，这是迄今所见唯一的元好问书迹。释文：东坡爱海岳翁，有云：元章书如以快剑，斫蒲苇无不如意，信乎？子敬以来一人而己，又云：清雄绝俗之文，超迈入神之字，其称道如此，此后世更无可言，所可言者，其天资高苇墨工夫到学至于无学耳，岁乙卯九日。好问谨书。

催乳、润肠通便，南瓜补肾强骨、活血、止血，丝瓜健脾开胃、止泻、明目，番茄回乳、开胃，茄子养血润燥。

水果类食物方面，杏子止咳、平喘（代表有麻黄汤），桃子活血（代表有桃仁四物汤），猕猴桃健脾止泻，梅子收敛肺、涩肠止泻、明目，橘子化痰、和胃，柿子润肺、化痰、软坚。

食养：饮食养生，机体所需的能量从食物中摄取（一日三餐）。

食疗：饮食治疗，通过饮食治疗一些慢性病。

药膳：在食物中有意识地加入一些中药，起到调养身体的作用，甚至可以治疗慢性病。

《黄帝内经》又云："五脏之气，故色见青如草兹者死，黄如枳实者死，黑如炲者死，赤如衃者死，白如枯骨者死，此五色之见死也。青如翠羽者生，赤如鸡冠者生，黄如蟹腹者生，白如豕膏者生，黑如乌羽者生，此五色之见生也。生于心，如以缟裹朱；生于肺，如以缟裹红；生于肝，如以缟裹绀；生于脾，如以缟裹栝楼实；生于肾，如以缟裹紫。此五脏所生之外荣也。"可见，容易引起"面目黧黑"的多为肾、肝脏病变。

山川异域，风月同天，江月似霰，照罢古人照今人；何以解忧，春水煎茶，松花酿酒，雨疏风骤消残愁；少不识愁，挥斥方遒，写意风流，提携吴钩收九州；红菡秋江，零露瀼瀼，宛如清扬，盛夏白瓷梅子汤……诗词熠熠于中华文明！

第五编

明清时期

诗曰：

惜气存精更养神，少思寡欲勿劳心。

食惟半饱无兼味，酒至三分莫过频。

每把戏言多取笑，常含乐意莫生嗔。

炎凉变诈都休问，任我逍遥过百春。

——龚廷贤《摄养诗》

明朝（1368—1644）与清朝（1636—1912）是我国国力强盛的封建晚期朝代。在此期间，社会生产力稳居世界前列，自给自足的小农经济为第二、第三产业的兴起奠定了基础。永乐盛世时国力强盛非常，我国敞开大国胸怀，于是万国来朝；康雍乾三朝带领中国的传统社会取得了前所未有的发展成就，中央集权程度进一步加深。无疑，明清时期社会的繁荣昌盛促进了文学的发展（文学体裁、写作内容被进一步丰富）与中医学的进步（明清医家对前人观点进行归纳、补充和修订），期间无数才子佳人争相涌现。而二者（文学与中医学）的水乳交融，也带来别样的意趣。在此，凭借诗文一览当时的中医思想，也能一窥明清两代文学与中医学的盛状。

明初文化专制（如明代严格审查臣子的《墓志铭》《神道碑》等底稿）制约了其日后的文学发展，使文学在发展过程中始终呈现出内容受到限制的特点，很多偏激奇诡的内容不再可见。而明晚期，因为诗歌的衰落不得不从民间时调中寻找营养，又将诗歌带往了新境界。总体来说，明代诗歌对中国文学的影响不大，其间文豪也不过寥寥数人。值得一提的是，明代小说与戏曲发展蓬勃，影响广泛且流芳至今的多部小说均写成于明

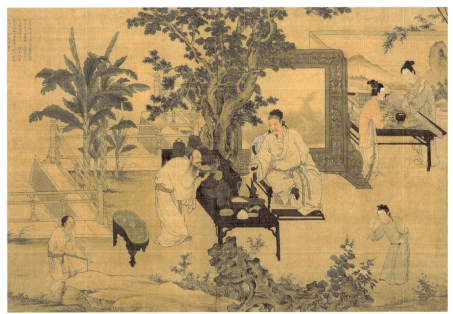

《玩古图》 明·杜堇 台北故宫博物院藏

此图描绘鉴赏古器和琴棋书画等文人的游艺活动。画面上共有六人，二位长须老者细细欣赏桌上的古玩，前面一少年手持蒲扇聚精会神扑蝶，一仆人拿着画卷与棋盘走来，右后方俩仕女面含微笑，似正在聊琴棋。

朝，如《三国演义》《水浒传》《西游记》等均为此时代之瑰宝。

清朝同明朝一般，也不能称作我国诗歌的黄金时代，这可能与大兴"文字狱"，以及清朝中央集权达到登峰造极不无关系。清朝主要对文学进行了大量的整理工作，形成了很多理论。此间虽无盛唐气象那般风尚，却也涌现出许多才子（纳兰性德、纪晓岚等均位列其中）。清朝的小说更是不可不说，《红楼梦》《聊斋志异》等传世之作皆成于此时。

伴着明清文学的发展，中医与文学逐渐相互渗透交相辉映，共同呈现出欣欣向荣的态势。相比于文学家对前人经典的大量整理（如《四库全书》），明清医家也对前人的中医理论进行了综合整理，编撰了大量医学全书、丛书和类书，使中医学思想文化在明清两代得以广泛传播。遍览《全明词》《全明散曲》《全清散曲》《全清词钞》等巨作，不少与中医相关的思想理论位列其中，值得细品。

第一章

才子长铺杏林路：明代诗词中的医学思想

明代（1368—1644），社会生产力水平的提高，以及环境基础、解剖基础、经验基础、自然科学基础、文化基础的空前夯实，使其成为中医药发展的黄金时代、鼎盛时期。宋明理学的影响、医学教育的改革、世医制度的实施，又使儒士向医的心理进一步加深。"不为良相，便为良医""进则救世，退则救民"的思想风靡一时。进能爱人知人，退能爱身知己，儒士习医已成风尚。

《全明词》，饶宗颐、张璋编纂，中华书局出版，6卷，全书共收词人1400余家，作品2万首；其中涉及医药的词作214首，养生方面的内容尤为丰富。散曲在明代颇为兴盛。《全明散曲》，谢伯阳编，齐鲁书社出版，全书共分5大册，共收作者406家（无名氏不计），小令10606首，套数2064篇。其中涉医关药的小令320首（含修炼小令45首、咏药物花草小令107首），套数52篇，计作者43家（不含无名氏）。医药内容比较斑驳庞杂，但大部分篇目是写养生的。由此观之，中医在明朝的基本发展方向还是以"治未病"（养生防病）为主，这也与中医文化一脉相承。

才子是明代不可或缺的底色，在"天公抖擞，不拘一格降人才"下，呈现出百花齐放、群英荟萃的气象。置身于当时崇尚养身与炼丹制药的大环境下，明代才子多对中医药文化思之弥深。解缙、徐渭、杨慎等都留下了与中医学有关的诗作。

一、锦衣才子，结缘医道

　　明朝三大才子是对明朝著名才子解缙、杨慎与徐渭三个人的统称。经当时与后代诸家品评，纵观整个明代，以博学多才而论，此三人最强。此三人皆博古通今，注重修身养性，与中医文化结下不解之缘。

（一）名士杨慎

　　诗曰：

　　滚滚长江东逝水，浪花淘尽英雄。

　　是非成败转头空。青山依旧在，几度夕阳红。

　　白发渔樵江渚上，惯看秋月春风。

　　一壶浊酒喜相逢。古今多少事，都付笑谈中。

——杨慎《临江仙·滚滚长江东逝水》

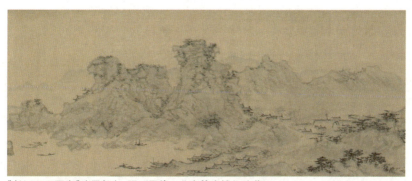

《长江万里图卷》（局部） 明·吴伟 北京故宫博物院藏

图卷大气恢宏，描绘了万里长江沿岸的壮阔风景，有白云山川，城镇屋宇，幽静山村，同时有诸多名胜古迹点缀其间，山川起伏，气象万千。

杨慎（1488—1559），字用修，号升庵，明代文学家。正德六年（1511），殿试第一，授翰林院修撰。杨慎在滇南三十年，博览群书。后人认为在明代诸多才子中，杨慎记诵经典最广泛，著书记述最丰富，其医学著作有《素问纠略》《男女脉位图说》等。杨慎诗词曲各体皆备，风格独特。其诗浸润六朝余韵，博采晚唐遗风，多为渊博靡丽之词，雄浑激昂，风气凛然。

杨慎存诗约 2300 首，在与中医药文化相关的诗句中，描述采药、隐逸的尤为多见。杨慎关乎中医的诗作，绝大多数或为诗人病中所作，或为一展诗人隐逸之怀，落笔恬淡自然，笼罩于浅浅的愁绪中。

诗曰：

危蹬扪萝上，名山采药游。
木条刊落雁，篱蕊剪牵牛。
简子红仍艳，长卿翠欲流。
三花聊永夕，一叶莫惊秋。

——杨慎《采药》

枝叶萧疏、牵牛娇羞、简子明艳、长卿青翠、落叶纷纷，山中此景，甚是喜人。而诗中除景色幽深宜人之外，也寄寓了诗人渴望回归自然，登名山而采药，于郊游中养生的意愿。

诗曰：

青霭红尘此地分，飞岩削壁迥人群。
穆王马迹何曾至，望帝鹃声绝不闻。
春夏未消千古雪，阴晴尝见一溪云。
支筇石上宁辞倦，采药名山喜共君。

——杨慎《峰顶卧云庵二首》其一

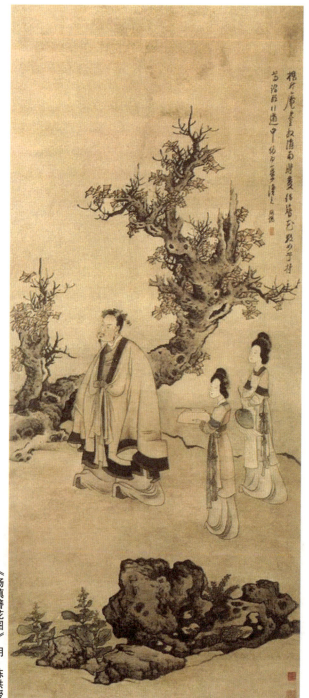

画面中这位立于树下，头顶簪花的人，是明末学士杨慎，他因政治风波被贬至远离政治中心的边疆云南。仕途的波折致使杨慎生活极为放荡不羁，常携妓同行，置社会准则于不顾。传闻他醉酒后以白粉涂面，梳双丫髻并插花其上，游行于城市之中。陈洪绶以这位神交已久的前辈学者为描绘对象，既是对其感佩，想必亦有自怜自惜之情。

《杨慎簪花图》 明·陈洪绶

诗曰：

采药遣古亭，读书留往谷。

灵峰隐秘文，名山藏仙箓。

薝尾翔飘鸾，穗书昂立鹄。

瑞协宛委图，辉映岣嵝曲。

——杨慎《送陈德润还茂州》其二节选

红尘不染之处，杜鹃声弥散于远空，白雪薄薄还未尽消，碧空如洗水澈见云，采药名山之惬意实在述之不尽。采药古亭，幽深静谧之地，最适宜精勤博采刻意研学，名山灵峰本就藏着最为深奥的学问，鸾鹄翔集，霞辉层层，自是和畅至极。

此间诗词，皆表现了诗人对深入名山大川，采药郊游的向往，俨然有魏晋"竹林七贤"之遗风。诗人喜与友人采药郊游，乐于视归隐山林后悠然自得地采药为人生愿景，欣然于在采药途中安静思索，甚至融读书与采药一体（采药至古亭，便开始捧读诗书）。"穷则独善其身，达则兼济天下"，经历仕途浮沉后，能看淡俗事，隐居山林，渔耕自乐，清修静养，是很多有识之士的心愿，杨慎也不例外。

喜山爱水，向往自然，实是人类共有的情感。厌倦了世间喧嚣，投身自然之明月松间清泉石上，寄情山水之巍峨连绵秋色湖光，觅寻人生的乐趣，实为人之常情。此为一条修身养性的养生道路。明代医药的盛行，使采药郊游屡见不鲜，从明代众多诗人的词作中即可见一斑。

杨公钟情采药，与他自身的沉疴不无关系。

《高峣卧疾喜简西峃至自滇城》中"便欲开棋局，还思减药囊"，《春月卧病至夏首》中"愁心冷不春，病眼夜难晨""惟药添无量，呻吟似饮醇"，《秋日枕疾》其二中"肺病知秋早，身闲觉日长。杵声频捣药，烟缕渐消香"，《补杜子美哀张九龄诗》中"补衮缀宗彝，用药必瞑眩。防乎贵未然，介焉断几见"，《百字令·病中起登楼填词一首》中"惆怅枕病凋年，辈几尘生，荆扉昼掩。药里关心诗总废，谁问东皋西崦"，皆可见诗人久为疾病所扰，沉疴伴随着诗人生活的方方面面。沉浸于琴棋书画的意趣中时，诗人思忖着方药的增减；夙夜的疼痛令诗人无法安眠，面对骤增的药量，诗人又不得不像大口喝酒那样饮尽良药；身患肺病，诗人对环境体察更加细致，更觉时光的漫长；甚至到后来，诗人久病成医，明白了"治未病"的重要性。

从诗中，我们可以观察到中医文化的优越性。中医学的整体观念不仅强调医病，更强调医人，促进人的身心全面发展；它极具渗透性，容易被患者接受，进而使患者也拥有中医药思维明晰养生的道理。

（二）博学解缙

诗曰：

鸡冠本是胭脂染，
今日如何浅淡妆。
只为五更贪报晓，
至今犹带满头霜。

——解缙《白鸡冠花》

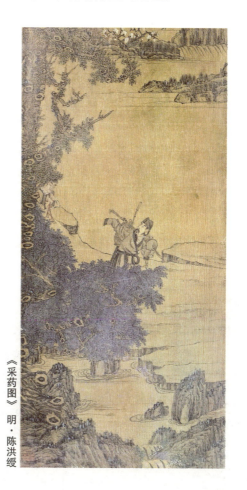

此图描绘了崇山峻岭之间，一老叟背着药篓林间采药的场景。画中的采药老叟，衣冠整齐，回身召唤采药童子。

《采药图》 明·陈洪绶

解缙（1369—1415），字大绅，一字缙绅，号春雨，江西吉安府吉水（今江西吉水）人，明代大臣，文学家。著有《解学士集》《天潢玉牒》等；总裁《太祖实录》《古今列女传》；主持编纂《永乐大典》；著有《自书诗卷》《书唐人诗》《宋赵恒殿试佚事》等。解缙因孤高好直言受挫于官场，屡遭贬黜，终因"无人臣礼"入狱，在冬天被埋入雪堆冻死。

学习解大才子关乎中医的思考，首推《题杏林精舍图》，此诗全篇皆表达了解缙对中医的独到见解。

诗曰：

疾有不讳者，问药施与之。

岁久功益茂，孚信理不疑。

悠然顺造物，自咏精舍诗。

采椽无梦寐，藻梲非所宜。

户牖洞虚敞，轩楹直无欹。

此居成豁达，足与明轩岐。

——解缙《题杏林精舍图》节选

解缙旨在告诉我们不应讳疾忌医，应该尊重医生的治疗方案，顺应四时气候自然，悠然自适地生活，自由自在地诵读诗篇，时刻保持豁达开明的心性。从他的很多诗作中，都可以看出受医家思想影响的痕迹，在此则不一一详述。

解缙与中医渊源颇深，由他主编的《永乐大典》中就有大量与中医药相关的内容。永乐元年（1403），朱棣下令编修《永乐大典》以扬国威，宗旨是"凡书契以来经史子集百家之书，至于天文、地志、阴阳、医卜、僧道、技艺之言，备辑为一书"，中医学内容自然是不可忽视。现存《永乐大典》中约有800余卷记载了医药文献资料。

（三）多才徐渭

诗曰：

半生落魄已成翁，独立书斋啸晚风。

笔底明珠无处卖，闲抛闲掷野藤中。

——徐渭《墨葡萄图》

王长安先生曾这样概括徐渭："一生坎坷，二兄早亡，三次结婚，四处帮闲，五车学富，六亲皆散，七年冤狱，八试不售，九番自杀，实堪嗟叹！"

徐渭（1521—1593），绍兴府山阴（今浙江绍兴）人。初字文清，后改字文长，号青藤老人、青藤道士。著有杂剧《四声猿》《歌代啸》及众多文集。徐渭曾有言："茶宜精舍、云林、竹灶、幽人雅士，寒宵兀坐，松月下、花鸟间、青石旁，绿鲜苍苔，素手汲泉，红妆扫雪，船头吹火，竹林飘烟。"可见诗人也曾向往过这般清幽雅致的生活，无奈天妒才高，诗人一生艰难困苦，在"几间东倒西歪屋，一个南腔北调人"的自嘲中结束了一生。

诗曰：

春去春来何所之，春花随尔亦全稀。

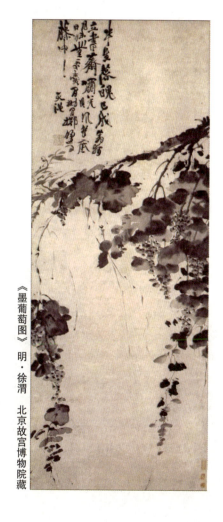

《墨葡萄图》 明·徐渭 北京故宫博物院藏

黄金大药终难驻，红袖娇遮晚更飞。

忍唱骊驹催客去，欲冯啼鸟唤侬归。

年年此际肠堪断，何事东君如别离。

——徐渭《客有为留春咏者亦命赋之》

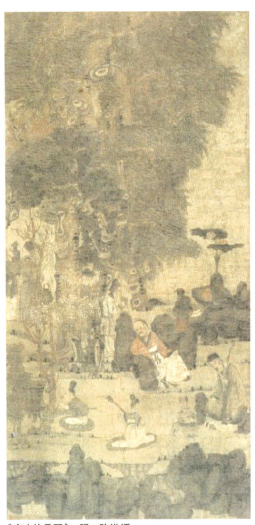

《高士炼丹图》 明·陈洪绶

图中表现了明朝炼丹的情景。

诗中有一言"黄金大药终难驻，红袖娇遮晚更飞"体现了徐渭对于中医文化的独到理解，生命的消逝，红颜的老去并不是丹药之力所能免去的。而这句诗也从侧面反映了当代炼丹文化的盛行。纵观徐渭的诗句"自服大还丹，千秋去紫烟。徒闻不曾见，画里觅神仙""丹灶泥初湿，红颜药正黄""茅氏骑龙艰劫火，王乔奉药傥丸泥""供眼色拼输药圃，疗班香定入方书""连日施药医人，大似把船放舵""五旬余丹灶药炉，竟到死时方罢手"等，我们不难发现诗人与炼药的联系十分紧密。但身处举世昏迷之世，诗人自能觉悟，不人云亦云，不相信炼丹修仙可至万寿，始终保有理性的目光，这在今天也值得推崇。

二、群英荟萃，医道昌隆

明代才子，自是多如繁星，上述三人仅为一隅。而明朝在群英荟萃之下，又从不同方面体现了医道兴盛与人文昌隆的水乳交融。

（一）隐居修心

《黄帝内经》有言："是以志闲而少欲，心安而不惧，形劳而不倦，气从以顺，各从其欲，皆得所愿。"强调养生中修心养性的重要性。基于此中的养生思想，明代贤良多对隐居于山林中"采菊东篱下,悠然见南山"的隐逸状态心向往之。《全明词》中写归隐的词篇就较多。

> 词曰：
> 归来我亦爱吾庐。碧水黄芦画不如。
> 随意栽花成曲迳，偶然筑室类幽居。
> 已知穷达端繇命，未必功名胜读书。
> 聊且闭门间独坐，懒寻庄蝶话蘧蘧。
>
> ——王屋《瑞鹧鸪·归来》

词句取典于魏晋陶渊明的名句"众鸟欣有托，吾亦爱吾庐"，表达出的恬淡自适的意蕴与陶公诗中所托也一脉相承。碧绿的湖水,明黄的芦苇,小园里的风光胜过名画;随我心意栽种的花朵勾勒出园中弯曲的小路。"行到水穷处，坐看云起时"，读书劳心功名是走入了歧路，欣然品评字里行间的意趣才为正道。

词曰：

盖屋黄茆不费钱。水边箕踞树边眠。无名花看逐时鲜。

晴雨灵禽啼报信，温凉药草服成仙。不知今日是何年。

——朱一是《浣溪沙·山居》其一

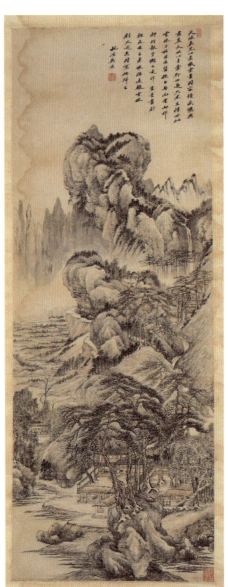

《深山隐居图》 清·吴历

此图表现深山隐居的悠闲生活。

耗费少有的资财，在溪水边筑宅。我靠着树休憩。无名的野花也令人眼前一亮，鸟雀呼朋引伴述说了晴天落雨的消息。按药性服汤剂才可得延年益寿。这般寻常的生活也令人陶醉而不知今夕是何年。朱一是，字近修，甲申（1644）后，避地梅里，以诗文雄视当世。诗人凭借卖字养活自己，自署曰"欠庵"，谓惟欠一死耳。

词曰：

一条竹杖一蒲团，去住可随缘。

白云深处多僧舍，向西山、结个茅庵。

清夜闻钟自省，空林闭户高眠。

老人多病且偷闲，何处问禅关。

……

——丁耀亢《风入松》节选

此词读来清新自如，似入清幽之境，表达了诗人对隐居的向往之情。通篇有"木欣欣以向荣，泉涓涓而始流。善万物之得时，感吾生之行休"之感，在这种"和于阴阳，调于四时，去世离俗，积精全神"的气氛中，才可求益寿而有极时。隐居乡间，躬耕田园，读书参禅，清闲自乐，自宜于陶冶性情而养生。

（二）清心旷达

《黄帝内经》有言："举不欲观于俗，外不劳形于事，内无思想之患，以恬愉为务，以自得为功，形体不敝，精神不散，亦可以百数。"五劳七伤皆伤人，且七情致病可使疾生于内，极为难治。《内经》强调自守灵台清明。心情要清静安闲，排除杂念妄想，以使真气顺畅，精神守持于内，这样疾病就无从发生。心志安闲，少有欲望，情绪安定而没有焦虑，形体劳作而不使疲倦到极点，真气从而调顺。当人们满足于自己的衣食住行，喜爱自己的风俗习尚，愉快地生活，这样朴实无华的生活方式，恰是养生之本。

词曰：

落落孤怀，萧萧双鬓，长啸瞻仰天宇。

幽壑蛟腾，孤舟妇泣，何处箫声缕缕。

逸少黄庭，葛洪丹井，历几莺啼燕语。

羡东坡、勘破虚名，愿作鱼虾之侣。

最好是无吏催租，无人问字，老大不知官府。

插槿编篱，牵萝补屋，却与闲云同住。

冠盖重新，江山依旧，更有月同今古。

是何人，夜半敲门，来话梧枝秋雨。

——姚绶《苏武慢·落落孤怀》

纵一生坎坷，也心性豁达不斤斤计较于名利，即使被一贬再贬，也在逆旅途中高歌不止。抬头仰天长啸，低首江河浩荡，缕缕的箫声如泣如诉，浮生极短，勘破虚名后才能恬淡自适。姚绶（1422—1495），字公绶，号谷庵，明代官员、书画家。少有才名，诗赋茂畅。后世雅赞其为"水仙"，"姚绶居大云，尝泛沧江虹月之舟，粉窗翠幕，吹竹弹丝，望者以为水仙"。

> 词曰：
> 松风谡谡九天鸣，双耳过秋声。
> 晋家风度浑秫阮，横支枕、一卷黄经。
> ……
> 不壮不老半逃名，尘梦里早惺惺。
> ——唐元甲《风入松·题黄师逸北窗学卧照卷》节选

　　不壮不老半逃名，是修身养性，也是更深刻的人生追求。风过松林何其潇洒，叶落知秋何其静美，水过无痕，却润物无声，宁静方可志远，清静方可延年。

> 词曰：
> 浮利浮名总是魔，问君因甚事，爱风波。
> 鹧鸪静听似嘲诃。声声道，行不得哥哥。
> ——毛莹《小重山·留客》

　　汲汲营营，争名夺利，何其可悲！"浮利浮名总是魔"，廉颇老矣，尚能饭否，实为可悲；霍光专权，诗人不崇。何苦陷于风波，不如退居江湖之远，听鹧鸪三两声地叫着："行不得也哥哥。"清心寡欲，最能颐养天年。

> 词曰：
> 百岁光阴真撚指，半生名利急回头。
> ……
> 得优游，且优游，身外浮名晚更浮。
> ——张凤翼《长相思带山花子·小述》节选

抛却名利心，寄情山水间，何尝不是一件美事？张凤翼，字伯起，与弟燕翼、献翼并有才名，时人号为"三张"。诗文有《处实堂集》八卷，及《文选纂注》《四书句解》等；另有《敲月轩词稿》，已散佚。曾为《水浒传》作序。

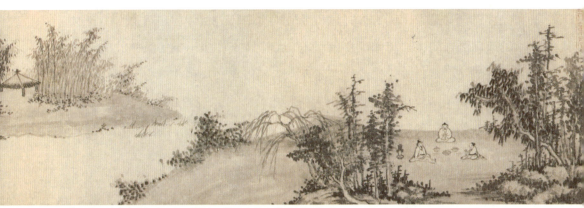

《文饮图卷》（局部）　明·姚绶　美国大都会艺术博物馆藏

《文饮图》中描绘了三人在人迹罕至的江边饮茶之景象。明代中后期盛行茶事，文人缙绅为寻求精神寄托纷纷迷恋到人烟稀少且拥有上等泉水的自然中煮茶、品茶，亦反映了文人阶层追求安闲舒适、务快其心的养生态度。

性格开朗，胸怀放达，自是养生长寿的良药。半生为名利而奔波劳苦，行到水流湍急处，且回头。悠哉悠哉，何不"悦亲戚之情话，乐琴书以消忧"；江山美景无数，总有"云无心以出岫，鸟倦飞而知还。景翳翳以将入，抚孤松而盘桓"，切记浮名只是身外之物。安闲舒适、起居有常的生活是健康之本，劳碌伤心极易致病，《内经》有言："不知持满，不时御神，务快其心，逆于生乐，起居无节，故半百而衰也。"不知谨慎地保持精气的充满，不善于统驭精神，而专求心志的一时之快，违逆人生乐趣，起居作息毫无规律，所以到半百之年就衰老了。由此可见，明代诗人的养生理念有理论依据的，中医文化中养生之道被广泛接受。

词曰：

枕一行山，一溪水，一床书。

且梅为妻，鹤为子，酒为徒。

——于未《行香子·杨子之居》

　　见词如见人，词人大有林和靖的旷达胸怀。相传林和靖常驾小舟遍游西湖诸寺庙，与高僧诗友相往还。每逢客至，叫门童子纵鹤放飞，林逋见鹤必棹舟归来。作诗随就随弃，从不留存。这种"以梅为妻，以鹤为子"式生活，历朝历代皆为人所推崇，今日思及，也令人欣然莞尔，浮想联翩。窗外可见山，屋旁溪水流，床头书自取，与自然和谐共处，方为益寿延年的不二法宝。

诗曰：

惜气存精更养神，少思寡欲勿劳心。

食为半饱无兼味，酒止三分莫过频。

——龚廷贤《摄养诗》

　　龚廷贤认为养生应关乎保养心性，且与饮食联系密切。用餐至半饱就可停筷了，饮酒起三分醉意就可止杯了，过思则气结，应该少思寡欲来使自身的精气保持充盈。

词曰：

竹外时闻，数声渔唱夜啼猿。红尘不到林边。

爱登槽酒熟，出水鱼鲜。

午醉微醒，凉风洒面，濯缨随处清源。

何必羡飞仙？且寄愁天上，散发松间。

——王屋《望海潮·与友》

词曰：

地久天长，独得人间怯老方。

此方真妙，一月二十九日笑。

笑里多情，头戴花枝学后生。

——易震吉《减字木兰花·赠祝》

这两首诗词所言，自然利于清心静养，又都从两方面叙述了应该如何修心养性。关于心性的保养，从古至今达成了许多共识。全然不醉心于身外之物，处俗世之中而纤尘不染，实是至高境界，难以达到，但仍然值得追求思考。思及当下，从中医养生理论出发，尽量维持心理状态的稳定，使艳羡之心保持在积极正常范围内，不时漫步于林间舒缓心情，常常开怀而笑：这些都是养生养心之良方，且易于达成，值得实践。

这方面的词作不胜枚举，恕不一一罗列。但大体观之，对清静无为的重视，对舒缓心志的追求，对富贵浮名的逆行，在明代诗词中得到了很好的体现，而这恰恰契合了《内经》中"清静则志意治，顺之则阳气固，虽有贼邪，弗能害也，此因时之序"的论述。

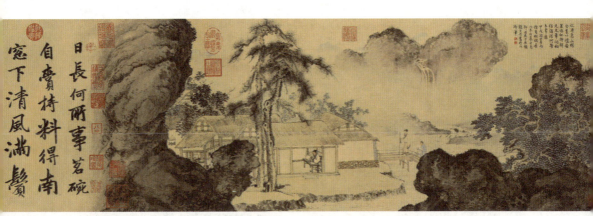

《事茗图》 明·唐寅 北京故宫博物院藏

唐寅自题："日长何所事，茗碗自赍持。料得南窗下，清风满鬓丝。吴趋唐寅。"画中的高山流水、诗情画意体现了唐寅的从容与释然。

（三）起居有常

诗曰：

桃花坞里桃花庵，桃花庵里桃花仙。

桃花仙人种桃树，又摘桃花换酒钱。

酒醒只来花下坐，酒醉还来花下眠。

半醒半醉日复日，花落花开年复年。

但愿老死花酒间，不愿鞠躬车马前。

车尘马足富者趣，酒盏花枝贫者缘。

若将富贵比贫贱，一在平地一在天。

若将花酒比车马，他得驱驰我得闲。

别人笑我忒风骚，我笑他人看不穿。

不见五陵豪杰墓，无酒无花锄作田。

——唐寅《桃花庵歌》

中医文化经过漫长的时间积淀，已慢慢为人所熟知，因而，明代诗词中呈现的诸多养生思想，都可以从中医药文化中寻觅到源头活水。《黄帝内经》强调："法于阴阳，和于术数，食饮有节，起居有常，不妄作劳，故能形与神俱，而尽终其天年，度百岁乃去。"懂得修身之道的人，切合自然四时，使自身阴阳和调有道。饮食有节制，作息常规律，不思操劳，杜绝淫乐，最终达到形神俱旺，精气充沛，过百岁而终天年。《黄帝内经》中关乎起居有常的生活方式为中医文化所倡导，在明代得到了广泛应用。这也在明代诗词中得到了很好的体现，具体可以从与顾护真元、修道参禅、体力劳作、琴棋书画、合理饮食、家庭和睦、炼丹服食相关的诗句中窥见一隅。

1. 顾护真元

词曰：

红颜虽好，精气神三宝，都被野狐偷了。

眉峰皱，腰肢袅，浓妆淡扫，弄得君枯槁。

暗发一枝花箭，应弦倒。

病魔缠绕，空去寻医祷，房术误人不少。

——陈继儒《霜天晓角·警世》

作为一首"戒嫖诗"，本诗颇具中医学特色。"房术误人"，主要是通过伤及精气达成的，正如中医所言"房劳伤精"。元气最初生于肾中先天之精，而若想颐养天年，达到天人合一的境地，一定要滋养体内元气。元气发于肾，循行于全身，五脏六腑肌肤腠理无处不到，推动调节温煦滋养近乎全能，是人体最根本、最重要的气。《难经·三十六难》说："命门者……原气之所系也。"由此可见，明代诗词中已体现出一定的中医学素养。《黄帝内经》有言："正气存内邪不可干，邪之所凑其气必虚。"此句有力地强调了气在养生中的重要性，与明代诗词中的思想不谋而合。陈继儒，字仲醇，号眉公，明代文学家、画家。诸生出身，二十九岁始，隐居小昆山，后居东佘山，著述工诗，随意潇洒，著有《陈眉公全集》《小窗幽记》等。

2. 修道参禅

诗曰：

圆觉招提隔市喧，潮音满座自晨昏。

雨来宝地天香匝，风动珠林贝叶翻。

供养奇花凭白鹿，斋分珍果仗玄猿。

从今结却东林社，净土修持礼法门。

——杨维桢《圆觉禅院》

明代关于参禅的诗句很多,"濯足沧浪,静坐禅床"(兰茂《行香子·四时词·春》);"胜广参禅,勤问道,远寻真"(兰茂《行香子·四时词·冬》);"在官每日趋朝早,又道归田好……要闲须学道"(郑棠《谒金门》其二);"荷花池馆晚凉天,正好谈禅,又好谈玄"(李廷机《一剪梅》其二);"选胜游常卧,安禅道与邻"(朱鹤龄《过徐崧芝馆斋》)。修道参禅,做到物我两忘,自然有利于养生。禅道由佛教传入中医文化,促进了中医学伦理道德观的形成,对中医学产生很大影响。明代诗句中静坐、远足、学道、务农、论道等,作为修道参禅的方法被提出。这些方法不仅有利于自守灵台清明,也对身体健康有良多益处。兰茂,字廷秀,号止庵。明代医药家、诗人、教育家、理学宗匠。诗人终身隐居乡里,采药行医,著书授徒。流传有《韵略易通》《滇南本草》《医门揽要》和170多首诗作。医道与人文交融的典范莫过于此。

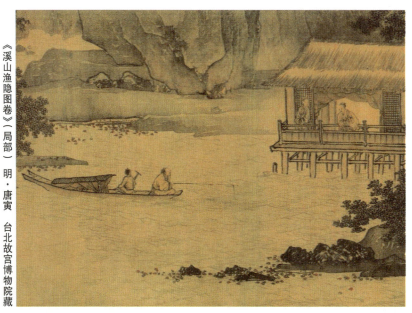

舟上渔人垂纶放钓,屋内人凭栏观钓。

《溪山渔隐图卷》(局部) 明·唐寅 台北故宫博物院藏

3.劳动养生

《内经》指出："久视伤血，久卧伤气，久坐伤肉，久立伤骨，久行伤筋。"可见，适度的劳作，对人体有益，但过于劳累或安逸都对身体有害。

词曰：
发蓬松，独钓寒烟。
披蓑笠，雨中扣舷。把
纶经，醒酣眠。
得鱼忘筌，云涛雪浪，
为乐年年。
——徐火勃《渔父词》

在寒冷的冬日，披着蓬松的头发垂钓，看见风云涌动，雪花洋洋洒洒，就想着年年都是这般欢乐就好了。诗句颇为强调劳作的重要

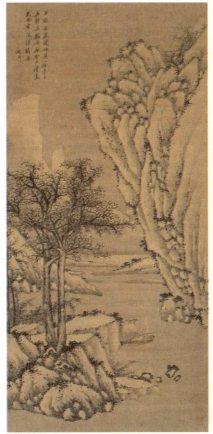

《寒江独钓图》 明·沈周 私人藏品

图中可见一老翁独坐小舟之上，在溪树山石间静静垂钓。

性。徐火勃，字惟起，一字兴公，别号三山老叟，明著名藏书家、文学家、目录学家。随兄作诗，以清新隽永见长，与叶向高、翁正春、曹学佺、谢肇淛、陈价夫、陈荐夫等结"芝社"，人称"芝山诗派"，徐火勃、曹学佺并称"诗坛盟主"。徐火勃工诗"乐府、歌行及近体无所不备"，后人赞为"兴公诗派"。时人都以得到徐火勃的称赞为荣，而徐火勃对中医文化也有自己的见解，并将其融入他的诗句中。

明代强调劳动重要性的诗句颇多，"布衣蔬食躬耕，姓名不达公卿。笑杀吾家彭老，当今何用长生"（彭孙贻《清平乐·自咏》）；"爱筑土为垣，把茅遮屋，隙地栽瓜。春初韭，菘秋晚，但等闲、一饱足生涯"（王屋《木兰花慢·漫性》）；"独钓西江水，躬耕北屿烟"（叶颙《幽情野趣二首》其一）；"耕幽屿，独钓荒汀"（叶颙《山中游》）；"脱屣东华尘，躬耕太湖滨"（谢应芳《盛彦英隐居太湖之阴号具区耕叟命仆作诗以歌咏其乐云》）等诗句都体现了明代诗人对劳动与生活保健相结合的认识。或躬耕田亩，或垂钓江边，或建房修屋，既劳动了筋骨，也锻炼了身体。

4. 琴棋书画

木增（1587—1646），字长卿，一字生白。著有《云薖集》《啸月函》等诗文集，遗诗1000余首。木增是不可多得的少数民族藏书家。木增受中原文化影响颇深，又极富才情，他的很多诗句都蕴含了修习琴棋书画而陶冶心性的思考。

> 词曰：
> 半摺床，半摺书椟。一囊琴，画图万轴。
> 有客来时，便煮葫芦首蓿。
> 凉生袍服，影摇棋局。
>
> ——木增《十隐词》其一

> 又曰：
> 遁迹雪山深，一操瑶琴。
>
> ——木增《浪淘沙》其一节选

自儒医盛行以来，中医文化便多了一层儒雅的气质，琴棋书画也被纳入中医修身养性的范畴。雅人四好：琴棋书画；中医四诊：望闻问切。彼此可谓是相得益彰。

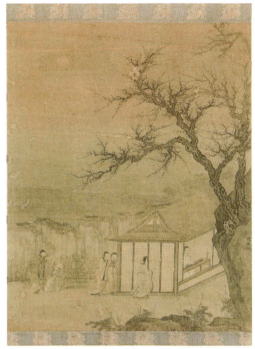

《听琴图》（局部） 明·唐寅
美国克利夫兰美术馆藏

画中展现了古人别样的生活：丰富多彩、饶有风趣。

5. 合理饮食

中医强调饮食的重要性，而明代的诗词对此也多有阐发。"利欲忘怀，腴甘适口，调养三焦六腑"（顾恂《苏武慢·前次韵写怀简周掌教》），"掩袂自讥还自解，亦知口爽生灾。故人高会喜追陪。疾多宁为肉，病至不关醅"（王慎中《临江仙·饮罢归来得病自嘲》）。上述词句对于饮食与疾病、养生的关系都有涉及，讲述过食酒肉易滋生疾病。

词曰：

爽口物多作病，清心寡欲无殃。

朝嗔暮醉要提防。却病全凭内养。

饮食毋伤饥饱，顺时增减衣裳。

严寒酷暑莫行房，永保安然无恙。

——金堡《西江月·却病》

词中指出了合理饮食，勿过食肥甘厚腻，这样才能健身却病，与李东垣《脾胃论》中的观点不谋而合。此外，还说到了要清心寡欲，节制房事，春夏养阳，秋冬养阴。这些都是非常正确、科学的观点。

　　《素问·生气通天论篇第三》对饮食进行过详细论述："阴之所生，本在五味，阴之五宫，伤在五味。"阴精源于饮食五味。储藏阴精的五脏，也会因五味而受伤。过食酸味，会使肝气淫溢而亢盛，从而导致脾气的衰竭；过食咸味，会使骨骼损伤，肌肉短缩，心气抑郁；过食甜味，会使心气满闷，气逆作喘，颜面发黑，肾气失于平衡；过食苦味，会使脾气过躁而不濡润，从而使胃气滞；过食辛味，会使筋脉败坏，发生弛纵，精神受损。因此谨慎地调和五味，会使骨骼强健，筋脉柔和，气血通畅，膝理致密，身体健康。所以重视养生之道，并且依照正确的方法加以实行，就会长期保有天赋的生命力。明代诗句中表达的观点，可以作为很好的典范，将中医学的文化延伸至生活的方方面面。

6. 炼丹服食

　　《全明词》中关于这方面的词篇很多，世宗好神仙之术，内殿设斋醮，这也许是炼丹服食在明代盛行的原因之一。这方面词篇多无科学价值，不值得在当代大力推崇，故在此从略。且回归当代，我们仍然应从古诗中汲取教训，批评炼丹服食。

　　易震吉在《水龙吟·为友人寿》中说："笑痴儿，只凭餐芝与术，浑昧了、长生理。"金堡说得更为通俗易懂，"术人既有丹法，何不自救饥贫。若然被惑认为真。定惹旁人笑哂。丹法非仙莫炼，世人切莫痴心。妄贪反费汝囊金。扇得光光没影"。

　　如果炼丹师掌握了仙法，那他自己为什么还饥寒交迫呢？炼丹术的流行源于世人对长生不老等的痴求，不应该修炼丹法了，也不应该痴求了。炼丹服食不仅是耗费钱财，更重要的是伤身害命。

第二章

佳人渐入医方中：清代诗词中的医学思想

清朝是中国历史上最后一个大一统封建王朝，诞生过无数的才子佳人。清朝诗人善于在前朝诗作的基础上扬长补短、不断精进。无论是发展古典诗歌还是扩展诗词风格内容，清朝诗人都成就斐然。总体观之，清朝诗词具有强烈的现实主义精神和爱国主义情怀，包含了对国家大事和民生疾苦的关注；也注重说理与议论，诗中理趣引人入胜。

纵观中国古代诗歌，描写佳人沉鱼落雁之姿容的佳句俯拾即是。《诗经》"灿如春华，皎如秋月"崭露美人风骨；曹植《洛神赋》"髣髴兮若轻云之蔽月，飘飘兮若流风之回雪"尽显仙女神韵；而清代文人更是独具巧思，融佳人于诗句，又使佳人渐入医方中，颇为清丽脱俗。

融佳人于诗句只是清代诗词中的医学思想中的一颗明珠。基于当时医学与文学的发展背景，医学思想可谓包罗万象。一方面，《医宗金鉴》(为政府组织编修之大型医学全书)、《温病条辨》(吴瑭多年温病学术研究和临床总结的力作)、《医林改错》《古今图书集成》(中国最大的一部类书)等全书类书的编撰成册，使更多人从医学源流、分科治病（眼科、妇科、疯科等）角度对中医药文化有了更深的理解。另一方面，历经多代熏陶，当时文人对中医养生推崇备至，这些都在清朝的诗词中有所反映。

一、云月药影，皆入为诗

"娴静时如姣花照水，行动处似弱柳扶风。"清代诗词中的"出水芙蓉"之色，实为其中瑰宝。清代诗人匠心独运，依凭自身对医药的颇深造诣，将"云破月来花弄影"之姿与中医药文化一同融入诗歌中，别有意趣。

（一）药名入诗，平添清雅

药名散曲最早见于元代，在清人的笔下，袁龙《贺医者婚集药名》（〔南黄钟·画眉序〕），一首小令延续了其声名。医生新婚，用药名填曲来庆贺，确是别有一番情趣。

曲曰：

琥珀合欢杯，青黛红花麝香坠。

正梅标三七，桃灼当归。

拜慈姑智母垂怜，使君子伏神生畏。

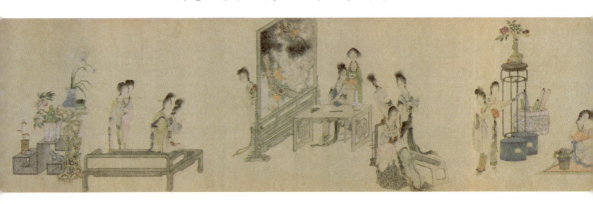

乳香细解丁香结，定心丸升麻甘遂。

——袁龙《贺医者婚集药名》

全文中药名出现频率颇高。用"琥珀""合欢"两味中药名来形容交杯换盏的喜庆酒杯，恰当贴切；新娘的黑发（青黛）、头饰（红花）、耳坠（麝香）用三味中药名描写，更显现出新娘子的温婉动人。新娘的年龄（21岁）用"三七"表明；新娘娇羞的心情用"当归"和"粉面桃花"修饰。新娘拜谢婆母（慈姑，妇对夫母的称呼；又为中药山慈菇。智母，指中药知母），使自己敬而生畏（使君子、伏神）。

"乳香细解丁香结，定心丸升麻甘遂。"以乳香、丁香、升麻、甘遂四味中药名和中成药名点明洞房花烛之夜，虽是戏谑之语，其中亦可见诗人对新婚夫妇真挚的祝福。诗句言简意赅，药多情深，燕尔新婚的喜庆气氛跃然纸上，婚后拜舅姑的旧式婚俗体现出拳拳孝心。作者袁龙（1825—1896），累世不第，以教读为业，诗文词曲、书画、篆刻，靡不工，可谓多才多艺。以药名为医者贺婚喜，不但默契情理，富有趣味，而且也使"药"回到医上来，拓宽了药名词诗或曲的范围，使人们发现中医药运用在生活中也生动有趣。

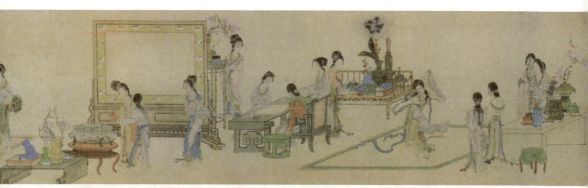

《香闺雅集图卷》（局部）　清·胡锡圭

本图属于香闺雅集图卷第二单元，通过梅花、梧桐、床枕、帏帐等具有象征意味的元素描绘孤寂神伤之佳人，传达出古代女性对真挚爱情的渴盼，对团聚相守的向往。

词曰：

佳人想得忘餐。早团圆。

不许从前愁闷、锁眉端。

口不应。心相订。两难瞒。

恰似树头梅子、惹人酸。

—— 徐士俊《相见欢·本意（壬午）》

本词详尽地描述了佳人思归而废食，心中有愁绪而心口不应的情态，这恰如其分地体现了《脾胃论》中"脾胃俱虚，则不能食而瘦"的道理。须知脾胃为后天之本，切不可废。机体脏腑组织各处，无不依赖于脾胃后天之精的充养。徐士俊，原名翙，字三有，一字野君，仁和（今杭州）人。工书、画，署款必曰"西湖某人"。诗文跌宕自喜。读书日有程课，至老不倦。年近八旬，貌如婴儿，可见其精通养身之道。

（二）以药为名，良多意趣

《聊斋志异》的作者蒲松龄（1640—1715），虽然由于志怪小说为人所熟知，但他对医药造诣颇深，而且勤于笔耕，根据中药性味功效写出了"药戏"——《草木传》（又名《草木春秋》）。蒲松龄在故事中以佳人配良药，叙述了从甘草令子为女菊花请黄芪医生治病始，到甘草辅助金石斛打败番木鳖立功受封止的故事，生动曲折，誉为杰作。

第一回介绍"清肺汤"（麦冬、天冬、知母、贝母、甘草、橘红、黄芩、桑皮）的组成：

"那一日在天门冬前，麦门冬后，摇了兜铃，忽然闪出两个妇人，一个叫知母，头戴一枝旋覆花，搽着一脸天花粉；一个叫贝母，头戴一枝款冬花，搽着一脸元明粉，款动金莲来求咳嗽奇方。"

列有 9 个药名，生动形象，读来令人忍俊不禁。《医宗金鉴》叙述了

"清肺汤"的功效："本方中贝母宣肺祛痰止咳，为主药；知母清泻肺热，滋阴润燥，为辅药；桑白皮、黄芩清泄肺热，祛痰止咳；麦冬、天冬养阴清肺；橘红宣降肺气，止咳化痰；甘草调和诸药。诸药配伍，共奏清肺润燥，化痰止咳之功效。"与蒲松龄所述"咳嗽奇方"不谋而合。

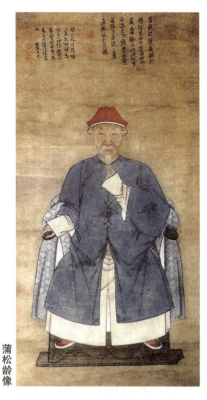

蒲松龄像

第三回中栀子唱道："有一个毕澄茄入胃除冷，有一个高良姜暖胃止疼，有一覆盆子田固精暖胃，还有一个荜拨儿去把寒攻。有附子能回阳逐水益肾，有乌药理肠疼顺气调中，葫芦巴益肾火疝疼有效，破故纸益肾火暖胃止泻，吴茱萸暖肝胃也治肠疼。"

诗中共用了9个药名，蒲松龄以生动的语言，将药物功效描述得头头是道。

第七回红娘唱道："买几个鲜青鱼暖暖胃气，买一只肥白鹅补补虚羸。买一壶好黄酒调经和血，称一两顶细茶清清心目，买一个山楂果消我内积，买一些冬瓜子益脾和中……"

用药食相兼之品6味，表明饮食疗法在医疗中占有一定地位，且注重与《黄帝内经》中"五色""五味"相配合，实为造诣颇深。这与李东垣在《脾胃论》中倡导的"若脾胃得安静尤佳。若胃气少觉强壮，少食果，以助谷药之力。经云：五谷为养，五果为助者也"不谋而合。

红娘又唱道："头带着红花儿通经破血，脸搽着海石粉坠痰压惊。鬓插着紫梢花壮阳固肾，耳挂着石榴堕止泻涩精，身带着紫降香破血降逆，腰系着青黛儿肝火能清。"

用 6 个药名将全身上下打扮一番，读来朗朗上口。其中不仅可见佳人的芳华、服饰的艳丽，更兼有对中医文化的深刻认识。通过佩饰、涂香的方式通经破血、坠痰压惊、壮阳固肾、止泻涩精、破血降逆、肝火能清，是中医文化在现实中很好的运用，在今天仍然值得我们充分学习运用。

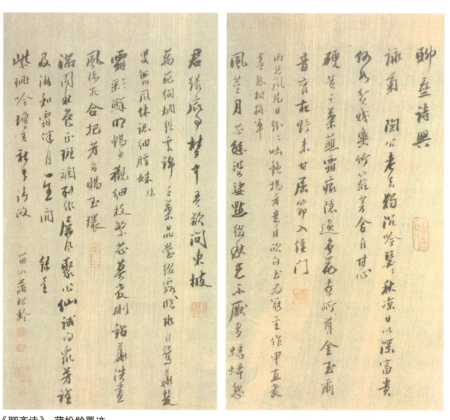

《聊斋诗》 蒲松龄墨迹

二、医道诗情，花絮掠影

> 诗曰：
>
> 军歌应唱大刀环，誓灭胡奴出玉关。
> 只解沙场为国死，何须马革裹尸还。
>
> ——徐锡麟《出塞》

综观清朝历史，可谓叹为观止、跌宕起伏，在时代洪流中，无数能人志士的豪情万丈、慷慨悲歌是那个时代最鲜明而悲壮的底色。清代诗人将他们对祖国的一腔热血融于诗歌的起承转合之中，又结合中医的思想，格外引人深思。当然，也有贤良之才始终抱元守一、坚守本心，他们崇尚清静无为，也不失为一种风尚。

《全清散曲》为今人凌景埏、谢伯阳翁婿二人辑成，收散曲作者342家，小令3214首，套数1185篇，其中有涉及医药的作者31位（不计无名氏），小令192首，套数27篇，医药内容丰富多彩。涉医曲目极多，若细细参读，则能见其朝代之医药盛貌。

《全清词钞》由叶恭绰选辑成编，1975年首梓于香港。全书共40卷，收词8260余首，词人3196家。这虽与目前统计的全清词篇相去甚远，但在尚无清词全集（《全清词·顺康卷》已出）的情况下，仍不失为一部集大成者。就其中医药内容而言，涉医词32首，作者27人。

（一）大医治国，平生不忘

中医文化讲究：大医治国，中医治人，小医治病。为医修身强调兼济天下苍生的情怀。《汉书·艺文志》方技略云："盖论病以及国，原诊以知政。"可见"大医治国"的理念古已有之。

"凡大医治病，必当安神定志，无欲无求，先发大慈恻隐之心，誓愿普救含灵之苦。若有疾厄来求救者，不得问其贵贱贫富，长幼妍媸，怨亲善友，华夷愚智，普同一等，皆如至亲之想。"（孙思邈《大医精诚》）誓愿普救含灵之苦的决心，在清朝的神州大地上得到了广泛的体现。所谓大医治国，可一览清代诗人的诗作。

1840 年，鸦片战争枪声四起，鸦片被更广泛地传入中国，吸烟者在中华大地上"遍地开花"，吸烟成瘾者不胜枚举，因吸食鸦片而导致家破人亡的悲剧故事屡屡发生，可谓之人间浩劫。然而还有不少人执迷不悟，把鸦片当作良药。亲历此情此景的清代诗人，振臂高呼戒烟救国，留下了无数戒烟诗篇。

诗曰：

寂寞帘栊涕泪天，青灯风味割缠绵。

埋灰已断昆明劫，受戒休谈印度禅。

疆吏火攻开衅日，谏臣卮漏上书年。

事关世运终难禁，闻说司农早税钱。

——唐景崧《戒烟限佳真先韵》

诗中介绍了当时清朝的基本民生状况，表达了对戒烟的强烈建议和能否成功施行的担忧。唐景崧（1841—1903），字维卿，广西灌阳人。法越事起，自请出关赴越南招刘永福黑旗军。次年，抵越南保胜，劝刘永福内附。1884 年中法战争爆发，张之洞令其募勇入关，编立四营，号景字军，入越参加抗法斗争。中法战争结束后，率军回国。似唐景崧的民族英雄都对鸦片的危机有深刻的认识。

《本草易读》云，鸦片"酸，涩，温，有小毒。治泻痢脱肛，涩丈夫精气"。

清末山阴人俞蛟在《梦厂杂著》中讲述过吸食鸦片的症状："瘾至，其人涕泪交横，手足委顿不能举，即白刃加于前，豺虎逼于后，亦唯俯首受死，不能稍为运动也。故久食鸦片者，肩耸项缩，颜色枯羸奄奄若病夫初起。"吸食时欲仙欲死，平日里人形不再，犹鬼附身，"烟鬼"也。可见鸦片之害，不可不除。

而清代诗人的爱国情怀，绝不仅仅局限于戒烟诗一类。

词曰：
小住京华，早又是，中秋佳节。
为篱下，黄花开遍，秋容如拭。
四面歌残终破楚，八年风味徒思浙。
苦将侬，强派作蛾眉，殊未屑！
（徒思浙 一作：独思浙，蛾眉 一作：娥眉）
身不得，男儿列。心却比，男儿烈！
算平生肝胆，因人常热。
俗子胸襟谁识我？英雄末路当磨折。
莽红尘，何处觅知音？青衫湿！

——秋瑾《满江红·小住京华》

大慈恻隐之心跃然于纸上。《黄帝内经》有载："神者，正气也。"强调人应该保有一身之正气，所谓"得神者昌，失神者亡"，清朝诗人的浩然正气，对于养生保健从身体和心理两个层面都大有裨益。

中医文化不仅仅只关注身体疾病，也留心于个人与社会、自然环境的和谐统一，并由此阐发了整体观念。虽然我们现在处于和平年代，但时刻挂念祖国，存一身浩然正气，仍然值得被广泛提倡。

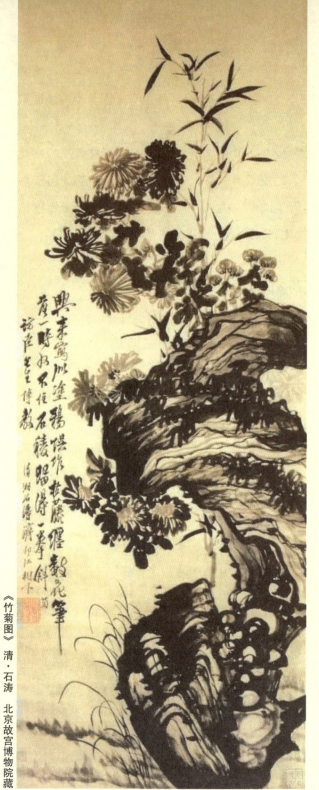

《竹菊图》 清·石涛 北京故宫博物院藏

图中菊与石相互照应，在秋风中疏狂不羁。

（二）传古医术，习岐黄术

自岐伯与黄帝一问一答以详述中医原理之日起（《黄帝内经》托名于黄帝），中医的发展便呈现出欣欣向荣的态势。基于中医学逐渐发展至黄金时代的事实，清代诗人对中医文化多略有了解，可谓远胜前人，这点也在诗词中得到了很好的呈现。他们既可对神农尝百草、黄帝论《内经》以来的医学发展状况做出较详的描述，也可对病因病机、诊断治疗以及方剂之学提出自己的思考，对养生的认识则更加全面。

仲景曾在《伤寒论序》中长叹："痛夫！举世昏迷，莫能觉悟，不惜其命。若是轻生，彼何荣势之云哉？而进不能爱人知人，退不能爱身知己，遇灾值祸，身居厄地，蒙蒙昧昧，蠢若游魂。哀乎！"为当时世人不注重"勤求古训，博采众方"而感到由衷的悲哀。私以为，若仲景观清代众人习医之景，许会释怀一二。

陆懋，字林士，号匏湖，浙江平湖人。清顺治十一年（1654）副榜，曾官直隶卢龙知县。学问古奥，工书画，著有《鹊亭乐府》。出自他手笔的有《医引》一篇，对中医学理论阐述颇多。

> 曲曰：
> 服炼伊开邃古，攻治爰肇三皇……
> 利关格针熨疏导，涤秽浊液醴推攘。
> 探求石室，坐论明堂。
> ——陆懋《南北商调合套·医引〔梁州第七〕》节选

这里诗人论说了针灸的施治方法及主要特点，注重灸法温热，针刺疏导。

> 曲曰：
> 庚辛册，灵素章，至诚撷破珠囊。

十二图披，八十难广，弟俞兴搞闲，和缓彻幽茫。

桐君留药录，长桑挟禁方。

——陆懋《南北商调合套·医引〔牧羊关〕》

此处是对中医学较为简略的概述，自《黄帝内经》起，中医学的理论体系便被基本搭建。扁鹊受得禁方灵药，而拥有"透视"技能，望诊时尽见五脏症结，从而医术精绝。

曲曰：

越沿炎午渐津梁，葛仙翁搜金匮真函。

孙真人泄龙宫结藏，结兹高识穷遐旷。

陶隐居著方州采捋，雷守山辨炮炙宜妨。

淳于公奇核传对记，华佗子神枕没刑创。

张长沙伤寒揭论加绳匠，决期施类法，标格布官汤。

——陆懋《南北商调合套·医引〔贺新郎〕》

寥寥数语，中医发展的蜿蜒痕迹便跃然纸上，体现出诗人中医修养颇深。词中对在医学上有重大贡献的医药学家都给予了肯定，使中医的发展在历史典故中得以生动呈现。

古代中医养生理论说明："生从十三：虚、无、清、净、微、寡、柔、弱、卑、损、时、和、啬。"多思则神殆，多念则志散，多欲则志昏，多事则形劳，多语则气乏，多笑则脏伤，多愁则心慑，多乐则语溢，多喜则妄错昏乱，多怒则百脉不定，多好则专迷不理，多恶则憔悴无欢，"谨和五味，骨正筋柔，气血以流，腠理以密，如是则骨气以精，谨道如法，长有天命"。

词曰：

始识山林意味长。半是花香。

半是枝香。看来娇色耐情肠。

还似蜂黄。还似莺黄。

少室仙姝自裹将。朵朵春光。

点点山光。八珍六和漫商量。

饱尽严霜。咽尽凝霜。

——徐士俊《一剪梅·采松花，和蔗霜食之》

诗人不慕膏粱厚味，不喜锦衣貂裘，反而悠闲地畅游于山水之间，采松花而食，这种做法无疑对修身养性是有所裨益的。《黄帝内经》倡："志闲而少欲，心安而不惧，形劳而不倦，气从以顺，各从其欲，皆得所愿。"松花色黄、味甘、性温，祛风，利于益气、收湿、止血，主治头痛眩晕、创伤出血。可见诗人对中医有所了解。

诗曰：

物论喧呶混稀苓，将车尽日叹冥冥。

谁思灼艾医龙病，但解堆盐刻虎形。

减死蔡邕仍续史，踰冬刘向又传经。

莫怜幽仄论垂钓，贯索中闲有客星。

——钱谦益《次韵荅潘朗士员外投赠》其一

钱谦益，字受之，号牧斋，晚号蒙叟、东涧老人。学者称其"虞山先生"。清初诗坛的盟主之一。诗人一生跌宕起伏作诗无数，其中与中医文化相关的则不可不提。

钱老点明艾灸治疗范围，并介绍了隔盐灸（用纯净干燥的食盐填平脐窝，上置大艾炷施灸的方法）。

诗曰：

衰老翻于痼疾便，灵祇告戒起缠绵。

得车知尔非论赏，馆客惭余巳判年。

果痔木痛除物害，尻舆神马得天全。

疡医本是天官属，医国方须肘后传。

——钱谦益《赠建昌痔医黄岐彬》

钱老为疡医（旧称外科医生）正名，也介绍了《肘后备急方》（中医方剂著作，中国第一部临床急救手册）。

诗曰：

耳病双聋眼又昏，肉消分半不堪扪。

液汤蛰鼻医方苦，参附充肠药莽频。

好友祷嵩求益算，恶人诅岱请收魂。

两家剥啄知谁胜，凭仗苍穹自讨论。

——钱谦益《病榻消寒杂咏四十六首》其三

钱老点名了中医药良药苦口的特点，又介绍了参附汤（人参、附子、青黛各 15 克）。参附汤主治元气大亏，阳气暴脱，汗出粘冷，四肢不温，呼吸微弱，或上气喘急，或大便自利，或脐腹疼痛，面色苍白，脉微欲绝。以此观之，以参附汤治疗诗人的寒症可谓是对症下药。

诗曰：

叹世侵寻似鹿皮，聋虽半耳巳如痴。

盈尊社酒凭谁饷，决牖仙方久不窥。

但遇一呼仍响应，若聆偶语却参差。

僮便主瞶夸脾健，婢噪医庸讳肾衰。

强欲属垣还侧耳，才看抛枕又支颐。

史称偏听应如是，人说佯聋或近之。

——钱谦益《左耳病戏作十二韵》

钱老丝毫不讳疾忌医，对肾中精气不足而致病的道理及主要的症状体征有着清楚的认识。《内经素问·六节藏象论》有载："肾者，主蛰，封藏之本，精之处也，其华在发，其充在骨，为阴中之少（《太素》作太）阴，通于冬气。"肾主藏精且开窍于耳，可见诗人辨证论治的分析十分正确，反映其医学素养之高。

词曰：
年来善病人憔悴，捧心欲定还惊。
都愁深院冷清清，盼不到晓鸡声。

——王锡《燕旧梁》节选

王锡在词里写心悸不寐，包括体征、自觉症状、发病时间和病的轻重程度，写得十分形象逼真。"捧心欲定还惊"的描述，颇为符合仲景《伤寒论》中"双手自冒心"的叙述。

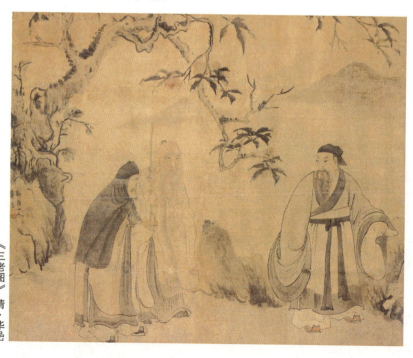

本图展示寻常老人的日常姿态。

《三老图》清·华喦

（三）保身长全，以养其生

无论处于什么朝代，中医"治未病"的养生理论始终盛行不衰。《内经》中"圣人不治已病治未病，不治已乱治未乱""上医治未病，中医治欲病，下医治已病"的思想促进了养生的发展。张仲景在《伤寒论序》中也强调习医术的重要性，提出养生是其中重要的一条："上以疗君亲之疾，下以救贫贱之厄，中以保身长全，以养其生。"可以说养生防病是中医文化中的重中之重，而这也可在清代诗词中一览其貌。

清朝年间，种植草药不仅仅拘泥于传统劳作，更被发展为士大夫修身养性的一种消遣。由于清朝的高压政策，明朝遗老们在亡国后绝意仕途，遂隐居村间垦壤种药，寄情于药草，填词写怀，以求得内心的一隅平静和人格的纯真高洁。清朝不少士大夫也常植药消遣，给我们留下了不少种药赏药的辞章。

词曰：

寸步羊肠谁可料，出门即是天涯。

丘园无恙且归家。

科头还跣足，种药并浇花。

若说腰缠须有命，等闲博得乌纱。

戏场傀儡直些些。

不游安乐国，海底去捞虾。

——毛莹《临江仙·友人薄宦萧然，词以招之》

诗曰：

林壑爱萧疏，平泉总不如。

坞眠衔草鹿，池老放生鱼。

种药兼茶圃，留僧置佛庐。

漫嗟亭馆废，犹是子云居。

——施闰章《萧氏春浮园四首》其三

中医的养生之学，在此时代寄寓着道家摄养思想影响的刻痕。钱肃润，明末清初江苏无锡人，字础日。明诸生。幼从学于邹期相，授以静坐法，颇有得。明亡，隐居不出。被笞折胫，自号跛足。受道家思想熏陶，钱肃润在《千秋岁》中唱道："星移物换，百岁过将半。人世事，沧桑变。功名屠狗易，词赋雕虫贱。闲看取，浮云天际频舒卷。正喜逢清宴，菊蕊开零乱。堪娱乐，休悲叹。本无骑鹤想，且适持鳌愿。须信道，人生若梦无非幻。"

把人生看成是梦幻，这是道家清静无为思想的衍生物。"人生如梦，一尊还酹江月"，不仅仅是一种豁达的人生态度，从某种意义上讲，它认识到了人体生命的生老病死，如梦一样有始有终，较之养生仙化不死的荒诞之论前进了一步。毕竟只有认识到人生老病死的必然性，才能摆脱旧有炼丹服石的藩篱桎梏。

少食鲜肥。节制饮食，勿贪恋甘甜厚味，历来被视为养生要诀。

诗曰：
肠胃少腥膻，骨骼耐咀嚼。
伙聚无一窝，连啖岂满壑。
（介维）
瞪目冀丰馀，朵颐恣酬酢。
——宋荦同周紫海王阮亭谢方山钱介维等《萧氏春浮园四首》其三

又曰：
平生乏鲜肥，肉食非所慕。
偶然营口腹，蓄念计必误。
春种瓜豆苗，爱养丛孩孺。
插竹就茆檐，缚绳使之固。

初看弱蔓引，渐喜众叶布。

丝瓜夏蚤结，落蒂甘于瓞。

藊豆开独迟，白花待秋露。

及兹绿垂荚，采摘在晨暮。

夜来风雨狂，倾倒莫支拄。

老饕自安分，物理庶可悟。

托名得蛾眉（本草白藊豆一名蛾眉豆），吁嗟难免妒。

——查慎行《豆棚为风雨所坏》

再曰：

鲜肥宁不慕，淡泊亦云贵。

杂坐礼自饬，小饮情已醉。

——李宪噩《九日，与诸生暨桂龄、欢龄、喜龄南冈登高》

"云卧乍觉衣裘薄，山餐耐可辞鲜肥。"（清王安修《方山朝雪用昌黎山石诗韵》）上述诗句，皆体现了清代文人对食疗养生的理解，这与中医学文化同气相求。《吕氏春秋》有载："肥肉厚酒，务以自强，命之曰烂肠之食。"枚乘《七发》亦曰："甘脆肥脓，命曰腐烂之药。"药王孙思邈主张饮食清淡，未饱先止，饮食应有利于脾胃消化，这也是他寿至百岁的一个重要因素。

《黄帝内经》有载："肥者，令人内热，甘者令人满，故其气上溢，转为消渴。"脾气向上泛滥，就会使人口中发甜，这是由于肥甘美味所引起的疾病。患这种病的人，必然经常吃甘美而肥腻的食物，肥腻能使人生内热，甘味能使人中满，所以脾运失常，脾热上溢，就会转成消渴病（今糖尿病）。

清代的养生之学又强调居处清幽、心境恬淡为养生之要。"闻道抱犊峰头，有人卧云，久与尘情别。我欲从之求秘诀……物外消摇，山中磨炼，成就长生业，凭谁谈笑，此心争似秋月。"（梁清远《念奴娇·秋日赴西庐习静用蕉林矛赠引韵》）梁清远（1606—1683），字迩之，号瘿冠道人、雕丘、袯园，清朝政治人物、进士出身。梁清远为明代重臣梁梦龙曾孙。他与堂兄弟梁清宽、梁清标皆科甲折桂，人称"一门三进士"。身居官场，又享受"一门三进士"的荣光，诗人并未沉溺于朱门酒肉，而是格外洒脱，独自一人徘徊于小园幽径，不为世俗所累。也许正是因为主张宁静致远，诗人少有忧虑地步入了古稀之年。

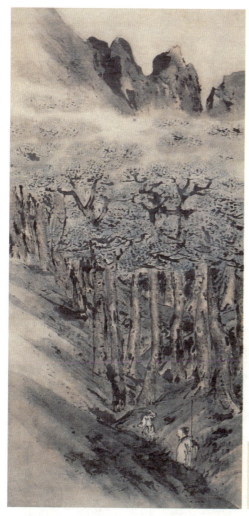

《深山采药图》 清·高其佩

画中白云生处，高木林立。曲折山路上，采药人缓步前行。置身静谧的深山密林，即使采药的过程颇为劳累，但内心何尝不是恰切安然？

词曰：

携尊欲上层楼，曲廊深掩疑无路。

那知姑射，词人三四，居然占据。

我自消闲，随缘最好，何劳相妒。

只荒凉池馆，衰菱坏茭，也算得、赏心处。

经过重重殿宇。

好一似、梦中曾住。

几丝垂柳，几竿修竹，扶苏如故。

五十三参，逢僧一笑，拈花顿悟。

羡蒲团坐破，壶天小隐，暂游仙去。

——张慎仪《水龙吟·游城北萧寺》其二

山居好，参禅妙，水清木绿、花香鸟语，置身此境自裨益于心健体康。随意在树林间坐下，自可修炼心性。张慎仪，字淑威，号菱园。著有《续方言新校补》《方言别录》《蜀方言》等。《黄帝内经》便极为主张这种居清幽处以使心境恬淡的养生之道："虚邪贼风，避之有时；恬惔虚无，真气从之；精神内守，病安从来。"

诗曰：

宠辱不惊，肝木自宁。

动静以敬，心火自定。

饮食有节，脾土不泄。

调息寡言，肺金自全。

淡泊寡欲，肾水自足。

——金武祥《五行养生格言》

将养生之道与五行藏象相结合，反映其医学素养之高。金武祥（1841—1924），清末藏书家、诗人，原名则仁，字溎生，号粟香，又号菽香。诗人也许就是凭借这样一种宠辱偕忘的养生思想，即使在清末乱世，也能吟出"桂林山水甲天下，绝妙漓江秋泛图"的清丽诗句。

歌曰：

心好命也好，富贵直到老。

心好命不好，天地终有保。

命好心不好，中途夭折了。

心命俱不好，贫贱受烦恼。

心乃命之源，最要存公道。

命乃形之本，穷通难自料。

信命不修心，阴阳恐虚桥。

修心不听命，造物终须报。

——袁树姗《心命歌》

《心命歌》从理论层面详述了"心"在养生方面的作为。"心好命也好，富贵直到老。心好命不好，天地终有保。"此句强调心主神志的功能，若命运不公，但心态良好，其人仍能延年益寿。"心乃命之源，最要存公道。命乃形之本，穷通难自料。信命不修心，阴阳恐虚桥。修心不听命，造物终须报。"诗句强调"心"在人生命中起到的绝对引领作用，心乃五脏六腑之大主。

《黄帝内经》也格外强调心的作用，介绍六节藏象时，以"心者，生之本，神之变也，其华在面，其充在血脉，为阳中之太阳，通于夏气"作为起句。"命好心不好，中途夭折了。心命俱不好，贫贱受烦恼。"此句讲述心悸休克会引发中途夭折，而若生于富贵，常常食鲜肥酒肉，亦会损伤心的生理功能。

第三章
雕梁画栋联医道：解缙与楹联养生文化

诗曰：

一年两度伐枝柯，万木丛中苦最多。

为国为民皆丝汝，却教桃李听笙歌。

——解缙《桑》

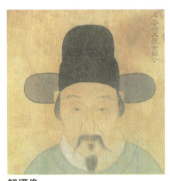

解缙像

解缙（1369—1415），字大绅，又字缙绅，号春雨，又号喜易，今江西省吉水县文峰镇人。

杨士奇对其评价："平生重义轻利，遇人忧患疾苦，辄隐于心，尽意为之。笃于旧故及名贤世家后裔，而襟宇阔略，不屑细故，表里洞达，绝无崖岸，虽野夫稚子，皆乐亲之。故求文与书者日辏辐。独不畏强御。承运库（内）官张兴，恃宠而横，尝笞击人于左顺门下。公过之，叱曰：'御座在此，尔敢犯礼法乎！'"

由此可见解缙才高，任事直前，表里洞达，然好臧否，无顾忌。解缙所作的楹联，也多反映了其品性。解缙楹联中反映的中医养生文化，也自成一派，有其独到的见解韵味。

"丫头啃鸭头，鸭头咸，丫头嫌；童子打桐子，桐子落，童子乐。"

这副对联着实精妙，"丫头"与"鸭头"、"童子"与"桐子"同声相求，所描述的情景妙趣横生，又折射出中医学养生思想。

过于咸的鸭头令丫头嫌弃，正所谓"谨和五味，骨正筋柔，气血以流，腠理以密，如是则骨气以精，谨道如法，长有天命"（《素问·生气通天论》）。五味过极，皆伤身体，咸淡适宜，才是养生之道。梧桐子，为梧桐科落叶乔木植物梧桐的种子，又为中药。秋季种子成熟时将果枝采下，打落种子，除去杂质，晒干。出自《本草经集注》，具有顺气和胃，健脾消食，止血功效。将咸鸭头与桐子置于一处进行对比，高下立见。

"门对千竿竹短无；家藏万卷书长有。"（传为续自撰春联）

此联表现了解缙对恬淡自适的读书生活的理解。门前有千竿顾长绿竹，家中有万卷圣贤藏书，总也是人间极乐。《黄帝内经》中颇为强调这种起居养生之道，书中对此有不少论述。"苍天之气，清静则志意治，顺上则阳气固，虽有贼邪，弗能害也。""嗜欲不能劳其目，淫邪不能惑其心。""虚邪贼风，避之有时；恬惔虚无，真气从之；精神内守，病安从来。""适嗜欲于世俗之间，无恚嗔之心，行不欲离于世，被服章，举不欲观于俗，外不劳形，内无思想之患，以恬愉为务，以自得为功，形体不敝，精神不散。"书中论述颇多，恕不一一赘述。

"闲人免进贤人进；盗者休来道者来。"（传解缙访友，友书"闲人免进，盗者休来"于门戏之，解改之而入）

相传解缙的一个朋友邀请解缙做客，为了试试才子是否声实相副，故意将"闲人免进，盗者休来"贴在门上。解缙来到门口，看了对联之后明白朋友的意思，分别在上下联后面添上六个字，问题迎刃而解，进入朋友家中。

从这一则小故事中，我们也可以对"缙以不谨持恭而卒以不密取祸"的论断有更深的认识，对解缙的人品窥知一二。

当然，故事中折射出的之于"贤人""道者"的尊敬是不可忽视的。从解缙的诗文中，我们也可以感受到才子对道家养生的思索。

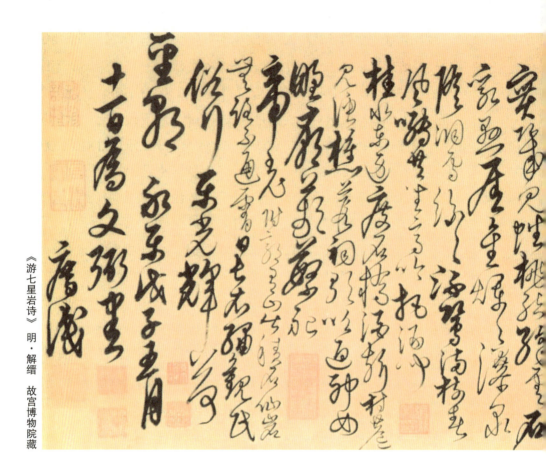

诗曰：

银烛荧煌夜色阑，西华楼下漏声残。

天门掩映莺花曙，黄道澄清淑气寒。

香袅玉垆开雉翼，烛摇金殿见龙颜。

仙郎奏对封题罢，一曲阳春和更难。

——解缙《早朝》其二

又曰：

紫殿阴阴荫薜萝，小窗无事客频过。

绿槐夹道蝉声集，碧藓沿阶鸟迹多。

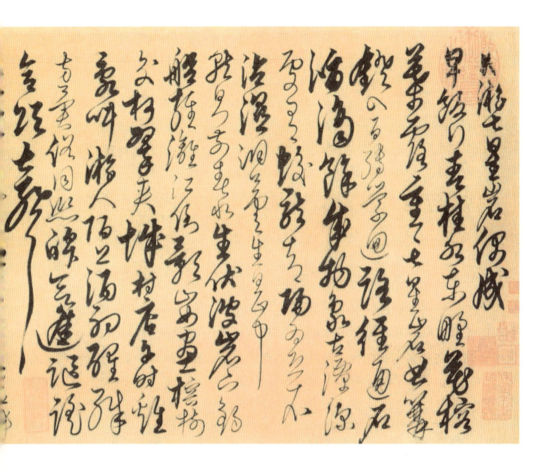

待诏金门须倚马，退朝紫禁共鸣珂。

丹心一片期忠孝，争奈高堂远别何。

——解缙《退朝即事》

　　"仙家俗事无缘到，虚负璚楼品玉箫"（《夜宿道院留题》），"道心尽在琴三叠，交谊何妨酒一杯"（《赠茅山道士》），"道人采药迷归路，洞口云生扫不开"（《题冲虚观》），上述诗句仅为一隅，不足以称之为揽胜，但也可以看出，解缙崇尚道家清静无为的养生之道，喜徜徉于自然界的美景中。或是寻觅一幽深之境，采药于深山之中，或是与高人言欢，共赏高山流水之音。实为述之不尽。

第四章
愿与佳人共品香：明清香道诗词与养生

中医香疗是中医文化的重要组成部分。古人很早就认识到芳香药物在防病治病、养生保健等方面的作用。中国传统医学实践中对香药有较深入的探索和应用，达到安和身心、调和情志、防病治病的功效。

从历史资料来看，明代、清代使用香的人多，香料的各种知识广为人知，与香有关的典籍著作数量众多，内容详尽。《本草纲目》里也正式收录了数十种香料种类与药性，"乳香、安息香、樟木并烧烟薰之，可治卒厥"，"沉香、蜜香、檀香、降真香、苏合香、安息香、樟脑、皂荚等并烧之可辟瘟疫"。基于这种时代大背景，明清香道诗词应运而生，而其中折射出的关于中医养生的思考也不容忽视。

词曰：

竹叶低斟，相思无限，车前细问归期。

织女牵牛，天河水界东西。

比似寄生天上，胜孤身、独活空闺。

人言郎去，合欢不远，半夏当归。

徘徊郁金堂北，玳瑁床西。香烧龙麝，窗饰文犀。

藁本拈来，湘囊故纸留题。

五味慵调，恹恹病、没药能医。

从容待，乌头变黑，枯柳生稊。

——范姝《夏初临·药名闺怨，和周羽步》

词中对中药名的运用颇多（龙麝，指龙涎香和麝香），把闺中少妇别夫后的相思之情，写得细腻、真挚。读来不仅使人惊叹于少妇的闺怨之凄清，也使人沉浸于一片浓浓的中药香中。龙涎香是一种清灵而温雅的动物香，香气似麝香之优美，微带壤香，有些像海藻、木香、苔香，有特殊甜气和极其持久的留香底蕴，是一种很复杂的香气组合，微妙柔润，留香时间长，可达数月之久。麝香，中药材名，为鹿科动物林麝、马麝或原麝成熟雄体香囊中的干燥分泌物。具有开窍醒神，活血通经，消肿止痛的功效。主治闭证神昏、疮疡肿毒、瘰疬痰核、咽喉肿痛、血瘀经闭、症瘕、心腹暴痛、头痛、跌打损伤。

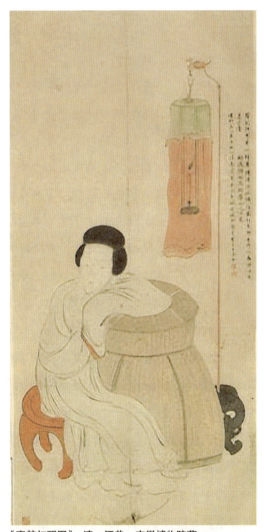

《寒梦初醒图》 清·汪恭　安徽博物院藏

画中女子在凄清寒冷的深夜初醒，斜倚熏笼，忧思深重，凭一丝炉火、一缕馨香聊以自慰。香烛也在凄清的氛围中缓缓燃烧。

范姝，清女诗人，字洛仙，如皋人，诗人范献重侄女，同邑诸生李延公妻。有《贯月舫集》问世。诗人平生多艰，父母丈夫皆早亡，与青灯黄卷相伴最久，也许就像诗中的女子，唯有诗词能消解几分抑郁，也许是以药自比，更断人愁肠。

词曰：

菱鉴空青，蟾酥半缺，倚疏深掩葳蕤。
喜朱砂印臂，青黛匀眉。
慵续断肠诗句，检久奁、败扇频题。
相思甚，抛残梳篦，鬘损诃梨。
遥想云母帐前，珍珠簾畔，琥珀床西。
剩牡丹雨浸，荳蔻香披。
怕踏落红花径，琼阶滑石齿痕欹。
铅泪滴，春愁五倍，嘱付辛夷。

——蓑衣道人《凤凰台上忆吹箫·集药名·闺怨》

此词作者是进士盛某之女，江阴人。虽然我们无从知道词中表达的闺怨是她自己的真实写照，还是闺中闲暇的游戏之作，但我们仍然可以从几缕药香中觅得一丝词人当时的愁绪。朱砂（中药），其香具镇静、安神和杀菌等功效。豆蔻，《中国药典》收载的草药，为多年生常绿草本植物，秋季结实，果实扁球形，种子像石榴子，可入药，有香味。可用于化湿消痞，行气温中，开胃消食；用于湿浊中阻，不思饮食，湿温初起，胸闷不饥，寒湿呕逆，胸腹胀痛，食积不消。草豆蔻，辛辣芳香，性质温和；白豆蔻，又称多骨（《本草拾遗》）、壳蔻（《本经逢原》）、白蔻（《本草经解》），皮色黄白，具有油性，辣而香气柔和；红豆蔻，也叫红豆、红蔻（《本草述钩元》）、良姜子（《广西中药志》），颜色深红，有辣味和浓烈的香气。借香以镇静安神，幽幽地望着艳艳红蔻，不知作者心中的相思之情可否得到疏解？

诗曰：

绣绒缠角黍，彩帛斗香囊。

今年新嫁女，阿母作端阳。

——韩洽《子夜吴歌》

诗曰：

挽饷纡双管，筹边转寸肠。

风霜谙下吏，冰雪见清郎。

却扫韦编净，清斋梵筴香。

看君仍仰屋，忧国意何长。

——钱谦益《生日诗三首》其二

又曰：

绡头还恋阙，麈尾且升堂。

地僻禽鱼贵，春深草木香。

灰心看蜡烛，矢口问壶觞。

错莫恩仇事，萧萧与白杨。

——钱谦益《次韵答茅孝若见访五首》其一

诗曰：

行过沙路石路，间有草香药香。

莫少莫多茶饭，勿单勿厚衣裳。

——阮元《行过迁江古之瘴乡今虽瘴少然气候殊不齐》

纵观上述诗句，我们不难发现，香道贯穿于明清文人的生活起居之中，而清新的草木药香，又常与禅道养生、隐逸修身联系在一起。这不难理解，佛家认为"香为佛使""香为信心之使"，焚香上香几乎成为所有佛事中必有的内容。随着佛教传入中国，种种香料也随之传入；随着佛家文化扩展了中医药文化基础内涵，香道也逐渐被中医养生学所接纳。中医对香道进行了种种研究，在窥知其基本功能的基础上，取象比类、司外揣内其更深层次的内涵，如生理特性、入药部位、炮制方法、性味、归经、功效、主治、相关配伍、用法用量、禁忌等。在此仅举檀香供诸君思考。

檀香质坚实，不易折断。气清香，燃烧时香气更浓。味淡，嚼之微有辛辣感。

入药部位：植物树干的干燥心材。

炮制方法：除去杂质，镑片或锯成小段，劈成小碎块。

性味：辛，温。

归经：归脾、胃、心、肺经。

功效：行气温中、开胃止痛。

主治：用于寒凝气滞、胸膈不舒、胸痹心痛、脘腹疼痛、呕吐食少。

相关配伍：（1）《外台秘要》：面上黑子，每夜以暖浆水洗面，以布揩赤，用白檀香磨汁涂之。（2）《仁斋直指方》沉香磨脾散：可配伍豆蔻、砂仁、丁香等治疗寒凝气滞、胸膈不舒。

用法用量：2～5g，宜后下。

禁忌：阴虚火旺者慎用。

香刺激人嗅觉，给人以精神上的愉悦。在明清两代，香所具有的辟邪疗疾、修性养生等多种作用得到充分发挥。

第五章
萧萧黄叶闭疏窗：纳兰词中的养生观

词曰：

人生若只如初见，何事秋风悲画扇。

等闲变却故人心，却道故人心易变。

骊山语罢清宵半，泪雨霖铃终不怨。

何如薄幸锦衣郎，比翼连枝当日愿。

——纳兰性德《木兰词·拟古决绝词柬友》

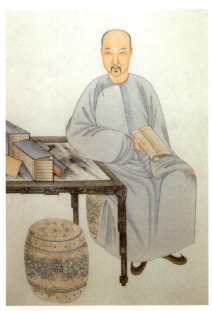

纳兰性德像

曹寅曾写诗悼念说："家家争唱《饮水词》，纳兰心事几曾知？"纳兰性德（1655—1685），叶赫那拉氏，字容若，号楞伽山人，原名纳兰成德，一度因避讳太子保成而改名纳兰性德。满洲正黄旗，清朝初年词人。纳兰性德自幼饱读诗书，文武兼修，十七岁入国子监，被祭酒徐元文赏识。十八岁考中举人，次年成为贡士。康熙十五年（1676）殿试中二甲第七名，赐进士出身。纳兰性德曾拜徐乾学为师。他于两年中主持编纂了一部儒学汇编——《通志堂经解》，深受康熙皇帝赏识，授一等侍卫衔，多随驾出巡。康熙二十四年（1685）五月，纳兰性德溘然而逝，年仅三十一岁。著有《通志堂集》《侧帽集》《饮水词》等。

况周颐评价其人："容若承平少年，乌衣公子，天分绝高。适承元、明词敝，甚欲推尊斯道，一洗雕虫篆刻之讥。独惜享年不永，力量未充，未能胜起衰之任。其所为词，纯任性灵，纤尘不染，甘受和，白受采，进于沉着浑至何难矣。"

一、悲情扰心，少年薄命

词曰：

锦样年华水样流，鲛珠迸落更难收。

病余常是怯梳头。

一径绿云修竹怨，半窗红日落花愁。

惺惺只是下帘钩。

——纳兰性德《浣溪沙·锦样年华水样流》

锦绣一般的年华像流水一样地逝去了，回忆起过去泪水就会不住地流。病愈之后体弱憔悴，害怕对镜梳头，怕看到头发掉落。《黄帝内经》

有载："丈夫八岁，肾气实，发长齿更；二八，肾气盛，天癸至，精气溢泻，阴阳和，故能有子；三八，肾气平均，筋骨劲强，故真牙生而长极；四八，筋骨隆盛，肌肉满壮；五八，肾气衰，发堕齿槁；六八，阳气衰竭于上，面焦发鬓颁白；七八，肝气衰，筋不耐动；天癸竭，精少；肾藏衰，形体皆极；八八，则齿发去。"诗人一生短暂，至卒都应该处于"筋骨隆盛，肌肉满壮"之壮年，缘何会悲忧自己"浑欲不胜簪"呢？

综观诗人的诗作，其中悲情感伤一类极多，《饮水词》哀感顽艳，得南唐二主之遗。而七情过极皆可致病，《素问·阴阳应象大论》中说："喜伤心，忧伤肺，怒作肝，思伤脾，恐伤肾。"《医学正传》指出："喜、怒、忧、思、悲、恐、惊，谓之七情，七情通于五脏：喜通心，怒通肝，悲通肺，忧思通脾，恐通肾，惊通心肝。故七情太过则伤五脏。"

由此可见，作为内伤性致病因素，七情治病与五脏的功能联系紧密，悲忧伤肺，也影响他脏。伤及肺后，肺主气功能失常，而出现悲则气消。气消，肺气消耗之意。悲忧为肺之志。悲，是伤感而哀痛的一种情志表现。悲哀太过，往往通过耗伤肺气而涉及心、肝、脾等多脏的病变，《黄帝内经》"悲哀忧愁则心动，心动则五脏六腑皆摇"，也论述了这个道理。如耗伤肺气，使气弱消减，意志消沉，可见气短胸闷、精神萎靡不振和懒惰等。

诗人平日里悲忧过度，由此精神萎靡，而情志不舒精神萎靡，反过来又加重诗人的亚健康状态，从而形成恶性循环，最终导致诗人在康熙二十四年（1685）暮春，抱病与好友一聚，一醉一咏三叹，而后一病不起。七日后，于农历五月三十日溘然而逝，年仅三十岁（虚龄三十一）。

由此可见，养生之道，不仅在于身体的保养，也在于心性的修炼，正如《黄帝内经》所言："人之死于疾病者，气郁居其半。"时刻保持心性的通达，"青史几番春梦，红尘多少奇才，不消计较与安排，领取而今现在"（朱敦儒），珍惜现实的点点滴滴，即使生逢逆境，也能学会自我调节，使自己不陷入自伤的情绪中，"凡心有所爱，不用深爱，心有所憎，不用深憎，并皆损性伤神"（《备急千金要方》），这是中医养生的根本啊！

　　　　词曰：

　　　　辛苦最怜天上月，一昔如环，昔昔都成玦。

　　　　若似月轮终皎洁，不辞冰雪为卿热。

　　　　无那尘缘容易绝，燕子依然，软踏帘钩说。

　　　　唱罢秋坟愁未歇，春丛认取双栖蝶。

　　　　　　　　　　　　　　　　——纳兰性德《蝶恋花》

　　《世说新语·惑溺》谓："荀奉倩（粲）与妇至笃，冬月妇病热，乃出中庭，自取冷还，以身熨之。"荀奉倩甚爱妻，妻子在冬季伤寒发热，他就站在自家庭院里，等冷风使他全身冰冷了，再贴近妻子，以减缓她的发热之苦。虽然每每读来，都会对荀奉倩与纳兰性德的情深如许感慨不已，但需知此间行为实是中医养生之大忌。

　　中医本就强调："春生夏长，秋收冬藏。"秋冬寒凉之时，理应藏于屋内以养精蓄锐、休养生息。脱光衣服站在严寒中，这种行为绝不应该被提倡。

　　《黄帝内经》所述"邪之所凑，其气必虚"而"卒然逢疾风暴雨而不病者，盖无虚，故邪不能独伤人"，就强调了正气强盛在预防疾病中的重要性，推之及养生，也理应注重正气的保养。中医认为"正气存内，邪不可干"，因此提高自身免疫力是抵抗外邪的首选。生活中应注意加强锻炼，增强体质，禁食烟酒，平衡膳食，饮食清淡，心情舒畅，适时增衣，避风避寒。张仲景就于《伤寒论》中提出："凡病，若发汗、若吐、若下、若亡血、亡津液，阴阳自和者，必自愈。"万般疾病，只要病人正气存内，机体免疫力强盛，能够达到"阴平阳秘，精神乃治"的境地，疾病都能痊愈，并且预后良好。

二、清欢无限，当时寻常

词曰：

谁念西风独自凉？萧萧黄叶闭疏窗，沉思往事立残阳。

被酒莫惊春睡重，赌书消得泼茶香，当时只道是寻常。

——纳兰性德《浣溪沙·谁念西风独自凉》

读来可见，纵然诗人出身富贵，但却并未染上纨绔子弟纵情烟酒、声色犬马的习气，反而生活得十分恬淡自适且有诗意。

"赌书"出自李清照的典故，其间内涵更是诗意丛生、趣味盎然。李清照《金石录后序》云："余性偶强记，每饭罢，坐归来堂，烹茶，指堆积书史，言某事在某书某卷第几页第几行，以中否角胜负，为饮茶先后。中即举杯大笑，至茶倾覆怀中，反不得饮而起，甘心老是乡矣！故虽处忧患困穷而志不屈。"

历朝历代穷奢极欲寻仙问药的人证明，强行追求养生极难得偿所愿。真正应该被广泛推崇的养生之道，就隐藏在极其日常普通的一蔬一饭饮食起居中，且越是简朴自然，越是贴近中医养生之道。

"虽常服药物，而不知养性之术，亦难以长生也。"（《养性延命录》）"知恬逸自足者，为得安乐本。"（《尊生八笺》）于闹中求安，于乐中求恬，纵绮罗满目，勿左右顾眄，丝竹凑耳，无得似有所娱，珍馐迭荐，食如无味，醯醢兼陈，看有若无。安静恬淡，不为外物所扰，自守灵台清明，虽只寻常度日，即是清欢无限，益寿延年。

词曰：

一生一代一双人，争教两处销魂。

相思相望不相亲，天为谁春？

——纳兰性德《画堂春·一生一代一双人》节选

"一生一世一双人"的思想在古代可谓是相当前卫了。纵然诗句主要表现了作者的一片痴心，其间折射出的中医学养生思想亦不容忽视。"一生一世一双人"，体现出了一种寡欲修身的养生之道。

"养心莫善于寡欲。欲不可纵，欲纵成灾；乐不可极，乐极生衰。"（《养生四要》）纵欲可耗精伤气，绝不可提倡。"惜气存精更养神，少思寡欲勿劳心。"（《寿世保元》）"嗜欲使人气淫，好憎使人精劳。"（《古今图书集成》）综观详述养生之法的论断，"寡欲"实为其中不可不提的一项。的确，寡欲可使人精气得养，而纵欲可使人精血两伤，百病生发。因此一定要对寡欲予以充分重视。

《黄帝内经》对"寡欲"的论述也颇为充分，理应细细思忖。"人之死于疾病者，气郁居其半，色欲居其半"，《黄帝内经》充分肯定纵欲致病："恬淡虚无，真气从之，精神内守，病安从来？是以志闲而少欲，心安而不惧，形劳而不倦，气从以顺，各从其欲，皆得其愿。"《内经》认为寡欲可以使精神内守形体不倦，达到修养身心的目的："今时之人不然也，以酒为浆，以妄为常，醉以入房，以欲竭其精，以耗散其真，不知持满，不时御神，务快其心，逆于生乐，起居无节，故半百而衰也。"《内经》严肃地批评了喝酒没有限度、趁着酒兴肆意纵情色欲的行为，认为这样下去，无异于竭尽其阴精、劳伤其元气。只有善于调养其精神，不贪图一时之快，生活作息规律，才能说无违养生之道。若是大逆其道，年过半百就会衰老了。

第六章

千古红楼话养生：《红楼梦》中的医药养生观

诗曰：

满纸荒唐言，一把辛酸泪。

都云作者痴，谁解其中味？

——曹雪芹《红楼梦》

《红楼梦》，中国古代章回体长篇小说，中国古典四大名著之一。《红楼梦》是一部具有世界影响力的人情小说，中国封建社会的百科全书，传统文化的集大成者。

《红楼梦》不仅仅是一部文学巨著，还是一部难得的中医药养生典籍。《红楼梦》里涉及的医药内容颇丰，疾病涵盖了内、外、妇、儿、五官、皮肤、精神等各科病症。除了药物，中医传统的疗法，如食疗法、按摩法等也都融于情节中。

据统计，《红楼梦》120回中，中医药描写占总篇幅1/18。涉及疾病与医药的有66回，涉及中医描写的有290多处，五万余字。其中使用医学术语达161条，各类医疗人员14人，描写了114个病例，详细的中医病案有13个，中药127种，方剂45个。而对喝茶、吃酒、饮食、美容等的描写则更是数不胜数。

书中人物生过病的有 50 多人，共计 100 多人次。所涉及的疾病既有风寒感冒、肠胃病等常见病、多发病，也有黛玉的痨症（即现代医学所指的肺结核）、贾瑞的精神病等重症。

红楼梦里所言及的中医学知识，包括从基础理论到临床疾病的诊疗、方药、针灸、推拿、保健养生，以及与中医药有关的风俗习惯等，几乎涵盖了中医药体系的各个方面。香薷饮（第 29 回）、用于疗疮发背的梅花点舌丹（第 42 回）、调和肝脾的六味地黄丸（第 53 回）、活络丹（第 42 回）、凉性开窍的至宝丹（第 91 回）、温性开窍的十香还魂丹（第 91 回）、延年益寿的八珍益母丸（第 28 回）、调经养荣丸（第 77 回）、催生保命丹（第 42 回）、山羊血黎洞丸（第 31 回）、祛邪守灵丹（第 57 回）及开窍通神散（第 57 回）等。

其中的一些中医常用方例，如人参养荣丸、独参汤、八珍益母丸、左归丸、右归丸、祛邪守灵丹、开窍通神散、天王补心丹、黑逍遥散、金刚丸、菩萨散等，至今仍在沿用。

书中，黛玉用人参养荣丸益气养血，宝钗用冷香丸治疗哮喘，宝玉用祛邪守灵丹、开窍通神散治疗"痰迷心窍"，秦可卿用益气养荣补脾和肝汤解郁，王熙凤用人参调经养荣丸调理崩漏。

《红楼梦》对养生、保健之道也有极为细致的描写，其中与健康和养生有关的场景和章节更是数不胜数，以茶养生、以酒养生、蔬菜养生、食疗养生、饥饿养生、散步游玩等这些古人养生智慧，对今日人们日常起居仍具有很好的借鉴作用。《红楼梦》中的药膳配方已经被现代人引以为据并加以改进，制成养生的美食，如：胭脂鹅脯、鸡髓笋、银耳鸽蛋、虾丸鸡皮汤、糟鹅掌鸭舌、碧粳粥、枣儿熬的粳米粥、燕窝冰糖粥等。

《红楼梦》里还有许多养颜实用秘方，书中的女孩儿们都爱从百花如玫瑰花、桃花，荷花等中采集花瓣、花粉，制成香脂、胭脂和各种护肤品，让自己的肌肤宛如白雪般晶莹剔透。这些鲜花制成的护肤品，不但可以养颜，甚至还可以食用，书中就描述宝玉有一种癖好，喜欢偷吃女孩子的胭脂。

  《红楼梦》中蕴涵的丰富全面的中医药知识，都是通过文学形象自然而然地表现出来的，丝毫没有让人觉得牵强附会，这反映出曹雪芹有丰富的医学知识和高度的艺术技巧，能自如地将医学知识与文学艺术完美地融合在一起。书中医药知识的运用，对人物刻画和情节发展起到了锦上添花的作用，具有很强的真实性、现实性。

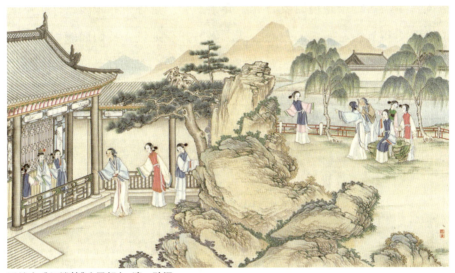

手绘本《红楼梦》（局部） 清·孙温

一、随遇而安，淡泊自适

> 诗曰：
> 蘅芷阶通萝薜门，也宜墙角也宜盆。
> 花因喜洁难寻偶，人为悲秋易断魂。
>
> ——史湘云《咏白海棠》

具有白海棠这种随处扎根，即使野蛮生长也花开灿烂的心态，正是中医养生所提倡的；而轻易地感伤于自然的草木枯荣，并为之断魂，实为众医家所批判的。草木的春秋枯荣是自然的生长之道，寒冬的枯萎，是为了来年开春更好的萌发。人的生命只有一次，为草木断魂，实为不值。

中医养生的思想应该贯穿于人生命的每个角落，并不是处于顺境时才对其上心，处于逆境时就将养生弃于一旁。白海棠并未因自己生不逢时，没有得到悉心照料而自怨自艾，仍旧开得灿烂。我们如能把这种随遇而安的心态投射至日常生活中，则会安神定志、精神得养。《黄帝内经》有言："五谷为养，五果为助，五畜为益，五菜为充。"人生何处不得活？何必太过追求鲜肥之享，粗茶淡饭也可为养生良方。

诗曰：

机关算尽太聪明，反算了卿卿性命。

生前心已碎，死后性空灵。

家富人宁，终有个家亡人散各奔腾。

枉费了意悬悬半世心，好一似荡悠悠三更梦。

急喇喇似大厦倾，昏惨惨似灯将尽。

呀！

一场欢喜忽悲辛，叹人世终难定！

——曹雪芹《红楼梦十二曲——聪明累》

人生一世，何必太过精明？"糊涂"可以让人少烦恼，少生气，天天心情舒畅。中医认为，心情好，永不老，不生气，少生病。很多疾病皆生于气，"七情"是致病的重要原因，而"糊涂"一点可使人少生气，从而减少疾病。

诗曰：

闲趁霜晴试一游，酒杯药盏莫淹留。

霜前月下谁家种，槛外篱边何处愁。

蜡屐远来情得得，冷吟不尽兴悠悠。

黄花若解怜诗客，休负今朝挂杖头。

——贾宝玉《访菊》

　　《素问·阴阳应象大论》说，"怒伤肝""喜伤心""思伤脾""忧伤肺""恐伤肾"。情志伤可直接伤及内脏，且不同的情志刺激所伤的脏器不同。《红楼梦》中许多人物生病，都与情志有密切关系，因此书中对节制情志以保健养生也十分重视。例如第19回写秦可卿生病时，尤氏说："连蓉哥儿我都嘱咐了，我说：你不许累掯他，不许招他生气，叫他静静儿的养几天就好了。"第83回写黛玉吐血，探春来看望她，说："只要你肯安心吃药，心上把喜欢事儿想想，能够一天一天的硬朗起来。"这两例都是说明情志平和、心情放松对治病有很大帮助。第32回宝玉对黛玉说："你皆因都是不放心的原故（指对与宝玉的婚事），才弄了一身的病了。但凡宽慰些，这病也不得一日重似一日的了！"第48回写香菱加入诗社，为学作诗"挖心搜胆"，夜不成寐，宝钗警告她："学不成诗，弄出病来呢？"这两例是说忧愁思虑过度容易致病。

二、红楼养生，香道食疗

（一）香飘红楼，令人心舒

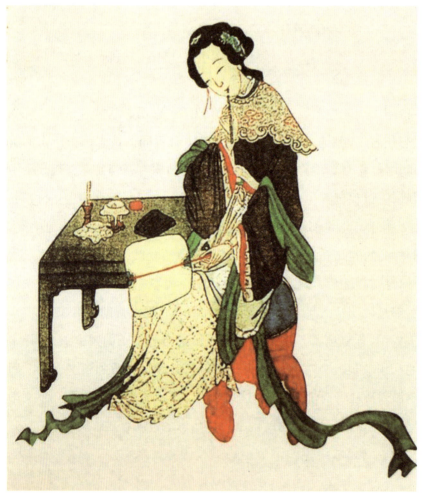

《宫女焚香图》 清·佚名

画中桌上摆放的是古代宫廷中焚香用的器具。

红楼生活离不开香，花香、熏香、茶香、酒香，皆融入红楼的日常。

诗曰：

蘅芷满净苑，萝薜助芬芳。

软衬三春草，柔拖一缕香。

轻烟迷曲径，冷翠滴回廊。

谁谓池塘曲，谢家幽梦长。

——贾宝玉《蘅芷清芬》

第 38 回记载了香皂的制作。《千金方》中记载了一种澡豆配方，用丁香、沉香、麝香、檀香、青木香等名贵香料，连同桃、李、樱桃等十种香花一起捣碎加入磨成细末的珍珠、玉屑、钟乳粉与大豆，就制成了具有洁肤、美容、香身作用的"澡豆"。"菊花叶儿桂花蕊熏的绿豆面子"，就属于"澡豆"一类。红楼女孩们脸上皮肤偶有小恙后，涂的药都是既可治病又可装扮的香药粉。第 59 回中，湘云的脸上犯了杏癍癣，涂的就是用具有清热解毒、消散祛腐功效的蔷薇花露和银硝制成的被称为"蔷薇硝"的香粉。凤姐临睡前总会要求用熏笼"浓熏绣被"（第 13 回）。宝玉房中案上不但时常焚香（第 58 回），还常备熏笼。第 51 回写道：年终将至，袭人回去探望病母，只得另外安排晴雯和麝月两丫鬟照料宝玉的起居。夜里晴雯就睡在隔火燃香的熏笼上，麝月在暖阁外边。后半夜麝月乘晴雯下熏笼出门观赏月色的当儿，将火盆上的铜罩揭起，拿灰锹重将熟炭埋了一埋，又拈了两块素香放入熏笼下的火盆中。

诗曰：

倦绣佳人幽梦长，金笼鹦鹉唤茶汤。

窗明麝月开宫镜，室霭檀云品御香。

——贾宝玉《夏夜即事》

《夏日即事》写道：佳人在夏天绣累了，便悠闲睡着觉，做着绵长的幽梦，窗下的学舌鹦鹉，瞧见侍女端茶送水，也跟着叫唤了一声，明亮的窗子射入皓月后，银辉满室，像打开了的宫镜，屋子里熏起了助人睡眠的檀香，烟雾袅袅，薄如云缕。

> 诗曰：
> 芳情只自遣，雅趣向谁言。
> 彻旦休云倦，烹茶更细论。
>
> ——中秋黛玉湘云即景联诗（妙玉续写）

茶作为一种饮品，本身具有生津解渴、醒酒、消食去腻、明目、除病、清心神等特殊功效。明代屠隆认为，人饮茶能"止渴、消食、除痰、少睡、利水道、明目、益思、除烦、去腻，人固不可一日无茶"。茶的这些功效在《红楼梦》中亦有具体体现。

1. 止渴生津

《红楼梦》第 23 回，宝玉所写的《秋夜即事》云："静夜不眠因酒渴，沉烟重拨索烹茶。"《红楼梦》第 50 回，芦雪亭争联即景诗，宝钗、宝琴、黛玉三人共战湘云。湘云好强，才思敏捷，"湘云正渴了，忙忙的吃茶"。

2. 消食去腻

《红楼梦》第 63 回，宝玉因吃了面，怕积食，袭人晴雯二人为之沏了女儿茶。

3. 解酒

《红楼梦》第 41 回，刘姥姥喝醉之后，误睡于宝玉床上。袭人倒了两碗茶与她喝，方觉酒醒了。《红楼梦》第 62 回，湘云醉眠芍药裀，醒来之后，用过水，又吃了两盏酽茶。

4.解困

《红楼梦》第80回载：（天齐庙道士）王一贴进来，宝玉正歪在炕上想睡……王一贴喝命徒弟们快泡好釅茶来。但虚寒及血弱之人不宜饮茶过多。因为这类病人"饮之既久，则脾胃恶寒，元气暗损，土不制水，精血潜虚"。黛玉素有不足之症，不能饮茶过多。《红楼梦》第62回，黛玉笑道："你知道我这病，大夫不许我多吃茶，这半钟尽够了。"

诗曰：

酒未开樽句未裁，寻春问腊到蓬莱。

不求大士瓶中露，为乞嫦娥槛外梅。

入世冷挑红雪去，离尘香割紫云来。

槎枒谁惜诗肩瘦，衣上犹沾佛院苔。

——贾宝玉《访妙玉乞红梅》

据统计，在全书120回中，酒字共出现580多次。从第1回甄士隐中秋邀贾雨村书房饮酒起到第117回邢大舅、王仁、贾蔷等在贾家外书房喝酒止，直接描写喝酒的场面共有60多处，有关喝酒、宴饮、酒仪、酒德等酒的知识和酒态描写等，都写得十分出彩。其中跟医药学有关的主要有药酒、酒引和保健酒。

在《红楼梦》中，提到的关于饮酒的各种名目有二三十种。如年节酒、祝寿酒、生日酒、贺喜酒、祭奠酒、待客酒、接风酒、饯行酒、中秋赏月酒、赏花酒、赏雪酒、赏灯酒、赏戏酒、赏舞酒、惠泉酒、菊花酒、合欢酒等，真是名目繁多，丰富多彩。

《红楼梦》写酒，写得最多的要数黄酒。如第38回、第41回、第63回、第75回中，都明确地提到众人喝的是黄酒。可以说，在这个封建贵族大家庭中，黄酒是主要的饮料酒。如第26回中写道：薛蟠执壶，宝玉把盏，斟了两大海碗。书中还在另外场合写到酒缸已罄，一坛子酒就吃光了。如此海量豪饮，若不是喝低度的米酒、黄酒，则不可思议了。第

63回"寿怡红群芳开夜宴"，为贾宝玉做生日，袭人等丫鬟专门准备了一坛上好绍兴酒，为宝二爷助兴。

（二）起居养生，延年益寿

关于养生，在《红楼梦》中，黛玉娇柔多病，经常不思饮食，只靠补药支撑身体，宝钗劝她："人参肉桂觉得太多了。虽说益气补神，也不宜太热。依我说，先以平肝健胃为要，肝火一平，不能克土，胃气无病，饮食就可以养人了。"体现了民间"食补胜于药补，食物养身"的观点，指出了滥用补药的害处，强调了用食疗的方法来治病健身的理念。

《红楼梦》第58回，宝玉病后出门看众婆子料理园子，史湘云看到了说："这里有风，石头上又冷，坐坐去罢。"古代民间有"避风如避剑"的说法。第62回，史湘云喝醉酒后睡在石板凳上，众人看见便推醒她，探春说："快醒醒儿，吃饭去，这潮凳上还睡出病来呢！"

第19回，宝玉去看望黛玉，见她天大亮还在睡，对她说："酸疼事小，睡出来的病大。"中医有"久坐伤肉，久卧伤气"之说，说明长时间坐卧不动，会使血液循环不畅，对身体不利。即使有病，如果不是很严重，也应该尽量活动活动。这样一来可以避免坐卧的孤独无聊，转移对疾病的注意力；二来也可以活血行气，增强体质。

第8回，宝玉喝冷酒，宝钗马上劝阻他："宝兄弟，亏你每日家杂学旁收的，难道就不知道酒性最热，若热吃下去，发散的就快；若冷吃下去，便凝结在内，以五脏去暖他，岂不受害？"这番话是很有科学道理的。把酒烫热了再喝，一方面可以减少体内热能的消耗，另一方面又可以使酒中的刺激性物质挥发掉，减少其对肠胃的刺激，同时还可以加强酒的活血行气作用，使酒味更芳香醇和。

《红楼梦》第41回，刘姥姥细嚼了半日，笑道："虽有一点茄子香，只是还不像是茄子。告诉我是个什么法子弄的，我也弄着吃去。"凤姐儿笑道："这也不难。你把才下来的茄子把皮刨了，只要净肉，切成碎丁子，用鸡油炸了。再用鸡肉脯子合香菌、新笋、蘑菇、五香豆腐干子、各色干果子，都切成丁儿，拿鸡汤煨干了，拿香油一收，外加糟油一拌，盛在瓷罐子里封严了。要吃的时候儿拿出来，用炒的鸡瓜一拌，就是了。"

纵然作者旨在表达贾府的精致佳肴，亦可从旁观之养生之理趣。中医养生不讲求肥甘厚味，贾府的厨子别出心裁，将鸡肉搭配以多种时令蔬菜，使这一道"茄子"既吸收了鸡肉的鲜香，又不显油腻。

第 41 回，妙玉笑道："你虽吃的了，也没这些茶糟踏。岂不闻，一杯为品，二杯即是解渴的蠢物，三杯便是饮驴了，你吃这一海，便成什么？"

妙玉所言极是，品茶如饮酒，也不应贪杯。由于儒家思想的参渗，中医养生也讲求"过犹不及"，五志过极，劳苦过度，饮食过量，都不为中医所提倡。

诗曰：

桂霭桐阴坐举觞，长安涎口盼重阳。
眼前道路无经纬，皮里春秋空黑黄。
酒未敌腥还用菊，性防积冷定须姜。
于今落釜成何益，月浦空余禾黍香。

——薛宝钗《螃蟹咏》

螃蟹的滋味令人垂涎欲滴，蟹黄的甘美更是令人望眼欲穿，以菊花和清酒去除腥气，加几片生姜中和寒气，那螃蟹的鲜香便在月夜里飘荡了。中医认为，螃蟹性凉，脾胃虚者吃后会容易引起脘腹冷痛、下利清谷等症，不宜过多食用。而生姜性辛温，正好用以中和。

贾母因问："什么馅子？"婆子们忙回："是螃蟹的。"贾母听了，皱眉说道："这会子油腻腻的，谁吃这个。"又看那一样，是奶油炸的各色小面果子。（《红楼梦》第 41 回 贾宝玉品茶栊翠庵 刘姥姥醉卧怡红院）

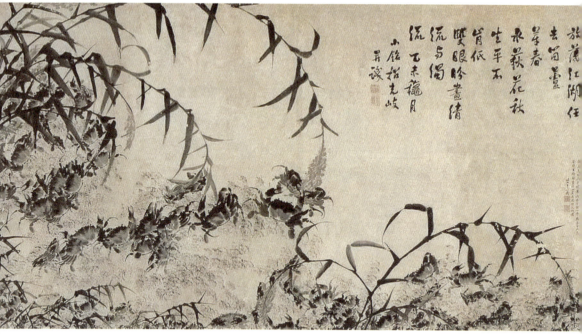

《百蟹图》 清·招子庸 美国明尼阿波利斯美术馆藏

本图生动展示了潮落后螃蟹在沙滩上爬行的姿态。

　　贾母的养生之道，实在值得借鉴，酒后不过食油腻，可以防止动脉硬化，控制机体血液中的胆固醇和脂肪酸含量。

　　贾母也十分重视饭后散步。"消食须臾乐止，薛姨妈笑道，大家的酒也都有了，且出去散散再坐罢。贾母也正要散散，于是大家出席，都随着贾母游玩"。(《红楼梦》第41回 贾宝玉品茶栊翠庵　刘姥姥醉卧怡红院)

　　正所谓"体欲常劳，食欲常少。劳勿过极，少勿过虚"(清·梁章钜《退庵随笔·摄生》)。适量适度的运动、操劳对身体有益，生活过于安逸，反而会使四肢躯干得不到充分锻炼，精神意识得不到有效发挥，久而久之，用进废退，行动不再迅速，思维失其敏捷。

　　《红楼梦》的主要人物都存在这样或那样的身体问题，因此该书关于中医药的描写超过我国古代其他传统小说。书中多次出现肉桂、附子、鳖甲、麦冬、玉竹、冰片、紫苏、桔梗、防风、荆芥、枳实、麻黄等20多种中医常用治疗性药材。同时，《红楼梦》中还出现了很多诸如气血双补的人参养荣丸、八珍丸等20多种代表性传统药方。药方是药材能够发挥作用的灵魂。

《红楼梦》第10回说道，秦可卿两个多月没有来月经，胁下痛胀，少寐自汗，精神倦怠，贾府三四个大夫轮流把脉，也没有搞清到底是"喜"还是病。儒医张友士受贾珍的邀请初造宁国府，为秦可卿诊治妇科病。张友士据脉言症，认为秦氏之疾是由于忧思伤脾，肝木太旺，精血不能按时而至的"月经不调症"，还推断秦氏应该也有经期延长的病史，一问贴身服侍秦氏的丫鬟果然如此。

张友士开的"益气养荣补脾和肝汤"，在双补气血的八珍汤的基础上灵活变通，加入疏肝理气的醋柴胡、香附、延胡索，佐之以益气养血的山药和阿胶，并以清心健脾的莲子和大枣为引，可谓标本兼顾，共收益气养荣补脾和肝之功效。

《红楼梦》第3回，黛玉初进荣国府，贾府的人问她，"常服何药？为什么治不好她的不足之症"，黛玉回答说："如今还是吃人参养荣丸。"贾母闻知便说："正好我这里正配丸药呢，叫他们多配一料就是了。"

林黛玉所食的"人参养荣丸"，由人参、当归、黄芪、白术、茯苓、肉桂、熟地、五味子、远志、陈皮、杭芍、甘草配伍而成，具有益气养血、养心安神之功效，如今临床上也多常用于心脾不足、气血两亏、形瘦神疲、病后虚弱等证。不过，虽然林黛玉和贾母都服用人参养荣丸，但追求的功效却是不一样的。黛玉用人参养荣丸益气养血，治体弱多病的虚损之疾；贾母服用人参养荣丸以滋养气血，延年益寿。这也是中医异病同治的典型医案。

综观明清两代的诗词文篇，医药之倩影飘然其中，隐于平仄韵脚，合于四时起居。相较于明代，医药养生在清代诗词中的体现更贴近生活，融会贯通于一粥一饭的日常中。

文人才子对中医养生的延伸思考，以及他们在诗词中呈现出的对中医药的独到见解，于当时对中医的普及推广起到了正面积极作用，在今天仍然具有指导意义。借助病中苦态来抒发自己的惆怅，以云月药影入诗借喻自身的志向，描写采药生活表明恬淡的心境，明清诗人的诸多巧思实是不胜枚举。诗词与中医药的水乳交融，丰富了字里行间的意蕴，且使诗词浸润在清浅的药香中，悄无声息间增强了读者对于中医药的依从性，令人叹服不已。古时医学与人文胶漆相投的状态有益于双方的发展，值得当今借鉴。